現場で役立つ
食品微生物

編著 小久保彌太郎
Yataro Kokubo

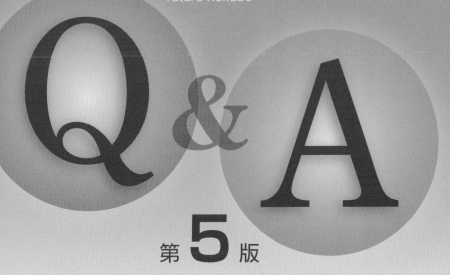

Q&A

第5版

中央法規

はじめに

　今日，我が国では，多岐にわたる多くの食品が流通し消費されている。これらの食品の安全性は，産官学関係者の努力により向上はしているものの相変わらず微生物による食中毒の発生や苦情は後を絶たず，最近では四季を通じて食中毒が発生するなど多くの食品衛生上の課題が認められる。

　このような状況に対して，消費者の食品安全に対する要望は一段と強くなり，これに応えるべく食品の安全性に関する施策を総合的に推進する目的で，2003年に食品安全基本法が制定された。この法律では，国，地方自治体，食品関連事業者は安全で適切な食品を消費者に提供する責務があり，一方，消費者は食品の消費にあたって，食品安全に対する一定の役割を担うことが示された。これを受けて食品衛生法は，その時々の社会の動向に合わせて改訂され，2018年に食品関連事業者の責務として，食品衛生管理の国際的グローバル・スタンダードであり，微生物学的安全性の確保に極めて有効とされるHACCPシステムの導入が法制化された。その仕組みは，政府間組織の食品規格を作成しているコーデックス委員会から公表され国際的にも広く採用されている「食品衛生の一般原則」およびこの規範の中で示された「HACCPシステム適用のガイドライン」に沿ったものであり，自主衛生管理を強く求めるものである。

　この背景には，我が国で消費される食品の半分以上を頼っている対日輸出国に，食品の安全対策としてHACCPシステムによる衛生管理を強く求めていくには国内におけるHACCPの普及が前提となること，一方で，我が国の食品の安全・安心を世界に発信して食品の輸出促進を図る目的からHACCPシステムの積極的な普及が必要なことがある。また，食品安全の国際認証として広く進められている非政府間組織ISO（国際標準化機構：International Organization for Standardization）やFSSC（食品安全認証財団：The Foundation of Food Safety System Certification）によるHACCPシステムを適用したISO 22000（食品安全マネジメントの要求事項）やFSSC 22000にも，我が国の食品関連事業者の適応が容易になる。

　このように，国内外で食品の安全性を確保するための努力が精力的になされているが，その最大の焦点は科学的根拠に基づいて食品の微生物汚染をどのように管理していくかである。食品生産者の日常の衛生管理の大半が微生物対策に費やされているにもかかわらず，過去の事例をみると，ほんの少しの微生物の知識をもっていれば防げたであろう食品事故が多い。さらに，我が国で発生が報告されている食品事故事例の大部分は微生物に起因し，

そのほとんどが食品微生物に対する知識不足によるものと思われる。

　食品生産者にとって，微生物学的に衛生的で安全な食品を生産することは最重要課題であるにもかかわらず，病原微生物の専門家は多いが，食品を汚染するミクロフローラ（微生物叢）を考慮した食品微生物管理について幅広い知識と経験を有し，これらを食品生産現場で活用できる人材は多くなく，さらに現場の実務担当者が手軽に使用できるような食品微生物に関する参考書籍は極めて少ない。

　このようなことから，食品生産現場で衛生管理に直接携わり，本書の執筆者でもある亀井俊郎氏，鮫島　隆氏，上門英明氏らの協力を得て，安全性だけでなく腐敗や発酵も含めた法規制や国際動向までも見据えた幅広い微生物管理について，あまり専門的でない食品生産現場で役立つような手軽な参考書の作成を企画した。この際，本書の構成は馴染みやすいQ&A方式を採用し，その内容はできるだけ食品生産現場の意見を反映させるように努め，食品の微生物管理に必要な最低限の事項を盛り込むようにした。

　本書が，食品生産現場の担当者，指導助言する立場の食品衛生行政担当者が必要とする有益な知識および情報の手引きとして，またそれ以外の食品衛生管理に携わる人，食品微生物に興味を有する人，学生など幅広い人々にも広く活用され，少しでも参考になればと願って2005年に初版を刊行した。

　幸い，多方面から励ましの言葉いただき，約15年間にわたって4回の改訂を経ることができ，今回，読者から寄せられたご意見ならびに食品安全に関する内外の動向や食品微生物学の進展に対応して内容を見直すとともに，新たな知見について追加・修正を行って第5版を刊行することとした。今後，読者の方々からご意見やご教授をいただき，さらに実務的な内容のものにしていければと考えている。

　なお，第5版の刊行に当たって，有益なご助言を賜った多くの方々ならびに大変ご尽力いただいた中央法規出版第1編集部の吉本文子氏に衷心より感謝の意を表する。

2021年6月

編著者　小久保彌太郎

目　次

Ⅲ 食品中における微生物の挙動 ——————————— 87

目
次

v

目
次

食品衛生における微生物管理の基本と本書の使用のしかた

食品衛生とは，食品の安全性，健全性ならびに食品本来の品質を確保することであると定義されている。これらの食品が本来もっていなければならない品質を損なうものとして，微生物，化学物質，異物などさまざまなものがあり，なかでも，我々にとって食品衛生上の最も緊急かつ重要な課題は有害な微生物による汚染を食品からいかに除去して，安全で健康な食生活を送ることができるかどうかであろう。

食品の製造加工において，安全性が保証された優れた品質の食品を消費者に提供するためには，次の三条件が満たされていなければならない。

① 病原微生物などの有害微生物の汚染ができるだけ少ない食品原材料を使用すること。

② 食品取扱者の衛生意識を含めた清潔で衛生的な有害微生物汚染のない作業環境を確保すること。

③ 食品を汚染しているかもしれない有害微生物の増殖を防止し，さらには積極的に除去するように食品を取り扱うこと。

これらの三条件を満たすことにより，はじめて微生物による食中毒予防の三原則である「汚染させない」，「増やさない」，「除去する」が達成できる。なお，この三原則に，特に原材料とともに有害微生物を「持ち込まない」を加えて食中毒予防の四原則ということが強調される。

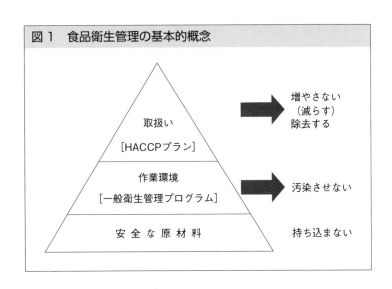

図1　食品衛生管理の基本的概念

　以上の安全な食品を製造加工するための三条件と食中毒予防の四原則は図1に示したような関係にあり，このような概念が食品衛生管理の基本的概念であり，HACCPシステムの概念でもある。

　この考え方に従って，安全な食品を製造加工するための衛生管理では，まず有害微生物に汚染されていない原材料を使用することで，有害微生物を施設に持ち込まないことが基本条件になる。我が国の食中毒の発生状況をみても，発生要因が原材料に由来する事例が極めて多く，食品製造加工施設では衛生的に保証された原材料の入手が重要なことを裏づけている。次いで，製造加工環境から有害微生物を確実に除去しておくことにより食品への汚染防止を確実に行い，このような環境下で食品中に存在しているかもしれない有害微生物の増殖を防止し，さらには積極的に除去するように取り扱うことにより食品の安全性を保証することが重要である。この際，原材料から最終製品に至る工程で，それらの取扱いを誤った場合，最終製品に有害微生物が健康を損なうレベルに残ってしまうような特に重要な箇所では，HACCP（Hazard Analysis and Critical Control Point：危害要因分析・重要管理点）システムの考え方を適用することにより確実に減少・除去しなければならない。

　一般的に，微生物の汚染防止とは，もともと食品に有害微生物が存在しないこと，および新たに汚染されないことの二つの意味合いがある。すなわち，食品原材料および食品の取扱い設備や器具などの環境，食品取扱者の手指に有害微生物が存在しないことが強く求められる。特に，小量菌量でも発症する感染型食中毒の予防では汚染させないことが極めて重要である。たとえば，食品の製造加工に使用する設備や器具の洗浄・殺菌は，安全な食品を製造加工するための基礎となる当然の衛生的管理要件であり，一般衛生管理プログラムといわれる。このプログラムにより，製造加工の三条件の一つである衛生的な作業環境が確保され「汚染させない」が達成できる。また，このプログラムにより，食品を低温に保管すると，食品の品質をあまり変えることなく食中毒細菌の増殖が阻止され，食中毒の発症に要する菌量，毒素量に達し得ずに同時に腐敗も抑制できる。さらに，有害微生物を死滅させることができる加熱調理などの食品の直接の取扱いにHACCPシステムを適用して一層確実に管理することにより，安全性の高い食品を製造加工することが保証され，食中毒予防の四原則中の「除去する」が達成できる。HACCPシステムにおいて「除去する」を確実に実施するためのHACCPプランに対して，一般衛生管理プログラムは

HACCP システムの基盤あるいは前提になることから前提条件プログラムといわれる。

食品衛生上の有害微生物は，何万種類もある微生物中のごく一部にすぎないが，これらの微生物について，食品の製造加工や衛生管理に携わる者は，次のような知識を有し，これらの知識を食品の製造加工現場で応用できなければならない。

① どのような種類の微生物が有害微生物として食品衛生管理上問題になるのか？

② これらの微生物は，どこから食品を汚染するのか？

③ これらの微生物は，どのような性質をもっているのか？

④ これらの微生物は，通常行われている管理法に対してどのような挙動を示すのか？

⑤ これらの微生物の有効な汚染防止，増殖防止，減少・除去にはどうすればよいのか，そのための法的規制はあるのか？

⑥ それをチェックするにはどうすればよいのか？

本書では，これらの事項について，安全な食品を製造加工する際に，現場で生じると思われる食品微生物に関する問題点や疑問点を六つのカテゴリー（章）に整理し，Q&A 方式により解説した。それぞれの章のはじめには，その章の意図する目的を明確にするための背景を概説し，各 Q&A のはじめには「テーマの Point」欄を設けて解答内容を簡潔に示すとともに，できるだけ図・表を示して具体的に説明を加えることにより読者の理解を助けるように努めた。各章の終わりには，まとめの意味で演習問題を掲載したので，理解度を知るための参考にしていただきたい。また，食品の微生物管理において知っておきたい用語についても解説し，巻末には食品微生物（管理）に関する主な書籍を参考図書として一括して掲載し，より詳しい情報やデータを必要とする読者の便宜を図った。

本書は，系統だった食品微生物に関する読み物ではない。したがって，内容によっては，各 Q&A の随所に同じような重複した記載がある。読者は，本書を現場に常に持参して，衛生管理の際に生じた問題点や疑問点を，いずれかの Q&A および参照 Q&A を参考にすることにより，その後の的確な対応の糸口を見いだすことができればと期待するものである。

I

食品に関係する
微生物

本章の目的

　食品に関係する微生物は，安全性という立場から病原微生物，品質劣化という立場から腐敗微生物，我々にとって有益な発酵微生物の三通りに分けられる。

　これら微生物の中で，食品衛生管理の立場から対象とするのは，主として病原微生物と腐敗微生物である。微生物の種類は極めて多いが，ヒトに病原性があると認められている菌種は極めて少なく，食品を介して食中毒などを起こす菌種はさらに少なくなる。

　また，食品衛生管理上，製造加工や貯蔵以前の原材料由来のものを「一次汚染微生物」，製造加工および貯蔵中に新たに汚染する微生物を「二次汚染微生物」として区別して呼ぶことがある。原材料に由来する一次汚染微生物は，食品の製造加工環境全般，食品取扱者，使用器具・器材などを広く汚染して，それらを介して製造加工中および製造加工後の食品に二次汚染微生物として汚染する。

　すなわち，食品のミクロフローラ（微生物叢）は原材料由来の一次汚染微生物が，その後の製造加工および貯蔵条件やそれに伴う食品の物理的，化学的特性の変化に影響され，さらに製造加工直後から，流通，消費されるまでの間に取扱いやその環境からさまざまな二次汚染があり，それらが複雑に絡み合って形成される。

　食品衛生管理の立場からミクロフローラを形成する重要な微生物は，細菌，真菌それに一部の腸管系ウイルスや寄生虫である。通常，細菌や真菌は，分類学の上から界（kingdom）→門（division）→綱（class）→目（order）→科（family）→属（genus）→亜属（subgenus）→種（species）→亜種（subspecies）というように細分化される。一般的にミクロフローラという場合は属レベル，個々の病原微生物を問題にする場合は種あるいは亜種レベルを明らかにすることが求められる。

　食品のミクロフローラを観察し，その構成微生物の種類を明確にすることにより，もし，病原微生物が認められた場合は安全でない食品ということになる。また，腐敗活性の強い微生物が多数認められた場合は腐敗しやすい食品であり，それらが低温でも発育できる場合は，冷蔵を過信してはいけないと判断される。このように，ミクロフローラを構成する微生物の種類を明確にすることにより，その食品の衛生学的品質が判断できるとともに，汚染源が何かを推測でき，さらに食品の取り扱われた歴史を知ることができるというように，ミクロフローラは食品の微生物管理において極めて有益な情報を提供してくれる。

　本章では，原材料および製造加工後の食品の衛生学的品質に影響するミクロフローラの由来および主な構成微生物の種類について示し，後段では特に安全性，腐敗および発酵に関係する微生物の種類の概要を記述した。

Q1 食品に微生物が存在すると，我々にどのような影響を与えますか？

- 食品衛生に関係する微生物は，主として細菌，真菌（糸状菌（カビ），酵母），ウイルスであり，最近は寄生虫による食中毒が増加している。
- 微生物はそれらの形態，生物化学的性状により分類され，さらに血清学的性状や遺伝子を調べることにより極めて有意義な疫学的情報が得られる。
- 食品を介して微生物がヒトに及ぼす影響は，①病原微生物の汚染による安全性の低下，②食品の腐敗による品質の低下，③食品の発酵による付加価値の向上の三つに大きく分けられる。

1. 食品に存在する微生物の概要

　微生物は，通常顕微鏡を通して見ることができる微細な生物の総称で，図 I-1 のように分類される。これらの種類は極めて多いが，食品の安全性や品質とかかわりの深いものは主として，真正細菌に属する一般の細菌，真菌に属する糸状菌（カビ）および酵母，原生動物の原虫および寄生虫である。このうち，細菌は染色体に核膜がなく，構造的に核を細胞質から区別できない原核微生物に分類され，真菌と原生動物は核膜を有する真核微生物に分類される。なお，細菌類に属し，通常の細菌よりも小さく，生きた細胞内でのみ増殖するリケッチャ，および生物と無生物の中間に位置し，電子顕微鏡でなければ見えないウイルスも食品を介して，我々に健康障害を引き起こす原因になるものがあることから，本書では微生物として扱った。

　真菌に分類される糸状菌と酵母の細胞は細菌よりも大きく，両者は細胞形態や胞子の形成様式などにより特徴があることから分類・同定のポイントとなり，酵母は一般的に単細胞のままで増殖し，糸状菌は菌系と胞子を形成して増殖す

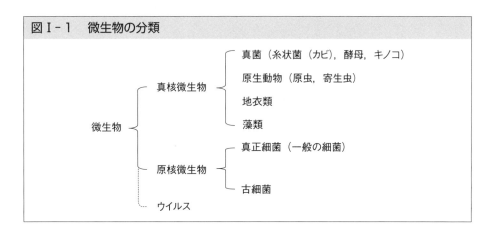

図 I-1　微生物の分類

微生物 ── 真核微生物 ── 真菌（糸状菌（カビ），酵母，キノコ）
　　　　　　　　　　　 ── 原生動物（原虫，寄生虫）
　　　　　　　　　　　 ── 地衣類
　　　　　　　　　　　 ── 藻類
　　　　── 原核微生物 ── 真正細菌（一般の細菌）
　　　　　　　　　　　 ── 古細菌
　　　　── ウイルス

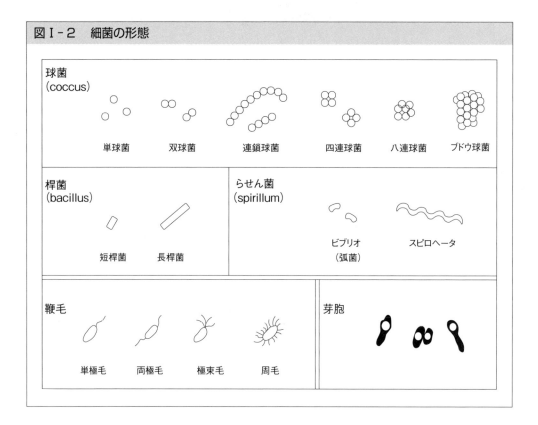

図 I-2　細菌の形態

球菌（coccus）

単球菌　　双球菌　　連鎖球菌　　四連球菌　　八連球菌　　ブドウ球菌

桿菌（bacillus）

短桿菌　　長桿菌

らせん菌（spirillum）

ビブリオ（弧菌）　　スピロヘータ

鞭毛

単極毛　　両極毛　　極束毛　　周毛

芽胞

る。また，真核微生物に分類される原生動物の中で細菌や真菌より大きい単細胞生物の原虫は，核などの細胞内構造を有し，寄生性で病原性のあるものの総称である。なお，食品衛生行政上，原虫は多細胞生物で肉眼でも観察可能な寄生虫に含めて扱われている（Q21 参照）。

　食品衛生管理の主な対象である細菌は，その形態から球菌，桿菌，らせん菌の３種類に大別され，その表層に莢膜といわれるゲル状粘質物の膜を形成するもの，鞭毛を有して運動性を示すもの，芽胞を形成して熱や薬剤などに耐久性のあるものなどがある。これらの形態的特徴は菌種の鑑別において極めて有用である（図 I-2）。また，菌種によりたんぱく質，脂肪，炭水化物の分解能や代謝産物などの生物化学的性状および 16S 遺伝子塩基配列に特徴があるところから，これらの特徴的な形態や生物化学的性状，さらには分子生物学的性状を調べることにより菌種が決定（同定）され，その一部には国際命名規約に従って学名が付けられている。

　食品の種類や取扱いにより，存在する微生物の種類には一定の傾向があり，食品衛生管理ではこれらの傾向を把握することが極めて重要となる。さらに各菌種の血清学的あるいは遺伝子の解析を行うことにより，それら菌種の汚染源や感染源を一層的確に知ることが可能となる。

2. 食品と微生物の関係

1）病原微生物による安全性の低下

　食品原材料や製品は，その置かれた環境や取扱いにより，直接的あるいは間接的にヒトの健康を脅かす病原微生物に汚染される可能性がある。汚染した病原細菌は発育に適した環境に食品が置かれると増殖し，毒素を産生するなど一層食品の安全性を低下させる（Q7参照）。

　食中毒とは「飲食に起因する腹痛，下痢，嘔吐，発熱などを主症状とする急性胃腸炎を起こす健康障害」と定義されており，食品とともに摂食された微生物自身の感染や微生物の産生毒素によって生菌の有無に関係なく起こる。

　従来，食中毒細菌はヒトからヒトに感染を起こすことは少なく，食品とともに比較的大量菌量の摂食によって発症するとされてきた。細菌性食中毒のタイプには，食品とともに摂食された生菌が腸管内で増殖して腸管組織内に侵入あるいは毒素を産生して食中毒を起こす感染型食中毒（サルモネラ属菌，カンピロバクター，病原大腸菌，腸炎ビブリオなど），食品中で増殖して，それに伴って産生された毒素が食品とともに摂食されて生菌の存在とは無関係に食中毒を起こす毒素型食中毒（黄色ブドウ球菌，ボツリヌス菌など），および食品中で大量に増殖した生菌が食品とともに摂食されて腸管内で毒素を産生して急性胃腸炎を起こす中間型（ウエルシュ菌など）がある。以前は消化器系伝染病の原因に位置づけられていた小量菌量でも感染するコレラ菌，赤痢菌，チフス菌およびパラチフスA菌も食品を介した場合は，食中毒細菌として扱われる。また，赤身魚では汚染する細菌が魚肉中のヒスチジンからヒスタミンを生成してアレルギー様食中毒を起こすことがあり（Q7参照），糸状菌では穀類などの農産物中に産生されるアフラトキシンなどのカビ毒（マイコトキシン）による真菌中毒症が知られている（Q54参照）。これらのうち，感染型食中毒細菌の腸管出血性大腸菌（O157：H7，O26，O103，O111など）は小量菌量でも感染して重篤性の高い食中毒を起こし，カンピロバクター・ジェジュニや一部のサルモネラ属菌も小量菌量で食中毒を起こし，これらの菌種による食中毒は食肉の生食に起因する事例が多いことから，その法規制が強化されている。また，ヒトからヒトに小量でも感染するノロウイルスは，食品の汚染そのものが食中毒の発生に結びつくことから食品衛生上重要な問題となっている（Q20参照）。最近では海産生鮮魚類や馬肉の生食による寄生虫感染の増加傾向も注目されている（Q21参照）。

　これら病原微生物は，食品そのものの特性要因，食品の置かれた特に温度などの環境要因，原材料から製造加工，流通を経て消費に至る一連の取扱い要因によって，汚染や増殖が左右される。

2）腐敗微生物による品質の低下

　通常，食品はたんぱく質，脂肪，炭水化物を含有しており，微生物の増殖に伴い産生された酵素により，これら成分が分解されて食品の品質は低下する。主にたんぱく質の分解で異臭を伴う劣化により可食性を失うことを腐敗（putrefaction），脂肪や炭水化物が分解されて風味が損なわれる場合を変敗（deterioration）というが，両者を区別することは極めて難しいため，一般的には食品が微生物の作用で劣化し，可食性を失うような現象を腐敗（spoilage）という（Q29参照）。また，カビは菌糸や胞子などの細胞が着色しているものが多く，食品表面上で生育すると視覚的にも商品価値が低下する。

　腐敗に主導的役割を果たすものを「腐敗微生物」というが，それは必ずしも1種類とは限らず，また，数のうえで優勢な微生物とも限らない。加熱などの製造条件，保存温度，好気的や嫌気的包装条件などの環境条件に大きく影響される（Q8参照）。

3）発酵微生物による付加価値の向上

　有機物が微生物の酵素作用で分解し，ヒトに有益な別の有機化合物を生成する現象を発酵（fermentation）といい，同じ現象の有害な「腐敗」とは区別して呼んでいる。これらの活性を示す有用微生物には細菌，酵母，糸状菌（カビ）が含まれ，乳酸菌といわれる一群の細菌は発酵食品に最もかかわり合いが深い（Q9参照）。

参考文献

1　清水 潮：食品微生物Ⅰ－基礎編　食品微生物の科学，幸書房，2005.
2　村尾澤夫，藤井ミチ子，荒井基夫：くらしと微生物　改訂版，培風館，1993.
3　藤井建夫編著：食品微生物学の基礎，講談社，2013.

Q₂ 食品の種類によりミクロフローラ（微生物叢）はなぜ違うのですか？

> ● 一般的に生鮮食品のミクロフローラは原材料のそれが強く反映されるが，製造加工された食品のミクロフローラは食品自体の特性および製造加工や保存時の取扱い条件によりさまざまな影響を受け，最終的にその時の環境や条件に適性のある微生物がミクロフローラを形成する。
> ● 食品のミクロフローラを観察することにより，①汚染源，②二次汚染の有無，③微生物制御の是非，④保存性などを予測することができる。

1. 食品のミクロフローラの動向

食品原材料は，その生産段階において生産環境の土壌，水，大気，植物，動物などに存在する微生物に汚染される。

原材料のミクロフローラは，その後の製造加工および貯蔵条件による食品自体の物理的，化学的特性の変化に影響される。同時に食品は，製造加工中およびその後の流通，消費されるまでの間の取扱いやその環境からさまざまな機会を通じて微生物汚染を受ける。

食品衛生管理上，原材料由来の汚染を「一次汚染」，製造加工や貯蔵などの取扱い中の汚染を「二次汚染」と称して区別することがある。原材料とともに製造加工施設内に持ち込まれた一次汚染微生物は，食品の製造加工環境全般，食品取扱者，使用器具・器材などを広く汚染して，それらを介して製造加工中の食品に二次汚染する可能性がある。

このように，食品を一次あるいは二次汚染した微生物は，さまざまな要因により，細菌や真菌では増殖したり減少さらには死滅し，その時の環境に適応できる特定の種類の微生物が優勢状態になる。いったん安定したミクロフローラが形成されると，別の環境からの小規模汚染があっても，その構成には大きな変化を生じないといわれている（図Ⅰ-3）。

2. 食品のミクロフローラに影響する要因

食品のミクロフローラは，次の三つの要因によりさまざまに変化する。

1) 食品自体の要因（内部環境要因）

水分と水分活性（Aw：water activity），水素イオン濃度（pH），酸素濃度（酸化還元電位），食品成分：栄養分，抗菌性成分，微生物の相互作用，浸透圧など。

2) 食品を取り巻く要因（外部環境要因）

温度，相対湿度，環境の気相：ガス，日光等の紫外線など。

3）製造加工あるいは貯蔵などの取扱い要因

汚染経路の遮断，増殖抑制，除菌（ろ過，消毒，殺菌，滅菌）。

図Ⅰ-3　食品のミクロフローラの形成概念

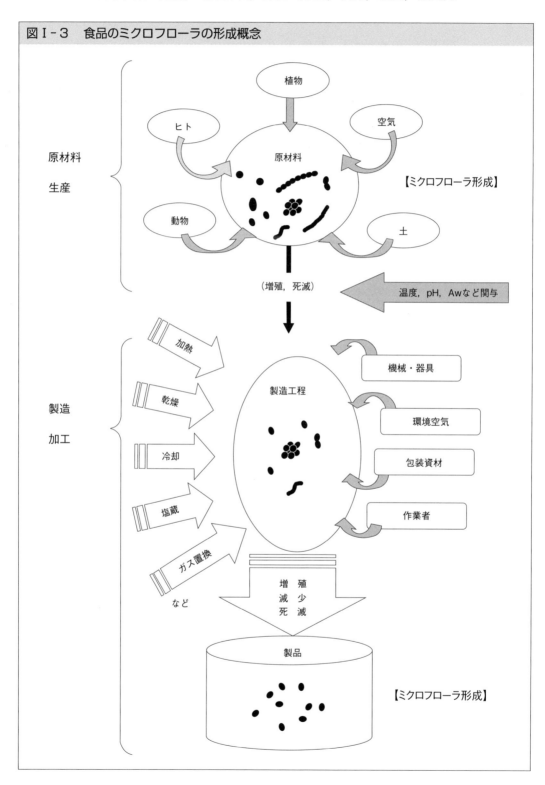

3. 食品の種類別のミクロフローラ

1)生鮮食品のミクロフローラ（Q3 参照）

　生鮮食品を汚染する微生物は，一般的にその原材料となる動・植物が生育した環境のミクロフローラに強く影響され，低温で保存された場合は低温細菌が優勢となる。

① 野菜，果実，穀類などの農産食品：土壌のミクロフローラを反映

② 乳，食肉，卵などの畜産食品：動物のミクロフローラを反映

③ 魚介類などの水産食品：水（淡水・海水）のミクロフローラを反映

2)加工食品のミクロフローラ（Q4 参照）

　加工食品では原材料と製造加工環境に由来する微生物の両者を含み，食品自体および食品を取り巻く要因を的確な取扱いにより変化させることで，食品の微生物学的安全性や安定性が確保でき，同時に保存性も延長させることができる。発酵食品は安定したミクロフローラを形成させて食品の安全性や保存性を高めた例である。

　以下に，主な特性からみた加工食品のミクロフローラの特徴を示した。

① 加熱製品：熱に抵抗して生残する微生物（例：芽胞形成細菌）とその後の二次汚染微生物により占められる。

② 通気性包装された食品：好気性微生物。

③ 脱酸素包装された食品：通性嫌気性や偏性嫌気性細菌が多くみられる。

④ 乾燥食品：糸状菌や酵母が発育しやすい。

⑤ 冷凍食品：低温や乾燥に抵抗性のある微生物が生残。

⑥ 食塩濃度の高い食品：好塩性あるいは耐塩性細菌が多い。

⑦ 含糖酸性食品：乳酸菌，糸状菌や酵母などが発育しやすい。

⑧ 燻煙食品：加熱や煙中の化学成分に抵抗性のある微生物が生残。

　このように，食品の特性や食品が置かれた自然環境に分布する微生物の種類には一定の傾向があることから，ミクロフローラを解析することにより，汚染源や二次汚染の有無を推定できる。このことにより，微生物制御の適否および保存性の予測も可能になる。

参考文献

1　金子精一：食品の微生物生態学, モダンメディア, 27 (2), 71, 1981.
2　河端俊治ほか編：HACCP　これからの食品工場の自主衛生管理, p.90, 中央法規出版, 1992.

I

食品に関係する微生物

Q3 食品原材料の種類により
ミクロフローラはどのように違うのですか？

Point

● 食品原材料のミクロフローラは，それらが生産された環境のミクロフローラに
強く影響され，農産物ではそれらの栽培環境，畜産物では動物自体，水産物で
は漁獲水域のミクロフローラがそれぞれ反映される。

● 低温で取り扱われる食品原材料では，ミクロフローラの主な構成菌種は低温細
菌となる。

● 食品原材料とともに製造加工施設に持ち込まれたミクロフローラは，その製造
加工環境のミクロフローラ形成に主導的役割を果たす。

食品原材料のミクロフローラは，それらの生産環境の影響を強く受ける。以
下に食品原材料を農産物，畜産物，水産物に大別して，それぞれのミクロフロー
ラの概要を述べる。なお，表Ⅰ-1 に食品別の品質劣化に主導的役割を果たす
特徴的な汚染微生物の種類（Q8 参照），表Ⅰ-2 に食品原材料と主な食中毒微
生物の関係を示した（Q7 参照）。

1. 農産物（野菜，果実，穀類など）

農産物のミクロフローラは，その栽培環境（土壌，塵埃，水など）のミクロ
フローラを強く反映する。また，農産物の種類，部位によっても異なり，野菜
や果実の表皮には乳酸桿菌，グラム陰性桿菌，糸状菌などが多く付着しており，

表Ⅰ-1　食品別の特徴的な微生物　（文献 1 より引用）

微生物の種類	野菜類	果実類	穀・豆類	牛乳	肉・魚介類・卵
グラム陰性桿菌[*1]					
非発酵性	＋	0	＋	＋＋	＋＋＋
発酵性	＋＋	±	＋	±	＋
球菌[*2]					
カタラーゼ陽性	0	0	＋	±	＋
カタラーゼ陰性	±	0	＋	±	＋
Lactobacillaceae	＋	＋＋	＋	±	0
Bacillaceae	＋	0	＋	＋＋	0
糸状菌[*3]	＋＋	＋＋	＋＋＋	0	＋
酵母[*4]	0	＋	＋	0	0

＋＋＋：常に優占種，　＋＋：優占種，　＋：かなり検出，　±：僅か，時々検出，　0：重要でない

* 1　非発酵性：*Pseudomonas, Acinetobacter, Alcaligenes* など
　　発　酵　性：*Enterobacter, Klebsiella* などの腸内細菌，*Vibrio* など
* 2　カタラーゼ陽性：*Micrococcus, Staphylococcus* など
　　カタラーゼ陰性：*Streptococcus, Leuconostoc, Pediococcus* など
* 3　*Rhizopus, Mucor, Aspergillus, Penicillium, Thamnidium, Monilia* など
* 4　*Torulopsis, Candida, Rhodotorula* など

表 I-2　食品原材料を汚染する主な食中毒微生物

微生物の種類	野菜果実	穀類香辛料	畜産物			水産物		使用水
			乳	食肉	卵	海産	淡水産	
サルモネラ属菌	○	○	○	○	○		○	
腸炎ビブリオ						○		
カンピロバクター・ジェジュニ/コリ			○	○ (鶏肉)※				○
腸管出血性大腸菌	○		○	○ (牛肉)※				○
黄色ブドウ球菌			○					
セレウス菌	○	○		○				
ウエルシュ菌	○	○		○				
ボツリヌス菌	○	○		○		○	○	
エルシニア・エンテロコリチカ			○	○ (豚肉)※				○
リステリア・モノサイトゲネス	○		○	○		○	○	○
ノロウイルス						○ (カキ)※		

※（　）は主な汚染源を示す。

その表面に傷があると，これら汚染微生物によりペクチン層，繊維，でんぷんなどが分解されて品質が劣化する。また，穀類や豆類は糸状菌が優勢菌であり，原料米からは食中毒細菌のセレウス菌が分離されることもある。

　最近，欧米諸国で野菜や果実類のサルモネラ属菌，腸管出血性大腸菌O157：H7，リステリア・モノサイトゲネスなどの病原細菌汚染が注目されており，これらによる食中毒もしばしば報告されている。これらの汚染源は家畜と考えられており，その糞便を有機肥料として使用する場合は十分に発酵させることにより，これら病原細菌を死滅させることが重要である。

2. 畜産物（生乳，食肉，卵など）

1）生乳

　通常，健康なウシから衛生的に搾乳された直後の乳中には，乳房（特に乳腺）由来の小量のカタラーゼ陰性グラム陽性球菌などが存在するが病原微生物は存在しない。しかし，乳房炎に罹ったウシから搾乳された乳からは，高率に黄色ブドウ球菌が検出される。

　搾乳後の生乳のミクロフローラは搾乳環境の衛生管理状態に大きく左右され，管理が悪い場合はウシ自体，牛舎環境などからの広範囲の汚染がある。さらに，搾乳後速やかに低温保持しない場合は，汚染した低温発育性のグラム陰性細菌が時間とともに増殖して乳質を劣化させる。

2）食肉（食鳥肉）

　食肉となる健康な家畜の筋肉は，まれに偏性嫌気性細菌が存在することがあ

るが，ほとんど無菌である。しかし，家畜がと畜・解体されて枝肉，部分肉へと解体処理が進むにしたがって，食肉には家畜の腸管内容物や体表および処理場の施設・設備，作業員，使用器具，使用水などの環境から汚染が増幅される。特に，家畜の腸管内容物や体表に由来する食中毒細菌の汚染をいかにして防止するかが食肉衛生上の重要な課題である。

新鮮肉のミクロフローラは，*Pseudomonas*，*Flavobacterium*，腸内細菌などのグラム陰性細菌，*Micrococcus* などの球菌類，*Microbacterium* などのグラム陽性細菌など複雑な広範囲の菌種により構成されているが，低温に保存されたものでは *Pseudomonas* を主体とする低温発育性のグラム陰性細菌が主な構成菌種となる。

3) 卵

通常の新鮮卵では卵殻内部はほとんど無菌であるが，卵殻表面には産卵時の糞便汚染と養鶏場の環境汚染が認められる。これらの卵殻表面の汚染は，洗卵や時間の経過とともに卵殻を通して卵内部に侵入する（on egg 型汚染）。卵白にはリゾチームといわれるグラム陽性細菌に対して抗菌作用のある酵素が含まれるが，時間の経過とともにその作用も弱まり，侵入したグラム陰性細菌により腐敗に至る。

また，卵の安全性と最も関係の深い *Salmonella* Enteritidis では，卵巣や卵管に定着した本菌が産卵時に卵内に移行する（in egg 型汚染）（Q10 参照）。

3. 水産物（魚介類など）

漁獲直後の魚介類の筋肉は無菌であるが，表皮，エラ，消化管には多数の細菌が存在する。それらは生息水域のミクロフローラを反映し，*Pseudomonas*，*Aeromonas*，*Vibrio* などの低温発育性のグラム陰性細菌が主体であり，海産魚介類では好塩性のものが多く認められる。

また，夏季に陸地の周囲で漁獲された海産魚介類では腸炎ビブリオ汚染の可能性が極めて高く，本菌は 10℃以下の低温では著しく発育が抑制されることから，その食中毒予防には低温管理が極めて重要である（Q13 参照）。

参考文献

1　柳田友道：微生物科学 4　生態，p.421，学会出版センター，1984.
2　小久保彌太郎：食肉および食肉製品の安全性，肉の科学（沖谷明紘編），朝倉書店，1996.
3　藤井建夫編：食品微生物Ⅱ－制御編　食品の保全と微生物，幸書房，2001.

- 食品のミクロフローラの変化に影響する主な製造加工処理には，低温または高温処理，化学物質の添加，脱水，脱酸素包装，発酵などがある。
- 高温処理は殺菌的に作用するが，低温処理（低温保存），化学物質の添加，脱酸素，脱水，発酵などは静菌的である。
- 製造加工処理は，新たな汚染，菌数の増減（殺菌あるいは除菌）などのさまざまな影響があり，これらの影響の少ない菌種が処理後の製品の主要ミクロフローラを形成する。

　食品の製造加工によるミクロフローラの変化は，原材料のミクロフローラ，微生物の特性および製造加工・貯蔵処理方法によって左右される（表I-3）。以下に，食品に使用される主な製造加工処理におけるミクロフローラの変化を述べるが，実際には各種処理を組み合わせることにより，微生物学的安全性が確保され，安定したミクロフローラが形成される。このような各種処理の組み合わせによる管理は「ハードル理論」として知られている（Q60参照）。

1. 温度処理

1) 低温保存（冷蔵, 冷凍）

　食品を低温保存すると，温度が低いほど微生物の発育は緩慢になり，低温微生物が優勢になる。冷凍では，ほとんどの微生物の発育が停止し，冷凍以前のミクロフローラの状態が原則としてそのまま維持される。一般的に，冷凍期間の経過に伴い一部の微生物は死滅していくが，グラム陰性細菌に比較してグラム陽性細菌，特に球菌は長期間の冷凍にも耐える（Q23参照）。我が国では，乳・乳製品，食肉および食肉製品，生食用鮮魚介類および魚肉練り製品などの畜水産食品の保存温度は，法的保存上限温度として10℃が一般的に採用されており，この温度では多くの食中毒細菌は発育が阻止される。なお，国際的には食品の保存温度は4℃以下が基準になっている。また，食品の冷凍温度は法的に規定された冷凍食品では−15℃以下である（Q43参照）。

2) 高温処理（加熱殺菌）

　加熱温度／時間の条件によって死滅または生残する微生物が異なり，一般的に加熱しても芽胞は生残し，それ以外の微生物は死滅する。

　乳・乳製品や食肉製品では，63℃で30分間以上の加熱処理が法的に規定されており，この条件ではグラム陰性の腸内細菌科（多くの食中毒細菌が含まれ

I
食品に関係する微生物

表I-3　食品の加工・貯蔵方法別のミクロフローラ（文献1より引用）

加工	食品	ミクロフローラ
加熱	魚肉ソーセージ（新鮮および鮮度の低下したもの）	*Bacillus*, *Staphylococcus*
	獣肉ソーセージ（新鮮なもの）	*Bacillus*, 乳酸菌
	（鮮度の低下したもの）	乳酸菌
糖蔵	洋生菓子	乳酸菌, *Micrococcus*, *Achromobacter*, 酵母
	和生菓子：まんじゅう	*Bacillus*
	天よせ類	*Achromobacter*, *Pseudomonas*
	あん類	酵母, *Micrococcus*, 乳酸菌
	餅菓子（大福, 柏餅）	乳酸菌, 腸内細菌
塩蔵	獣肉製品の表面：	
	ウィンナーソーセージ（新鮮なもの）	*Micrococcus*, *Achromobacter*
	（鮮度の低下したもの）	ヘテロ型 *Lactobacillus*
	スライスソーセージ（新鮮なもの）	*Micrococcus*, *Achromobacter*
	（鮮度の低下したもの）	ヘテロ型 *Lactobacillus*
	スライスハム（プレス, ロース）（新鮮なもの）	*Micrococcus*, *Lactobacillus*
	（鮮度の低下したもの）	ホモ型 *Lactobacillus*
	スライスベーコン（新鮮なもの）	*Micrococcus*, *Staphylococcus*
	（鮮度の低下したもの）	*Micrococcus*, *Staphylococcus*
	漬込み後（熟成）肉	*Lactobacillus*, *Micrococcus*, *Pediococcus*, *Vibrio*, *Achromobacter*
乾燥	インスタント食品	*Bacillus*, *Micrococcus*
	乾燥魚介類（ひもの類）	*Micrococcus*, *Achromobacter*
	乾燥獣肉	*Bacillus*, *Achromobacter*, *Streptococcus*
	乾燥果実	*Bacillus*, *Micrococcus*
	乾燥野菜	*Bacillus*, *Achromobacter*, *Pseudomonas*, *Flavobacterium*, 乳酸菌
	香辛料	*Bacillus*, 腸内細菌, *Micrococcus*, 乳酸菌
冷凍	加熱調理食品	*Bacillus*, *Micrococcus*, 乳酸菌
	非加熱調理食品	*Streptococcus*, *Leuconostoc*, *Micrococcus*
	生食用生鮮食品	*Flavobacterium*, *Micrococcus*
	非生食用生鮮食品	*Micrococcus*, *Moraxella*, *Flavobacterium*, *Staphylococcus*, *Lactobacillus*
酸性化	清涼飲料（完全密封の缶詰・瓶詰）	*Bacillus*, 酵母, *Acetobacter*
	（天然果汁の豊富なもの）	*Bacillus*, 乳酸菌, 酵母
	（通気性容器に入ったもの）	*Acetobacter*, 酵母
	（自動販売機およびミキサー製生ジュース）	腸内細菌（特に *Aerobacter*）, 酵母
	野菜サラダ（新鮮なもの）	*Corynebacterium*, *Pseudomonas*, *Micrococcus*, *Leuconostoc*, *Achromobacter*, 酵母
	（鮮度の低下したもの）	乳酸菌
燻煙	燻煙魚類	*Bacillus*, *Micrococcus*, *Staphylococcus*
	ベーコン（食肉）	*Micrococcus*, *Staphylococcus*
防腐剤添加	獣肉（冷蔵保存したもの）	*Pseudomonas*, *Achromobacter*
	（抗生物質 OTC, CTC 処理したもの）[*]	酵母, *Proteus*
	（過酸化水素処理したもの）	酵母, *Micrococcus*, *Achromobacter*
	麺類（冷蔵保存したもの）	乳酸菌
	（過酸化水素処理したもの）	酵母, 糸状菌
	豆腐（冷蔵保存したもの）	乳酸菌
フィルム包装または缶詰・瓶詰	獣肉（冷蔵保存したもの）	*Pseudomonas*, *Achromobacter*
	（真空保存したもの）	*Micrococcus*, *Lactobacillus*

*　OTC：オキシテトラサイクリン, CTC：クロルテトラサイクリン

表Ⅰ-4　微生物の発育 pH　（文献３より引用）

微生物の種類	最低	至適	最高
細菌一般	5.0〜5.5	6〜7	8〜9
大腸菌	4.5	7.0〜7.5	9
Lactobacillus plantarum	4	6〜7	8
L. homohiochii	4.5	5.0	<6.0
糸状菌（カビ）	約2.0	5.0〜6.5	8.5
酵母	約3.0	4〜5	約8.6

る）に属する細菌や低温細菌に属する *Pseudomonas* などは死滅するが，芽胞は生残する。また，加熱前の汚染菌数が高いと生残する可能性も高くなり，食肉製品では加熱前の乳酸菌数が高いと，殺菌処理後にも生残することがあり，その後の低温保存中に発育して腐敗の原因になる（Q24 参照）。

2. 化学物質の添加

1）抗菌物質

　保存料などの抗菌物質は，それらの種類や濃度，接触温度／時間によって抑制する菌種が異なる（Q27 参照）。

2）有機酸

　大部分の食品の pH は中性から酸性であるが，有機酸を添加することにより pH の低下，有機酸自体の非解離分子などによる抗菌効果が認められる。その効果は微生物の種類によって異なり，pH の低下に対しては細菌よりも糸状菌や酵母などの真菌類の抵抗性が高い。また，使用される有機酸の種類により微生物に対する効果が異なることが知られており，一般的に，ソルビン酸 ＞ プロピオン酸 ＞ 酢酸 ＞ 蟻酸 ＞ 乳酸 ＞ クエン酸 ＞ ピルビン酸 ＞ リンゴ酸 ＞ コハク酸 ＞ グルコン酸の順に抗菌効果は低くなる。なお，多くの細菌は pH6〜7 付近が至適であり，下限は pH4.5 前後であるが，糸状菌（カビ）や酵母はそれよりも低い pH で増殖可能である（表Ⅰ-４）。

3）食塩，糖などの添加による水分活性の低下

　食品に食塩やショ糖を加えると，食品中の水分活性が低下し微生物の発育が抑制される。塩蔵食品は糖蔵食品より水分活性が低く，微生物に対する抑制効果が高い。このような食品では，低い水分活性でも発育できる *Micrococcus*, *Staphylococcus* などのグラム陽性球菌や真菌類が主要なミクロフローラを形成する（Q25 参照）。

3. 脱水（乾燥）

　脱水により食品の水分活性が低下し，種々の環境要因に強い芽胞形成の *Bacillus* やグラム陽性球菌の *Micrococcus* などの占める割合が多くなる。グラム陰性細菌は一般的に乾燥に弱いが，サルモネラ属菌やクロノバクターなどは乾燥に強く長期間生残するといわれている。また，粉乳では水分が低いために微生物は発育できない。

4. 脱酸素包装

　微生物は酸素要求性の違いから好気性，通性嫌気性，微好気性，偏性嫌気性の四つに分類され，真空包装やガス置換包装などの脱酸素包装では好気性細菌の発育が抑制され，通性嫌気性細菌や偏性嫌気性細菌が主要なミクロフローラになり，ボツリヌス菌などの嫌気性の食中毒細菌が発育する危険性がある。たとえば，食肉や魚介類では脱酸素包装することにより好気性細菌の *Pseudomonas* が抑制され，*Lactobacillus* などの通性嫌気性の乳酸菌が優勢菌となる。また，炭酸ガスに対してグラム陰性細菌（特に *Pseudomonas*）は感受性が高く発育が抑制されるが，乳酸菌や嫌気性細菌はあまり影響されない（Q26 参照）。

5. 発酵

　乳酸菌などの有用微生物の発育により生成される抗菌物質や pH の低下により，それ以外の微生物の発育が抑制されるため，極めて安定したミクロフローラが形成される（Q9 参照）。

6. その他の製造加工処理

　原材料の溶解・混合，カッティングなどの処理では，使用設備・器具の清浄度，処理温度や時間によって汚染したり増殖する微生物の種類が異なる。特に，使用設備・器具の洗浄と殺菌は有害微生物の汚染防止のために極めて重要であり，室温で原材料を溶解・混合する場合は，できるだけ短時間内に処理しなければならない。

　くん煙処理では，乾燥・加熱および煙中の化学成分に由来する抗菌因子などにより，ミクロフローラの構成菌種は *Bacillus*，*Micrococcus*，*Staphylococcus* に限定される。

参考文献

1　金子精一：食品の微生物生態学，モダンメディア，27 (2)，71，1981.
2　清水　潮：食品微生物Ⅰ－基礎編　食品微生物の科学，p.114，幸書房，2005.
3　石井泰造監修：微生物制御実用事典，p.64，㈱フジ・テクノシステム，1993.

Q5 食品の汚染源となる水，土壌，大気などの自然界のミクロフローラはどうなっていますか？

Point

- 水，土壌，大気などの自然界のミクロフローラは環境により特徴がみられるが，一般的に水ではグラム陰性桿菌，土壌や大気中では乾燥や紫外線に強いグラム陽性細菌の占める割合が高い。特に，土壌では芽胞形成細菌が多いという特徴がある。
- 自然界のミクロフローラは，食品の原材料の生産段階，製造加工，流通，消費の各段階で，あらゆる機会を通じて食品を汚染し，食中毒や食品の腐敗の源となる。

水，土壌，大気は常に食品やその原材料と接触する機会が多く，食品のミクロフローラ形成と深い関係がある。水中の微生物は，食品の原材料となる畜水産物の生産段階や加工処理工程で汚染してミクロフローラを構成する。仮に，食品製造用水や飲料水が給水系統の途中で病原微生物に汚染された場合，大規模な感染症や食中毒を引き起こす危険性がある。

同様に，土壌や大気中の微生物も原材料や食品のミクロフローラ形成に影響を及ぼす。以下に，水，土壌および大気におけるミクロフローラの概要と食品の汚染源との関連性を示す（表Ⅰ-5）。

表Ⅰ-5　食品のミクロフローラに影響する水，土壌，大気中の微生物		
水（淡水，海水）	グラム陰性細菌：*Pseudomonas*, *Acinetobacter*, *Moraxella*, *Alcaligenes*, *Flavobacterium*, *Chromobacterium*, *Aeromonas*, *Vibrio* など	
	グラム陽性細菌：*Micrococcus*, *Sarcina* など	
土壌	グラム陽性細菌：*Bacillus*, *Clostridium*, *Arthrobacter*, *Corynebacterium*, *Mycobacterium*, *Micrococcus*, *Leuconostoc* 放線菌（*Streptomyces*, *Actinomyces* など）	
	グラム陰性細菌：*Pseudomonas*, *Acinetobacter*, *Moraxella*, *Enterobacter*, *Serratia* など	
乾燥した環境（空気，チリ）	グラム陽性細菌：*Bacillus*, *Clostridium*, *Micrococcus*, *Staphylococcus*, *Streptococcus* など	
	糸状菌（カビ）　：*Penicillium*, *Aspergillus* など	

1. 水（淡水，海水）

　雨水や雪は河川水，湖水，池水などの地表水を形成し，地下に浸透して地下水となる。地表水や地下水は適切に処理されて生活用水となり，最終的には海に到達する。これらの水には，ヒトや動物の糞便由来の病原細菌の汚染がみられることもある。水中のミクロフローラには低温で増殖できる細菌が多く，これらのなかには *Pseudomonas* などのようにたんぱく質や脂肪分解活性を示す菌種が含まれる。以下に，淡水と海水のミクロフローラを具体的に示す。

1）淡水

① 　地表水に生息するミクロフローラ中には年間を通じて低温細菌が多く，土壌微生物あるいはヒトや動物に由来する糞便微生物などがしばしば加わる。河川の上流付近では比較的菌数は低いが，下流になるほどヒトや家畜の影響が大きくなる。

② 　地下水は地層のろ過作用により菌数は著しく低い。浅井戸は地表からの汚染を受けやすく，赤痢菌，病原大腸菌，サルモネラ，カンピロバクターなどの病原細菌による汚染事例があり，1990 年に埼玉県の幼稚園で発生した腸管出血性大腸菌 O157：H7 による集団下痢症では飲料水の井戸水が感染源と推定されている。

③ 　我が国の上水（水道水）は地表水や地下水を浄化・塩素消毒し（蛇口での塩素濃度が 0.1ppm 以上），水道法により大腸菌陰性など 51 項目の水質基準が規定されている。食品の製造加工の際に，食品に直接触れる水は食品・添加物等の規格基準で「食品製造用水」として定義されている。水中の細菌は低有機栄養環境下で生育し，一般細菌試験法で定められた試験法では生育できない細菌（従属栄養細菌）が多い。従属栄養細菌の大半はブドウ糖非発酵のグラム陰性桿菌であり，*Methylobacterium*，*Pseudomonas*，*Flavobacterium*，*Alcaligenes* などである。

　　原虫類のクリプトスポリジウムは塩素剤に強い抵抗性があるため，水道水中に生残し，数個レベルの経口摂取で感染症を引き起こす（Q21 参照）。我が国の集団感染事例として，1996 年，埼玉県入間郡越生町でクリプトスポリジウムが簡易水道中に汚染して集団下痢症が発生している。その他，ビルの地下水道受水槽に汚水が逆流したことが原因で集団感染症が発生した例もある。

④ 　食品工業で使用される工業用水には，ボイラー用，冷却用，温調用などのほかに，食品製造用水として処理され，原料溶解用，製品処理・洗浄用水に使用される。特に製造加工用水（原料，製品処理・洗浄用水）は，製品の品質に影響を与えるため，水道法で定める水質検査を行い，食品製造

用水を使用する。

2) 海水

海水には約3％の塩化ナトリウムが含まれるので，生息する微生物の多くは好塩性あるいは耐塩性である。一般的にグラム陰性の低温細菌が多く，芽胞形成細菌は少ない。外洋に存在するミクロフローラと沿岸付近に存在するミクロフローラは多少異なり，沿岸の海水でも汽水域と呼ばれる河口付近の海水は内陸から淡水が流入するため塩分が低く，淡水由来と海水由来の細菌が共存する。

海産魚介類を介してヒトに危害を及ぼす腸炎ビブリオは沿岸海水中に広く分布し，夏期の水温が16〜17℃を超えると海水中に多くみられるようになる。また，NAGビブリオや *Vibrio fluvialis* などの病原ビブリオも汽水域に生息し食塩濃度1〜1.5%でよく発育する。

2. 土壌

土壌中には 10^8〜10^9/g の微生物が存在し，*Bacillus* や *Clostridium* の芽胞形成細菌が多く，他に糸状菌，酵母，藻類，原生動物がみられる。土壌中では水分が増加すると一時的にグラム陰性細菌が増加するが，これらの微生物は水分が蒸発すると再び減少する。生育温度別にみると中温性や高温性細菌が多い。多くは食品の腐敗に関与するが，ヒトに食中毒を起こすボツリヌス菌，ウエルシュ菌，セレウス菌などの芽胞形成細菌が存在する可能性がある。また，牧場やその周辺の土壌では，動物の糞尿汚染の影響があり，これらによる腸管系病原細菌の存在も考えられる。

3. 大気

大気中には特有なミクロフローラはみられない。土壌や水などの微生物が風によって飛散し，乾燥や紫外線などに強いものが生き残り空気中に浮遊している。したがって，芽胞，グラム陽性球菌，糸状菌の胞子が多く，これらの微生物の多くは中温微生物である。グラム陰性細菌は一般的に乾燥環境では死滅しやすいが，高温，多湿な室内では多くみられる。水の飛沫が多く発生するような製造加工環境下では，水中の低温細菌が食品を汚染し，低温保存中に増殖する危険性がある。

4. 食品のミクロフローラと汚染源

食品原材料および製品を汚染する微生物は，その種類や原材料の製造加工処理条件などから，どのような環境から汚染したのかをある程度推定できる。*Pseudomonas* などのグラム陰性の低温細菌は水由来，芽胞形成細菌は土壌由来，

グラム陽性球菌は空気由来の汚染が考えられる。加熱食品から *Pseudomonas* などのグラム陰性細菌が検出された場合，本菌は熱に弱いことから加熱殺菌後に環境から汚染した可能性が高いと判断され，殺菌工程以降の製造環境中でも湿潤環境，特に床面や湿度の高い空気からの汚染が考えられる。また，衛生指標細菌の大腸菌が検出された場合は，比較的新しい動物の糞便汚染が推測される（Q47 参照）。

　グラム陽性球菌は無芽胞細菌の中でも比較的乾燥に強く，なかでも *Micrococcus* は水中，土壌および空気に広く分布している。また，連鎖球菌の *Streptococcus* は空気に分布している（表Ⅰ-5）。

　微生物が環境中に広く分布している場合，汚染経路を推定するために，生化学試験や分子生物学的手法を利用した同定試験を必要に応じて行うことが考えられる。いずれにせよ，汚染源を効率よく追求するには，日頃から原材料や製品および製造環境中のミクロフローラに関するデータベースを構築しておくことがポイントである（Q55 参照）。

参考文献

1　相磯和嘉監修：食品微生物学―食品衛生の立場から―，p.183，医歯薬出版，1984.

Q6 ヒトおよび動・植物のミクロフローラはどうなっていますか？

Point

● ヒトおよび動物の鼻腔・口腔内，消化管内，皮膚や毛などの体表面には，主に中温性微生物から構成される固有のミクロフローラが形成され，それらの中にはヒトに対して病原性のある微生物も含まれる。

● ヒトおよび動物のミクロフローラは，食品の病原微生物の汚染源として極めて重要な役割を果たしており，これらの汚染防止が食品衛生管理における重要な課題である。

● 植物のミクロフローラは水や土壌に強く影響される。

A

1. ヒトおよび動物のミクロフローラ

　健康な動物の組織内部は無菌であるが，外表面や外表面に通じる気道，消化管などの内表面には多数の微生物が存在し，それらの多くは中温発育性であり，ヒトに対する病原微生物も認められる（表Ⅰ-6，表Ⅰ-7）。ヒトについても同様である。

　ヒトや動物のミクロフローラは，皮膚や体毛，羽毛，腸管内容物などを介して，直接的あるいは間接的に食品に汚染することから，食品を取り扱う場合にはヒトや動物からの汚染をいかに防ぐかが重要になる。また，そ族・昆虫では汚染を拡散させる危険性があることから，食品取扱い施設ではそれらの発生防除が極めて重要となる。

　特に，動物のミクロフローラで食品衛生上問題となるのは，人獣共通感染症の起因微生物である。感染動物の乳や肉を摂食することでヒトが感染したり，

Ⅰ 食品に関係する微生物

表Ⅰ-6　ヒトおよび動・植物のミクロフローラの概要

ヒト 動物	皮膚：*Corynebacterium, Micrococcus, Streptococcus*（非溶血性）*, Staphylococcus, Mycobacterium* など，その他糸状菌，酵母
	口腔：*Streptococcus, Neisseria, Veillonella, Lactobacillus, Corynebacterium, Candida albicans* などの酵母
	鼻腔，咽頭：*Staphylococcus, Corynebacterium* など
	糞便：*Bacteroides, Bifidobacterium, Eubacterium, Peptostreptococcus, Clostridium, Lactobacillus, Streptococcus*，腸内細菌など
	腟腔：*Lactobacillus, Corynebacterium, Streptococcus, Staphylococcus*，酵母など
植物	グラム陰性桿菌：*Pseudomonas, Erwinia. Klebsiella, Serratia, Proteus, Flabobacterium, Acinetobacter* など
	グラム陽性細菌：*Corynebacterium, Micrococcus, Lactobacillus, Bacillus*
	糸状菌，酵母

病原微生物	家畜	家禽	鼠	犬猫	野鳥	ヒト
一般のサルモネラ	●	●	●	○	○	△
S. Enteritidis	○	●	●	○	○	△
カンピロバクター	●	●	●	○	○	○
エルシニア	●	○	●	○		△
腸管出血性大腸菌	●	●	△	△	△	○
その他の病原大腸菌						●
リステリア	●	○				
エロモナス／プレシオモナス				△		
黄色ブドウ球菌	○	○	○	○		●
A群連鎖球菌	○	○				●
ウエルシュ菌	●	●				
ボツリヌス菌	△	△				
ノロウイルス						●
赤痢菌						●
コレラ菌						●

●：極めて重要　○：やや重要　△：関与もある

表 I - 7　食品媒介感染症の感染源となる動物・ヒトと病原微生物（文献3を改変）

感染動物との接触により感染することがあるため，食品衛生法（第10条）で，家畜伝染病予防法に規定された法定伝染病，届出伝染病を指定し，これらに罹患した乳・肉の販売を禁止している。これらのうち乳・肉に関係する微生物の主な種類としては，Q熱コクシエラ菌，リステリア，サルモネラ，腸管出血性大腸菌，カンピロバクターなどがある。また，現在ではまれであるが，土壌中に長く生存する炭疽菌の芽胞が動物に感染し，その乳・肉を摂食して感染することがある。ウシやヤギでは乳房炎になると，原因細菌である黄色ブドウ球菌が乳中に多く認められるようになる。

1）鼻腔・口腔内

　鼻腔では，食中毒細菌である黄色ブドウ球菌がしばしば分離される。口腔粘膜面，歯牙表面および唾液では *Streptococcus* が優勢であるが，歯肉溝（歯牙表面と歯肉の浅い隙間）の場合は嫌気的な環境であるため *Veillonella* などの嫌気性細菌の割合が高い。

2）体表面（皮膚，粘膜，毛）

　体表面のミクロフローラは，性，年齢，生活環境，食事内容によって異なる。通常，1cm^2 当たりの菌数は $10^3 \sim 10^4$ 程度で，顔面，頸部，腋窩，陰部などは特に多くの細菌がみられ，*Staphylococcus*，*Micrococcus* などのグラム陽性球菌

が多い。食品を取り扱う手指からは黄色ブドウ球菌もしばしば分離されるため、食品取扱者は手袋をはめたり、頻繁に手洗いをすることで、これら菌の食品への移行を防止する必要があり、特に傷のある場合には注意が必要である。

3）腸管内

腸管には 10^{10}〜10^{11}/g の微生物が存在し、主なものは偏性嫌気性無芽胞細菌の *Bacteroides* が最も多く、次いで *Bifidobacterium*, *Eubacterium*, *Clostridium* などである。偏性嫌気性細菌の次に多いのは大腸菌に代表されるグラム陰性の腸内細菌、*Enterococcus* などの腸球菌である。また、腸管系感染症の罹患者やこれら起因細菌の保菌者の糞便からは赤痢菌、サルモネラ、病原大腸菌などが認められることがあるため、このような保菌者は、食品の取扱い作業に従事させてはならない。なお、赤痢菌、コレラ菌、ノロウイルスはヒトに感染し、ノロウイルスはヒト以外の動物には分布しないといわれている。

2 植物のミクロフローラ

植物のミクロフローラは生息域の水および土壌や肥料の影響を強く受け、植物の種類、植物の部位（葉、根の表面付近など）によってもミクロフローラが異なる。ヒトに病原性を示す微生物はほとんどみられず、*Pseudomonas* などのグラム陰性桿菌、芽胞形成細菌、乳酸菌、糸状菌、酵母が主体である。なかでも、果実類は一般的に pH が低いため、糸状菌や酵母がミクロフローラの主体を占める。これらが植物自体の腐敗を引き起こす。特に、表面の損傷は腐敗の原因となりやすく、収穫から流通を経て消費までの過程において、不適切な環境条件では汚染が拡散することもある。

近年、国内および輸入野菜からリステリア、サルモネラ、腸管出血性大腸菌 O157：H7 などの食中毒細菌の検出が報告されており、実際に野菜サラダを原因食品とするこうした菌の感染事例も報告されている。これらの食中毒細菌の主な汚染は、家畜の飼育場から野菜の圃場への汚染の拡散および不適切に作られた有機肥料が原因と考えられる。

穀類や香辛料などの乾燥した植物ではミクロフローラは糸状菌が優勢であることから、その増殖によるマイコトキシン産生に注意が必要である。細菌種は土壌の影響を強く受けることから *Bacillus* などの芽胞形成細菌が多く分離される。

参考文献

1 柳田友道：微生物科学 4 生態, p.390, 学会出版センター, 1984.
2 相磯和嘉監修：食品微生物学—食品衛生の立場から—, p.187, 医歯薬出版, 1984.
3 伊藤 武：食品別に見た求められる食品媒介病原微生物検査, 月刊 HACCP, 9 (2), 22, 2003.

● 食品を介してヒトの安全性に関係する微生物の種類はごく少数であり，我が国
　では行政上の病原微生物として細菌，ウイルス，寄生虫の具体的名称が示され
　ている。
● 食品はあらゆる経路から病原微生物により汚染される可能性があるが，一般的
　に製造加工前の生の状態では原材料に由来し，製造加工後の食品では製造加工
　によっても生残した原材料由来の微生物および取扱い環境から新たに汚染した
　微生物が認められる。

　我が国では，飲食に起因する健康被害（Foodborne disease）を食中毒と称
している が，近年欧米諸国では食品を介した微生物による感染症を Foodborne
infection，産生毒素によるものを Foodborne intoxication と呼んで区別してい
る。黄色ブドウ球菌やボツリヌス菌および一部のセレウス菌以外はほとんどが
Foodborne infection の範疇に含まれる。

　食中毒とは，食品を介してヒトの体内に入った病原微生物などにより起こる
比較的急性の胃腸炎症状を主徴とする健康障害と定義されている。この原因と
なる微生物は，数万種類にも及ぶ微生物のうちのごく一部にすぎないが，その
種類は増える傾向にある（Q1 参照）。

1. 我が国で問題となる食品媒介病原微生物の種類

　我が国では，食中毒が発生した場合に，その被害の拡大防止，原因究明を容
易にする目的で「食中毒処理要領」を規定し，「食中毒統計作成要領」におい
て表Ⅰ-8 に示したような細菌，ウイルス，寄生虫に属する微生物を行政上の
病因物質としている。これらの微生物は，過去の疫学的データや国際的整合性
を考慮して規定されたものであり，*Kudoa septempunctata* や *Sarcocystis fayeri* は
それぞれヒラメと馬肉による食中毒が多く発生していることをふまえて，
2012 年に新たに追加されたものである（Ⅱ章の章末に示した「食中毒統計作
成要領に示された食中毒細菌，ウイルス，寄生虫の疫学一覧」を参照）。なお，
表には，過去に例数は少ないが食品媒介病原微生物として諸外国で報告されて
いる微生物も併記して示した。

　これらのうち，コレラ菌，赤痢菌，チフス菌，パラチフス A 菌および腸管
出血性大腸菌による感染症は「感染症の予防及び感染症の患者に対する医療に
関する法律（感染症法）」において三類感染症に位置づけられている。これら
の菌種は，いずれも小量菌量で発病し，ヒトからヒトへ直接伝播する消化器系

表 I-8　食品媒介病原微生物一覧　（文献 1 および 2 を改変）

我が国の行政上の食品媒介微生物	過去に報告されている比較的まれな食品媒介微生物	
	（菌　　名）	（媒介食品名）
食中毒細菌：	*Bacillus anthracis*（炭疽菌）	食肉
Salmonella（サルモネラ属菌）	*Bacillus brevis*	発酵穀物
Staphylococcus aureus（黄色ブドウ球菌）	*Bacillus licheniformis*	食肉
Clostridium botulinum（ボツリヌス菌）	*Bacillus subtilis*	
Vibrio parahaemolyticus（腸炎ビブリオ）	*Brucella*	
腸管出血性大腸菌	*Clostridium bifermentans*	ポテト・パイ
その他の病原大腸菌	*Corynebacterium*	生乳，アイスクリーム
Clostridium perfringens（ウエルシュ菌）	*Coxiella burnetii*（Q 熱コクシエラ菌）	乳
Bacillus cereus（セレウス菌）	*Erysipelothrix* spp.（豚丹毒菌）	魚，食肉
Yersinia enterocolitica	*Francisella tularensis*	
Campylobacter jejuni/coli	*Leptospira*	食肉，乳
Vibrio cholerae non-O1（ナグビブリオ）	*Listeria monocytogenes*	乳製品，食肉，野菜
Vibrio cholerae O1（コレラ菌）	*Mycobacterium* spp.（*M. bovis*）	生乳
Shigella（赤痢菌）	*Pasteulla multocida*	家禽肉，野菜
Salmonella Typhi（チフス菌）	*Streptobacillus moniliformis*	生乳
Salmonella Paratyphi A（パラチフス A 菌）	*Streptococci* A 群（*Enterococcus pyogenes*, *E. zooepidemicus*）	サラダ，さまざまな食品
その他の細菌		
Aeromonas hydrophila/sobria	*Actobacter melanogenus*	ホームメイド・ビール
Plesiomonas shigelloides	*Aeromonas* spp.（*A. hydrophila, A. sobria*）	塩漬け魚，魚介類，水
Vibrio fluvialis	*Alcaligenes faecalis*	食肉
Listeria monocytogenes　等	*Citrobacter* spp.	プディング，乳，食肉
ウイルス：	*Cronobacter sakazakii*（サカザキ菌）	調製粉乳
ノロウイルス	*Flabobacterium farinofermentans*	
その他のウイルス	*Hafnia alvei*	
サッポロウイルス	*Klebsiella* spp.	
ロタウイルス	*Plesiomonas shigelloides*	
A 型肝炎ウイルス　等	*Proteus* spp.（*P. penneri*）	ソフトチーズ，ハム
寄生虫：	*Providencia* spp.	鶏肉
Kudoa septempunctata, Sarcocystis fayeri	*Pseudomonas aeruginosa*（緑膿菌）	乳，家兎，シロップ
Anisakis 科および Pseudoterranova 科の線虫	*Pseudomonas cocovenenans*	発酵穀物
その他の寄生虫	*Vibrio* spp.（*V. cholerae, V. vulnificus, V. mimicus*）	生魚介類
Cryptosporidium		
Cyclospora		
肺吸虫，旋尾虫，条虫　等		

感染症起因細菌であるが，食品を介して発病した場合は食中毒扱いとなる。また，ボツリヌス菌および A 型肝炎ウイルスによる感染症は四類感染症に位置づけられ，三類感染症と同様にただちに届出が必要である。

　我が国で発生する食中毒のほぼ 90 ％が微生物によるもので，その大部分はノロウイルス，サルモネラ，腸炎ビブリオ，カンピロバクター，病原大腸菌，黄色ブドウ球菌，ウエルシュ菌，セレウス菌，寄生虫のアニサキスである。また，我が国ではこれまで食品を介した発症事例はほとんどないが，リステリア・モノサイトゲネスやクロノバクター属菌（サカザキ菌）による重症事例が海外で報告されており，これらによる感染症に対して WHO からも発生防止策が示され

るなど，今後もあらたな食品媒介病原微生物の動向に注目していく必要がある。このように，近年明らかにされた食品由来の新興感染症および過去に問題となり，その後ほとんど発生をみなかったが，近年再び増加している再興感染症について常に実態を把握しておくことが，食品安全管理上必要である（Q58参照）。

2. 主な病原微生物の環境における分布域と食品の種類との関係

　食品を汚染する病原微生物は，その原材料およびそれを製造加工する環境の影響を強く受ける。一般的に，野菜や果実などの農産物では，栽培環境の土壌や水に由来する芽胞形成細菌および頻度は低いが，ヒト・動物の糞便に由来する腸管系病原細菌も認められることがある。最近では，サルモネラ属菌，腸管出血性大腸菌 O157：H7，リステリア・モノサイトゲネスなどの食中毒細菌の汚染が報告されている。また，穀類における糸状菌の汚染は，アフラトキシンなどのカビ毒の産生が疑われ，特に熱帯や亜熱帯地方からの輸入農産物では注意が必要である。乳，食肉，卵などの畜産物では家畜の腸管に由来する腸管系病原細菌，体表に由来する黄色ブドウ球菌などの各種の病原細菌が重要である。この中で，最近注目されているサカザキ菌はヒトおよび動物の腸管内や環境中に広く分布する腸内細菌であり，成人に対する感染力は極めて弱いが，生後2か月以下の乳児に調製粉乳を介して髄膜炎，敗血症などを起こし，致死率は20〜50％といわれている。魚介類などの水産物では，腸炎ビブリオなどの各種の病原性ビブリオおよびそれと類似する一連の病原細菌が主に認められる。また，赤身魚とその加工品では，魚肉中のヒスチジンからヒスタミンを生成してアレルギー様食中毒を起こす *Morganella morganii* などの腸内細菌，*Photobacterium damselae* などの菌種の汚染に注意を要する。

　これら植物性や乳肉水産食品をレトルト殺菌した缶詰や瓶詰および真空包装食品ではボツリヌス菌などの偏性嫌気性芽胞形成細菌汚染が問題になる。

　表I-9に，食品別に主な検査対象病原微生物を示す。

3. 主な病原微生物の特性

　多くの病原微生物は中温細菌に属し10℃以下では発育が停止または著しく抑制され，カンピロバクターは30℃以下では発育できないといわれるが，エルシニア，リステリア，たんぱく非分解のボツリヌス菌は4℃以下の低温でも増殖可能である。一方，セレウス菌，ウエルシュ菌，ボツリヌス菌は芽胞を形成して加熱や乾燥などの環境の影響に対して極めて強い抵抗性を示し，通常の加熱調理にも生残できる。

　ウエルシュ菌およびボツリヌス菌は酸素があると発育できない偏性嫌気性細

表 I-9 食品の種類別の主な検査対象病原微生物 （文献4を改変）

食　品	主な検査対象病原微生物
食肉	腸管出血性大腸菌 O157：H7（特に牛肉），サルモネラ，黄色ブドウ球菌，ウエルシュ菌，カンピロバクター（特に鶏肉），エルシニア（特に豚肉），リステリア，サルコシスティス（馬肉）
鶏卵	サルモネラ，黄色ブドウ球菌
食肉製品	腸管出血性大腸菌 O157：H7，サルモネラ，リステリア，黄色ブドウ球菌，ウエルシュ菌，ボツリヌス菌
乳・乳製品	サルモネラ，黄色ブドウ球菌，リステリア
魚介類	病原ビブリオ（腸炎ビブリオ，*V. vulnificus* など），サルモネラ，ヒスタミン生成細菌，ボツリヌス菌，ウエルシュ菌，ノロウイルス（特に二枚貝），A型肝炎ウイルス，アニサキス，クドア（ヒラメ）
魚肉練り製品	病原ビブリオ（腸炎ビブリオ，*V. vulnificus* など），サルモネラ，ヒスタミン生成細菌，ボツリヌス菌，ウエルシュ菌
乾燥品：肉類	腸管出血性大腸菌 O157：H7，サルモネラ，ウエルシュ菌，黄色ブドウ球菌
：魚介類	サルモネラ，ヒスタミン生成細菌
：乾燥液卵	サルモネラ，黄色ブドウ球菌
：粉乳，脱脂粉乳	黄色ブドウ球菌とエンテロトキシン，サルモネラ，サカザキ菌
缶詰・瓶詰・真空包装食品	ボツリヌス菌，ウエルシュ菌
スープ類	ウエルシュ菌，セレウス菌
香辛料	芽胞形成細菌（ボツリヌス菌，ウエルシュ菌，セレウス菌）
野菜	腸管出血性大腸菌 O157：H7，サルモネラ，（病原血清型大腸菌），リステリア
もやし類	腸管出血性大腸菌 O157：H7，サルモネラ，（病原血清型大腸菌），リステリア
豆類	サルモネラ，セレウス菌
穀類	セレウス菌，サルモネラ
弁当，惣菜類	あらゆる病原微生物
果物	サルモネラ，リステリア，腸管出血性大腸菌 O157：H7
用水	サルモネラ，カンピロバクター，エルシニア，腸管出血性大腸菌 O157：H7，毒素原性大腸菌，組織侵入性大腸菌，リステリア

菌，カンピロバクターは好気的および嫌気的条件下では発育できず，微好気的（酸素3〜15%）条件下のみで発育するという特性があるが，他の病原細菌はいずれも好気条件下でよく発育する。また，黄色ブドウ球菌やリステリア・モノサイトゲネスは他の菌種に比較して低い水分活性の環境下でも発育でき，サルモネラ属菌やサカザキ菌も乾燥に対して強い抵抗性を示す。

　なお，病原細菌の特性の詳細については第Ⅱ章を参照のこと。

参考文献

1　Vanne,L., Karwoski,M., Karppinen,S., Sjoberg,A.-M.：HACCP−based food quality control and rapid detection methods for microorganisms, Food Control, 7 (6), 263, 1996.
2　厚生労働省：食中毒統計作成要領
3　厚生労働省：感染症の予防及び感染症の患者に対する医療に関する法律
4　伊藤　武：食品別に見た求められる食品媒介病原微生物検査，月刊 HACCP, 9 (2), 22, 2003.

Q8 食品の腐敗に関係する微生物にはどのような種類がありますか？

Point

● 食品の腐敗に関係する微生物の種類は，食品の特性（pH，水分活性，酸化還元電位，成分組成など）および食品が置かれた環境条件（加熱などの製造加工条件，保管温度，包装条件など）に大きく影響を受ける。

● 食品の腐敗に関係する微生物は低温発育性の *Pseudomonas*，*Acinetobacter*，*Alcaligenes*，*Lactobacillus*，耐熱性芽胞を形成する *Bacillus*，*Clostridium*，耐塩性の高い *Micrococcus*，*Staphylococcus* などが一般的である。

1. 食品のミクロフローラの変化と腐敗

食品のミクロフローラは，食品自体および製造加工環境の影響を受け，それらに適応するミクロフローラに変化していく。たとえば，食品を長時間保管すると，図I-4に示したように食品のミクロフローラは食品自体の特性や環境条件により，限られた微生物のみが優位に増殖して多くの微生物が淘汰され，特有のミクロフローラを形成するようになる。このようなミクロフローラの変化によって，食品の外観，におい，味，テクスチャーなどが食用に適さなくなった場合を微生物による腐敗といい，腐敗に関係する微生物の種類は，食品自体の特性やそのときの環境条件によって固有なものがみられる（Q29参照）。

2. 食品自体の特性と腐敗微生物

食品自体のpH，水分活性，酸化還元電位，成分組成などはミクロフローラに影響し，なかでもpHと水分活性は微生物の種類に大きく影響する要因である。

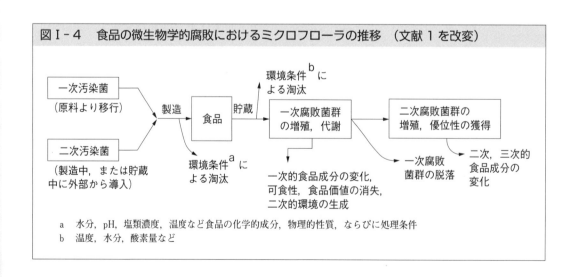

図I-4　食品の微生物学的腐敗におけるミクロフローラの推移　（文献1を改変）

a　水分，pH，塩類濃度，温度など食品の化学的成分，物理的性質，ならびに処理条件
b　温度，水分，酸素量など

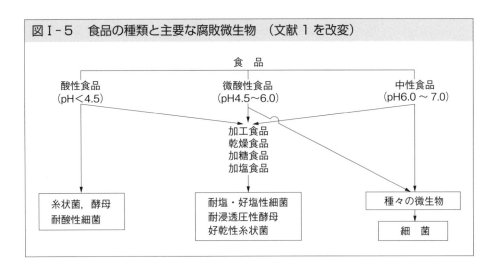

図I-5　食品の種類と主要な腐敗微生物　（文献1を改変）

食品
酸性食品（pH＜4.5）　微酸性食品（pH4.5〜6.0）　中性食品（pH6.0〜7.0）

加工食品
乾燥食品
加糖食品
加塩食品

糸状菌，酵母
耐酸性細菌

耐塩・好塩性細菌
耐浸透圧性酵母
好乾性糸状菌

種々の微生物

細　菌

　たとえば，pHの低い酸性食品では糸状菌，酵母，耐酸性細菌しか増殖できないため，これらが主要な腐敗微生物になるが，食品のpHが高くなるにしたがい増殖できる細菌の種類が多くなり，中性食品では糸状菌や酵母より増殖の速い細菌が主要な腐敗微生物となる（図I-5）。また，濃縮や脱水・乾燥によって食品の水分活性が0.90以下になると細菌の多くは増殖が困難になり，糸状菌や酵母が腐敗微生物の中心となる。さらに，水分活性が0.85以下の乾燥食品や加糖食品，加塩食品では，耐塩性あるいは好塩性細菌や耐浸透圧性酵母および好乾性糸状菌が腐敗微生物となる。

3. 食品の環境条件と腐敗微生物

　加熱などの製造加工条件，保管温度，包装条件などの環境条件のうち，加熱条件は腐敗微生物の種類に大きな影響を及ぼし，70〜80℃で熱処理を行った食品のミクロフローラは耐熱性芽胞を形成する *Bacillus* や *Clostridium* の細菌に限定される。また，保管温度も重要な条件で，常温（20℃）では *Flavobacterium*，グラム陽性細菌，腸内細菌などの中温細菌が優勢となるが，5℃保管では *Pseudomonas* などの低温細菌が腐敗に主導的役割を果たす。

4. 食品の腐敗に関係する主な微生物

　以下に，食品の腐敗に関係する主な細菌について概要を示した（表I-10）。

1)*Pseudomonas*

　Pseudomonas に属する菌種はたんぱく質や脂肪を分解する活性が高く，食肉，魚介類，肉加工品，卵，野菜その他多くの食品の最も重要な腐敗細菌で，低温かつ好気的な条件で貯蔵される食品の腐敗に第一義的な役割を果たしている。

表 I-10　腐敗に関係する主な細菌，糸状菌，酵母　（文献2より引用）		
細菌	好気性細菌	
	Pseudomonas, Acinetobacter, Alcaligenes, Flavobacterium, Moraxella *Bacillus, Micrococcus*	
	通性嫌気性細菌	
	Escherichia, Serratia, Enterobacter, Proteus, Vibrio, Sarcina, Erwinia *Staphylococcus*	
	偏性嫌気性細菌	
	Clostridium	
糸状菌	*Mucor, Rhizopus, Aspergillus, Penicillium, Neurospora, Cladosporium*	
酵母	*Saccharomyces, Pichia, Torulopsis*	

2) *Bacillus*

Bacillus の芽胞は土壌などの自然環境に広く分布し，耐熱性が高い芽胞を形成することから通常の加熱殺菌後の食品にも生残して腐敗の原因となる。食品の表面に粘液状のスライムを生成し，特異的な臭気を発生させたり褐変を起こして食品を腐敗させる。

3) *Micrococcus*

Micrococcus は自然界に広く分布し，空気，水などから食品を汚染し，食肉製品のスライムを形成する。また，耐塩性の菌種では食塩濃度の高い食品を腐敗させる。

4) *Vibrio*

Vibrio は淡水，海水，魚介類などに広く分布し，低温あるいは中温で保管された魚介類中で増殖して腐敗を引き起こす。

5) *Serratia*

Serratia 属の *Serratia marcescens* は赤色色素を産生し，たんぱく分解能が高いことから，食肉，魚介類，水産製品で腐敗を引き起こす。

6) *Clostridium*

Clostridium は土壌中に広く分布する偏性嫌気性の芽胞形成細菌で，*Cl. sporogenes* はたんぱく分解能が高く，食肉加工品や魚介加工品，缶詰で腐敗を引き起こす。

7) 乳酸菌

乳酸菌は一般的に有用細菌として扱われることが多いが，低温や高温で発育したり，高濃度の食塩存在下や低い pH でも増殖する性質をもつ菌種などがあり，食肉製品では変色，ネト，腐敗臭の原因として代表的な腐敗細菌である。

参考文献

1　芝崎 勲：防菌防黴，7 (10)，p.27，1979.
2　田中芳一ほか編：食品の低温流通ハンドブック，p.374，サイエンスフォーラム，2001.

Q9 食品の発酵に関係する微生物には どのような種類がありますか？

- 食品の発酵に関係する有用微生物には，細菌，酵母，糸状菌が含まれ，乳酸菌といわれる一群の細菌は，発酵食品に最もかかわり合いが深く，さまざまな乳酸菌の組み合わせにより，多種多様な発酵食品が作られている。
- 米酢などの生産にはエタノールを酸化して酢酸を生成する酢酸菌，清酒，ビール，ワインなど多くの発酵食品では細菌とともに糸状菌や酵母も利用されている。

1. 発酵とは

　人類は古くから，食品分野において，ワイン，ビール，清酒などのアルコール飲料，パン，味噌や醤油などの調味料，発酵乳やチーズ，乳酸菌飲料，発酵ソーセージなどの畜産食品，漬物などの製造加工に微生物を利用した「発酵」という技術を経験的に利用してきた。微生物学の進歩に伴って，発酵は微生物が関与する化学反応であり，微生物の純培養法の開発とともに多くの有用微生物が確認され，分離同定されてきた（Q28 参照）。

　発酵とは，細菌，糸状菌，酵母などが増殖のためのエネルギーを得るために，有機化合物を分解してアルコールや有機酸，二酸化炭素などを生成していく反応をいい，主に生成される物質によって「アルコール発酵」，「有機酸発酵」，「メタン発酵」などの呼び名がある。なお，「発酵」とは微生物作用のうち人間生活に有用な場合をいい，有害な場合を「腐敗」と呼んで区別している。

2. 発酵に用いられる主な微生物

　発酵食品の種類によって，同じ原料を用いても，発酵に使用する微生物の種類は異なっている。たとえば，味噌や醤油は大豆を主原料とし，麹カビを用いて発酵させるが，納豆は大豆を納豆菌で発酵させる。また，味噌と清酒はいずれも米を原料とし，最初に麹カビを用いるところまでは同じであるが，味噌ではその後に乳酸菌が加わって発酵が進み，清酒では酵母が主役となってアルコール発酵を行うようになる。さらに，アルコール発酵の後に酢酸菌で発酵させれば醸造酢ができ上がることになる。主要な発酵食品・醸造食品について，発酵に用いる微生物と主原料との関連を表Ⅰ–11に示した。

1）乳酸菌

　乳酸菌は乳糖やブドウ糖などの糖類を利用して増殖し，多量の乳酸を生成する特性をもつ細菌の総称である。糖の発酵型式により乳酸だけを作るホモ型と

表Ⅰ-11 主要な発酵食品の主原料と発酵微生物の関係 （文献1より引用）

		主原料								
		乳	肉	麦	大豆	米	果実	野菜	イモ	魚介類
発酵微生物	乳酸菌	チーズ 発酵乳 乳酸菌飲料	発酵ソーセージ	味噌 醤油	味噌 醤油	味噌		漬物		漬物
	酵母	発酵乳	発酵ソーセージ	パン ビール ウイスキー 焼酎	味噌 醤油	味噌 清酒 焼酎 酢	果実酒 酢	漬物	焼酎	
	納豆菌				納豆					
	酢酸菌					酢	酢	漬物		
	糸状菌	チーズ	発酵ソーセージ	焼酎	味噌 醤油	味噌 醤油 焼酎			焼酎	

乳酸のほか，炭素ガス，アルコール，酢酸などを作るヘテロ型に区別することがある。古くから，乳酸発酵によって風味や保存性が向上することが知られており，チーズ，ヨーグルト，乳酸菌飲料などの発酵乳製品や発酵ソーセージ，味噌，醤油，漬物などに利用されてきた。近年では，乳酸菌が整腸作用だけでなく，抗がん作用や病原微生物に対する抵抗力を高める働きもあることが知られるようになってきた。このように，腸内菌叢のバランスを改良して生体によい影響を与える生菌のことをプロバイオティクス（Probiotics）という。発酵に用いられる主な乳酸菌を表Ⅰ-12に示した（Q28参照）。

2）納豆菌

納豆菌は分類学的には，*Bacillus* に属する細菌で，耐熱性が極めて高い芽胞を作る特性をもっている。冷蔵した納豆は15℃前後になると，納豆菌が再活動を始めて品質を低下させるので，低温流通を守る必要がある。また，納豆菌の生成する粘性物質は，医薬品や繊維への利用も研究されている。

3）酢酸菌

酢酸菌は分類学的には，*Acetobacter* に属する細菌で，*A. aceti* をワインや酒粕などに作用させてエタノールの酸化を行い，ワインビネガーや米酢の生産に利用されている。

4）酵母

酵母は好気的条件では活発に細胞増殖を続けるが，嫌気的条件になるとアルコール発酵を行うようになる。この性質を利用して，清酒，ビール，ワインなどのアルコール飲料やパン，味噌などの製造が行われている。最も代表的な酵母は *Saccharomyces cerevisiae* で，清酒，ビール，ワイン，パンなどに広く使用

表Ⅰ-12 発酵に用いられる乳酸菌の分類 （文献 1 を改変）

菌属	菌の形態	発酵の型式	好気的条件での発育	主な菌種	性質	利用分野
Lactobacillus	桿菌	ホモ，ヘテロ	＋一部に（偏性嫌気性）	*L. delbrueckii* subsp. *bulgaricus*	40〜50℃という高温で，生育可能。欧州のヨーグルトの多くで用いられている。	ヨーグルト，乳酸菌飲料
				L. acidophilus *L. casei*	乳児の腸内から分離。他の有害菌の生育を抑える作用により整腸剤として利用されている。また，糠漬けに特有の香味を付けるものもいる。	ヨーグルト，乳酸菌飲料，乳酸菌製剤
				L. plantarum *L. sake* *L. curvatus*	耐塩性があり，低温下でも発育するため，発酵ソーセージのスターターカルチャーとして利用されている。	発酵ソーセージ
Bifidobacterium	桿菌	ヘテロ	－	*B. bifidum* *B. breve* *B. longum*	乳児または成人の腸内に存在する。	発酵乳，乳酸菌製剤
Streptococcus *Lactococcus*	連鎖球菌	ホモ	＋	*S. thermophilus* *L. lactis* subsp. *lactis*	球形で牛乳に生育して乳酸をつくり，牛乳を凝固させる。チーズやヨーグルト製造のスターターに用いられている。	チーズ，ヨーグルト
Tetragenococcus *Pediococcus*	4連球菌	ホモ	＋	*T. halophilus*	15％以上の高食塩濃度環境下でも発育可能	醤油，味噌
				P. pentosaceus *P. acidilactici*	耐塩性が高く，低いpHでも発育するため，発酵ソーセージのスターターカルチャーとして用いられている。	発酵ソーセージ
Leuconostoc	双球菌，連鎖球菌	ヘテロ	＋	*L. mesenteroides*	ショ糖液に培養すると菌体の周りにデキストランという多糖類を生成する。	発酵食品，デキストラン

されている。*S. rouxii* は 15％以上の高食塩濃度でも増殖し，味噌や醤油の醸造に利用されている。

5）糸状菌

清酒や味噌，醤油などの醸造に利用されている麹カビは，分類学的には *Aspergillus* に属し，*A. oryzae*, *A. sojae*, *A. awamori* などの種類がある。その他に，*Penicillium* に属する糸状菌もよく利用されており，カマンベールチーズの *P. camemberti*，ロックフォールチーズの *P. roqueforti*，発酵ソーセージの *P. nalgiovense* などがある。毛カビは *Mucor* に属し，チーズ製造時のレンネットの製造に利用されている。

参考文献

1　特許庁ホームページ：技術分野別特許マップ，化学 20 発酵食品・醸造食品，p.19, 252, 254, 2000.

演習問題 A 次の各文について，正しければ○，間違いである場合は×をつけてその理由を述べてください。

1. ☐ 食品衛生に関係する微生物は主として細菌，真菌（糸状菌（カビ），酵母），ウイルスであり，これら微生物は，いずれも光学顕微鏡を通して見ることができる。

2. ☐ 食品中のミクロフローラに影響する要因は，食品特性などの内部要因，食品周囲の温度や湿度などの外部要因および製造加工などの処理要因の三つに大別される。

3. ☐ 食品の主な原材料は，農産物，畜産物，水産物などであり，これらが生産される土壌や水などの自然環境のミクロフローラが，これら原材料の微生物の種類や汚染レベルに大きな影響を及ぼす。

4. ☐ 原材料由来の汚染微生物を二次汚染微生物と称し，この汚染レベルを下げることが製造加工工程の汚染レベルを下げ，最終的に製品の微生物学的品質を高める。

5. ☐ 食肉となる健康な家畜の筋肉はほとんど無菌であるが，と畜・解体処理が進むにつれて，家畜の腸管内容物や体表，あるいは処理場の施設・設備などに由来する微生物に汚染されていくので，十分な汚染防止対策を施す必要がある。

6. ☐ 食品を冷蔵すると微生物の発育が緩慢になり，凍結すると発育が停止するだけでなく死滅する。

7. ☐ 加熱温度／時間の条件によって死滅または生残する微生物は異なり，たとえば，牛乳の低温保持殺菌（63℃-30分処理）では細菌芽胞は生残すると考えたほうがよい。

8. ☐ pHの低下に対しては，細菌よりも真菌の抵抗性は低い。

9. ☐ 乾燥食品においては，乾燥に強い糸状菌の発生に注意が必要である。

10. ☐ 塩蔵や糖蔵食品は水分活性が低く，このような食品では，*Vibrio*，*Pseudomonas* 属などのグラム陰性細菌が主要なミクロフローラを形成することがある。

11. ☐ 乳酸菌は，たんぱく質の分解形式により，乳酸だけを作るホモ型と乳酸のほか，アルコールや酢酸などを作るヘテロ型に区別することがある。

12. ☐ レトルト殺菌した缶詰や瓶詰および真空包装食品では，ボツリヌス菌などの偏性嫌気性芽胞形成細菌に注意する必要がある。

13. ☐ *Pseudomonas* 属菌は，主に水に由来する食品汚染細菌であり，たんぱく質や脂質の分解力が強く，低温下で好気的な条件下で貯蔵される食品においては，重要な腐敗細菌の一つである。

14. ☐ *Clostridium* 属菌は，土壌中に芽胞の形で広く分布し，食品を汚染した場合，好気下で増殖し，たんぱく質や糖質を分解することにより，悪臭を発生させたり，著

しい膨張を引き起こす。

15. ☐ 乳酸菌は，発酵乳や漬物などの製造に使用される有用菌であるが，食肉製品ではネトや腐敗臭を生じる代表的な腐敗細菌として知られている。

演習問題 B 次の文章において，【　】内にあてはまる適切な用語を下記の用語から選んで入れてください。

好塩性，陽性，陰性，陽性桿菌，陽性球菌，腸管内容物，カンピロバクター，奸気，偏性嫌気，変色，乳酸菌，*Pseudomonas*，サルモネラ属菌，腸炎ビブリオ，黄色ブドウ球菌，大腸菌，*Bacillus*，*Clostridium*，強く，弱く

1. 河川，湖，池などに存在する微生物は，一般的に加熱に【①】，その多くは【②】などの好気性グラム【③】菌であり，ほとんどはヒトに病原性を示さない。海水には約3％の塩化ナトリウムが含まれる関係で，そこに生息する微生物の多くは【④】で，食品と関係の深い病原微生物として【⑤】があげられる。また，空気中には，土壌や水などの微生物が飛散し，乾燥や紫外線などに強いものが生き残っており，芽胞形成細菌，グラム【⑥】，糸状菌の胞子が多い。

2. 農産物のミクロフローラは，その栽培環境（土壌，水，塵埃など）のミクロフローラを強く反映し，土壌には $10^8 \sim 10^9/g$ の微生物が存在し，*Bacillus* や【⑦】などの芽胞形成細菌が多く，他に糸状菌，酵母，藻類，原生動物がみられる。

3. 畜産物のミクロフローラに強く影響する動物のミクロフローラは，皮膚や体毛，【⑧】を介して食品を汚染するため，食品への病原微生物の汚染源として十分に注意する必要がある。腸管には $10^{10} \sim 10^{11}/g$ の微生物が存在し，主なものは【⑨】性細菌であり，次いで【⑩】などのグラム陰性の腸内細菌が多く，食品衛生上問題となるのは【⑪】，腸管出血性大腸菌，特に家禽では【⑫】などがある。

4. ヒトや動物の体表には *Staphylococcus* に属するグラム陽性球菌が多く存在し，食品を取扱うヒトの手指からは食中毒細菌である【⑬】がしばしば検出される。

5. 発酵乳製品や味噌，醤油などの発酵食品で利用される有用細菌は【⑭】であるが，これらが食肉製品などの食品を汚染した場合には，ネトや【⑮】などの品質劣化を生じさせる要因となるので注意が必要である。

解 答

演習問題 A

1. ☒ 理由：ウイルスは電子顕微鏡を使用しなければ見ることができない。
2. ☐
3. ☐
4. ☒ 理由：原材料由来の汚染微生物は，一次汚染微生物と称する。
5. ☐
6. ☒ 理由：凍結すると，発育が停止するだけで，通常死滅することはない。
7. ☐
8. ☒ 理由：pH の低下に対し，真菌の抵抗性は細菌よりも高い。
9. ☐
10. ☒ 理由：塩蔵や糖蔵食品では，通常 *Micrococcus*，*Staphylococcus* などのグラム陽性球菌が優勢になる。
11. ☒ 理由：乳酸菌のホモ型とヘテロ型の区別は糖の発酵形式を示すものである。
12. ☐
13. ☐
14. ☒ 理由：*Clostridium* 属菌は偏性嫌気性のグラム陽性桿菌であり，好気下では増殖できない。
15. ☐

演習問題 B

①弱く	⑥陽性球菌	⑪サルモネラ属菌
② *Pseudomonas*	⑦ *Clostridium*	⑫カンピロバクター
③陰性	⑧腸管内容物	⑬黄色ブドウ球菌
④好塩性	⑨偏性嫌気	⑭乳酸菌
⑤腸炎ビブリオ	⑩大腸菌	⑮変色

II

食品を介して
ヒトに伝搬される
主な病原微生物

本章の目的

　我が国において，食品を介してヒトに伝搬される病原微生物はサルモネラ，腸炎ビブリオ，カンピロバクター，腸管出血性大腸菌を含む病原大腸菌，黄色ブドウ球菌，ウエルシュ菌，セレウス菌などの食中毒細菌，ノロウイルス，最近ではアニサキスなどの寄生虫による食中毒の発生も多く，これらで発生の大部分を占める。

　細菌性食中毒は，発症機序からおおよそ次の三つのタイプに分けられる。

① 感染型：食品とともに摂食された生菌が腸管内に定着して増殖し，自ら腸管上皮細胞や組織内に侵入あるいは毒素を出すなどにより急性胃腸炎を起こす。

（例）　サルモネラ属菌，病原大腸菌，カンピロバクター，腸炎ビブリオなど

② 毒素型：あらかじめ食品中で菌が増殖し，それに伴って産生された毒素を，菌の存在とは無関係に食品とともに摂食することにより発症。生体外毒素型ともいわれる。

（例）　黄色ブドウ球菌，ボツリヌス菌，セレウス菌（嘔吐型）など

③ 中間型：食品中で増殖した大量の生菌が食品とともに摂食されて腸管内に定着して何らかのたんぱく毒素を産生し，この毒素が腸管細胞に働き急性胃腸炎を起こす。生体内毒素型ともいわれる。

（例）　ウエルシュ菌，セレウス菌（下痢型），毒素原性大腸菌など

　上記の①と③をまとめて，②の「毒素型」に対して「感染型」と総称されることもある。

　これらの発症機序から，いずれの食中毒細菌も食品に汚染させないことが基本であるが，②および③では単に汚染しただけでは食中毒に結びつくことは少なく，摂食前に食品中で発症毒素量を産生する程度にまで増殖することが必要となる。

　衛生管理上，これら個々の食中毒細菌について性状，汚染経路，媒介食品，ヒトへの影響，予防対策（制御法），検査法などの基礎的事項をあらかじめ知っておくことが極めて重要であることから，本章では，我が国で食品衛生管理上重要度の高いと思われる10種類の食中毒細菌，ウイルスおよび寄生虫を対象にこれらの事項を記述する。

　なお，本書の資料に各食中毒細菌の集落写真を一括して示し，本章の章末にこれらの微生物を含めて，「食中毒統計作成要領」の食中毒病因物質の対象になっている食中毒微生物の疫学概要を一覧（表Ⅱ－6）にまとめて示した。

参考文献（本章で示した病原微生物全般に適用）

1　坂崎利一編：新訂　食水系感染症と細菌性食中毒，中央法規出版，2000.
2　ICMSF：Microorganisms in Foods, 5. Microbiological specifications of food pathogens, Blackie Academic Professional, 1996.
3　熊谷進ほか編：HACCP －衛生管理計画の作成と実践 改訂データ編，中央法規出版，2003.
4　食品衛生検査指針 微生物編，日本食品衛生協会，2018.
5　仲西寿男・丸山務監修：食品由来感染症と食品微生物，中央法規出版，2009.
6　食品安全委員会：食品健康影響評価のためのリスクプロファイル，2012～2018.
7　農林水産省：食品安全に関するリスクプロファイルシート，2015.

Q10 サルモネラ（*Salmonella*）とは？

- サルモネラは腸内細菌科に分類される感染型食中毒を起こす代表的菌種で，国際的にも食品衛生上の最重要菌の一つであり，我が国においても発生件数の多い食中毒原因微生物の一つとして位置づけられている。
- 食肉や卵などの畜産食品との結びつきが強く，特に最近では卵が汚染源と考えられる *S. Enteritidis*（ゲルトネル菌）による食中毒が多い。
- 衛生管理のポイントは，汚染防止および適正な温度管理である。

　サルモネラによる疾病は臨床的に腸チフス型，急性胃腸炎型，敗血症型があるが，本項では，「サルモネラ食中毒」の原因となる急性胃腸炎型のサルモネラについて述べ，表Ⅱ-1に腸チフス型のサルモネラの概要を示す。

1. 菌の性状

　通性嫌気性のグラム陰性桿菌で腸内細菌科に属し，分類学的に *S. enterica* と *S. bongori* の2菌種のみで，血清学的にO抗原とH抗原の組み合わせにより約2,500種類に分類され，これら菌種を総称して法令では「サルモネラ属菌」と表示している。ヒトから分離されるサルモ

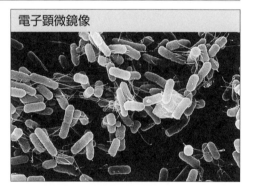

電子顕微鏡像

表Ⅱ-1　腸チフス型のサルモネラの概要

特　性	腸チフス菌 （*S. Typhi*）	パラチフスA菌 （*S. Paratyphi A*）
汚染源	ヒト糞便	ヒト糞便
媒介食品	汚染水，貝類	汚染水
病　状	発熱，白血球減少，皮膚のバラ疹，脾腫	腸チフスに類似するが軽症
潜伏期間	1～2週間	―
発症期間	10～14日間	―
対象感染者	すべてのヒト	すべてのヒト
後遺症	長期間保菌・排菌	―
感染菌量	$10^1 \sim 10^2$	$10^1 \sim 10^2$
死亡率	―	―

ネラのほとんどは *S. enterica* の亜種Ⅰで，これに血清型名を付けた名称が菌種名として広く使用される。たとえば，*Salmonella* Typhimurium（ネズミチフス菌）といわれる菌種は正式には，"*Salmonella enterica* subspecies *enterica* serovar Typhimurium" と記載する。

発育温度域：5.2〜46.2℃（10℃以下の食品中ではほとんど増殖できない）

至適：35〜43℃

発育pH域：3.8〜9.5　至適：7〜7.5

水分活性：　0.94以上　至適：0.99

2. 食品への汚染経路

サルモネラ属菌の中で代表的食中毒菌種としては *S.* Enteritidis と *S.* Typhimurium があり，前者は保菌鶏による産卵が直接汚染食品に結びつく。その他の菌種は，通常，ヒトや動物の腸管内に存在し，これらとの関連で水，土壌，昆虫など自然界にも広く分布している。したがって，食品のサルモネラ汚染は一般的にヒトや動物の糞便による直接あるいは間接の汚染であると考えられ，常に食品は環境からも汚染する危険性がある。

3. 主な媒介食品

食肉，乳，卵などの畜産食品を中心に，ウナギなどの魚類，有機野菜，ケーキ類など広範囲の食品がサルモネラ食中毒の原因食品として報告されている。また，サルモネラは乾燥に比較的強く，粉乳や香辛料などの乾燥食品の安全性においても重要な菌種である。

1980年後半から鶏卵関連食品を原因とした *S.* Enteritidis による食中毒が急増し，マヨネーズ，洋生菓子，アイスクリーム，卵焼き，オムレツなど鶏卵を原材料としたさまざまな食品がサルモネラ食中毒の原因食品の半数以上を占めており，特に液卵の汚染が高いことから，その使用にあたっては注意を要する。

また，最近では主にウシが保菌していると考えられる *S.* Typhimurium ファージ型DT104などの多剤耐性菌による食品汚染が国際的に注目されている。

4. ヒトへの影響

潜伏期間は6〜48時間（平均15時間）で，悪心，嘔吐，次いで腹痛，下痢，発熱を示し，頭痛，脱水なども一般的である。通常，健康な成人は症状が胃腸炎にとどまるが，小児や高齢者では重篤になることがあり死亡例もみられる。発症期間は1〜4日間であるが，3か月経過後も慢性保菌者として排菌が認められることがある。

感染菌量は一般的に 10^5〜10^6 個といわれているが，年齢，健康状態，菌株

により異なり，*S.* Enteritidis では 15〜20 個と極めて小量菌量での発症も知られている。

5. 予防対策

　予防対策のポイントは，原材料の汚染防止，加熱殺菌や低温保持などの適正な温度管理，加熱殺菌後の二次汚染防止である。たとえば，食肉や生乳が汚染されていたとしても，我が国の製造基準に規定された加熱条件（通常，63℃で 30 分間またはそれと同等以上）で完全に死滅させることができ，加熱後の製品が汚染された場合も低温保存（可能な限り 4℃以下）により増殖を効果的に抑制できる。しかし，食肉の生食は極めて危険性が高いことから，販売・提供にあたって法的に厳しい規制があり，生食用牛肉に対しては詳細な規格基準が定められ，牛レバーと豚肉（レバーを含む）は生食が禁止されている。

　鶏卵による *S.* Enteritidis 食中毒の発生要因の多くは，鶏卵自体に菌が存在し，調理時の加熱不足による菌の生残とその後の温度管理不良による菌の増殖である。我が国では，*S.* Enteritidis 食中毒の発生防止を目的として，鶏卵の表示基準および液卵の規格基準を規定し，鶏卵の安全性確保は農場，製造加工場，流通，消費までの一貫した対策が必要であることを明示している。すなわち，殻付き卵は生食用と加工用に分け，生食用殻付き卵は 10℃以下で保存する旨の表示を義務づけている。また，液卵については殺菌液卵はサルモネラ陰性 /25g，未殺菌液卵は生菌数 10^6 以下 /ml とし，保存温度は 8℃以下と規定している。さらに，鶏卵を使用して食品を製造加工または調理する場合，生食用の正常卵を除き，その工程中において 70℃で 1 分間以上の加熱殺菌を義務づけている（Q43 参照）。

6. 検査法

　病原微生物中，最も多くの検査法が報告されているが，基本的には前増菌培養 → 選択増菌培養 → 分離培養 → 確認培養という手順で行われ，結果を得るまでに 4〜5 日間を要する。食肉製品や液卵では，法的に国際的整合性をふまえた検査法が通知されており，食肉製品のサルモネラ汚染は食中毒防止の目的だけでなく，製品の取扱いが衛生的に行われたかの指標としても重要である。最近では検出感度の向上と迅速性を目的として免疫磁気ビーズ集菌法，分子生物学的手法，免疫学的手法が開発され，これらを応用した多数の簡易・迅速検査キットが市販されている。

Q11 病原（性）大腸菌（下痢原性大腸菌）とは？

Point

- 大腸菌の中で，急性の下痢症を起こす一群を病原（性）大腸菌あるいは下痢原性大腸菌と称し，臨床症状と菌の病原因子により六つのカテゴリーに分類される。
- 腸管出血性大腸菌といわれる一群の菌は小量菌量でも食中毒を起こし，「感染症の予防及び感染症の患者に対する医療に関する法律」では三類感染症に位置づけられており，なかでも血清型 O157：H7 は国際的に最も重要な食品媒介病原細菌である。
- 衛生管理のポイントは，他の腸管系病原細菌と同様に汚染防止および適正な温度管理である。

1. 菌の性状

　病原大腸菌は，通性嫌気性のグラム陰性の桿菌でヒトや動物の腸管内に常在する大腸菌と生物化学的性状により区別することは難しく，患者の臨床症状と菌の病原因子により六つのカテゴリーに分類される。

　本項では最も重要度の高い腸管出血性大腸菌（EHEC）に分類される血清型 O157：H7 を中心に述べ，その他の病原大腸菌については表II－2に概要を示す。

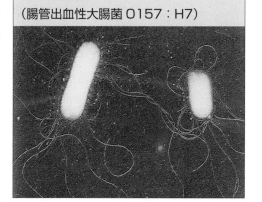

電子顕微鏡像
（腸管出血性大腸菌 O157：H7）

　血清型 O157：H7 は，志賀赤痢菌が産生する毒素に似たベロ毒素（VT1，VT2）といわれる易熱性の細胞毒素（80℃で10分間の加熱で破壊される）を産生するところから志賀毒素産生性大腸菌（STEC）ともいわれ，10個以下の小量でも感染して急性の出血性大腸炎を起こす。O157：H7 は他の血清型の腸管出血性大腸菌とは異なり，44.5℃で発育せず，β–グルクロニダーゼを産生せず，ソルビット陰性または遅分解である。

　1982年に米国でビーフバーガーを原因とした集団下痢症の起因菌として注目されて以来，多くの集団あるいは散発事例が報告されるなど国際的に最も重要な食品媒介病原細菌の一つである。我が国でも，1996年に25例の集団事例と散発事例を含めて9,451名（死者12名）の有症者が報告され，その後も毎年集団事例を含む多くの散発例の報告がある。

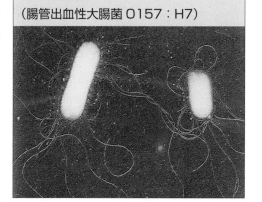

発育温度域：7〜46℃（10℃以下の食品中ではほとんど増殖できない）

　　　　　　至適：35〜40℃

発育 pH 域：4.4〜9　　　至適：6〜7

水分活性：　0.95 以上　至適：0.99

2. 食品への汚染経路

　ウシ・シカを中心とする家畜に保菌が認められており，ブタ，イヌ，ネコなどからも低率であるが分離されている。したがって，それら家畜の腸管内容物や糞便に汚染された牛肉や内臓肉が直接的あるいは間接的に感染に関与していると考えられている。また，これらの家畜の糞便により汚染された水，感染したヒトや保菌動物との接触も感染経路として重要である。

表Ⅱ-2　腸管出血性大腸菌以外の病原大腸菌の疫学的特性

特　性	腸管毒素原性大腸菌（ETEC）	腸管病原性大腸菌（EPEC）	腸管侵入性大腸菌（EIEC）	腸管凝集接着性大腸菌（EAEC）	分散接着性大腸菌（DAEC）
発症の特徴	エンテロトキシン産生，コレラ様下痢	毒素産生・細胞侵入性なし，HEp-2 細胞に限局型接着	腸粘膜細胞内に侵入して赤痢様大腸炎を起こす	HEp-2 細胞に凝集型接着，毒素産生なし	HEp-2 細胞に分散型接着
症状	水様下痢，腹痛，低い発熱，嘔気，不快感	持続性水様または血便下痢，嘔吐	腹痛，血液や粘液混入の下痢，嘔吐，発熱，寒気	急性・持続性水様性下痢，腹痛，嘔気	粘液混入の水様便
潜伏期間	1〜2日間	12〜24 時間	12〜72 時間	40〜50 時間	—
発症期間	数日間	数日間〜数週間	数日間〜数週間	2〜3 週間	平均数日間〜2 週間
対象感染者	すべてのヒト，高感受性者	幼児	すべてのヒト，高感受性者	すべてのヒト，特に小児	小児（1〜5 歳）
汚染源	水，ヒト，下水	糞便	糞便	糞便	糞便
後遺症	—	—	HUS（溶血性尿毒性症候群）	—	—
媒介食品	仕出し弁当酪農製品	離乳食，生牛肉・鶏肉	ハンバーガー，未殺菌乳	—	—
感染菌量	$> 10^6$	幼児は小量 成人：$> 10^6$	成人；$10 \sim 10^8$	—	—
死亡率	$< 0.1\%$	$< 0.1\%$ 発展途上国 50%	$< 0.1\%$	—	—

Ⅱ　食品を介してヒトに伝搬される主な病原微生物

3. 主な媒介食品

　我が国では原因食品が明らかにされた事例はごく一部であり，おかかサラダ，カボチャサラダ，ポテトサラダ，キャベツサラダなどのサラダ類が多い。牛肉が媒介食品となった事例は，2001年に某食肉製品製造加工施設で輸入牛肉を原材料とした牛肉タタキおよびローストビーフを原因とする約300名の散発的集団発生が報告されており，最近では結着肉を使用したサイコロステーキによる散発的集団事例，牛レバーの生食などほとんどが焼肉店での散発例である。また，同一系列のそれぞれの焼肉店舗で提供された牛ハラミなどの食材から同一遺伝子型による広域的食中毒の発生が報告されている。その他イクラの醤油漬け，野菜の浅漬け，冷やしキュウリなどによる集団例や多数の散発事例が報告されている。

　欧米諸国ではビーフバーガー，ローストビーフなど牛肉が直接原因になった集団例が多く，その他に野菜類，ジュース類など広範囲の原因食品が報告されている。

　なお，近年，血清型O157：H7以外の血清型（O26，O45，O103，O104，O111，O121，O145など）による腸管出血性大腸菌感染症の集団例が報告されており，2011年にドイツで発生した血清型O104：H4に汚染された輸入発芽野菜による事例では3,842名の患者（そのうち53名が死亡）が報告されている。

4. ヒトへの影響

　子ども，高齢者が要注意で，本菌に感染すると平均4～8日の潜伏期間後に激しい腹痛と新鮮血を伴う水様下痢がみられる。発熱はないかあっても低く，嘔吐はまれである。発症後2～9日間，場合によっては数週間このような症状が持続することがあり，一部の患者特に幼児や学童および老齢者では溶血性尿毒症性症候群（HUS）および老人の50%は血栓性血小板減少性紫斑病（TTP）に発展し，これらの場合は致命率が10%に達するといわれている。

5. 予防対策

　予防対策は他の腸管系病原細菌と同じであり，製造基準の殺菌条件により容易に死滅させることができるが，一般的には75℃で1分間以上の加熱が必要であるといわれており，食肉は十分に加熱してから喫食する。

　低温管理も増殖を抑制するのに効果的であるが，凍結肉中では長期間生残でき，−20℃で9か月後も生残が認められている。飲料水中でも，長期間生存可能と考えられており，酸にも強い。

根本的な予防対策としては，ウシの保菌防止，と畜・解体時の衛生的取扱いにより食肉や内臓肉の腸管内容物による汚染防止が重要である。また，家畜の糞尿を使用した有機肥料による農作物への汚染対策も必要であり，特に生食用野菜では，栽培環境の清浄化に心がけなければならない。このように，農場，と畜場，食肉処理場，食品製造加工施設，飲食店，家庭など原材料の生産段階から最終消費まで一貫した衛生対策が強く望まれ，特に食品製造加工施設ではHACCPシステムの適用が必須であるといわれている。なお，我が国では販売・提供を目的とした生食用牛肉に対しては規格基準が定められ，牛レバーは生食が禁止されている。詳細は，厚生労働省ホームページ「腸管出血性大腸菌Q&A」を参照のこと。

6. 検査法

　従来の生物化学的性状に基づいた培養法で，病原大腸菌を分離・確認することは極めて困難である。そのため，分離・確認には分子生物学的手法や免疫学的手法の併用が効果的である。現在これらの手法を応用した多数の簡易・迅速検査キットが市販されており，厚生労働省では食肉や野菜などを対象とした血清型O157：H7を含む腸管出血性大腸菌の試験法を通知している。

Q12 カンピロバクター・ジェジュニ／コリ (*Campylobacter jejuni／coli*)とは？

Point

- カンピロバクターはグラム陰性のS字状桿菌で，特有のらせん状運動を示し，通常の大気中や30℃以下では発育できない。感染型食中毒を起こす。
- 我が国のカンピロバクター食中毒はカンピロバクター・ジェジュニに汚染された鶏肉が関係していることが多い。
- 我が国のカンピロバクター食中毒の発生件数は，最近ではサルモネラ，腸炎ビブリオ食中毒よりも多く，学校給食，飲食店，旅館などによる大規模食中毒に結びつくこともある。
- 小量菌量でも感染を起こすといわれており，衛生管理の基本は食品への汚染防止である。

A

1. 菌の性状

カンピロバクターはグラム陰性のS字状の湾曲した桿菌で，一端または両端に1本の鞭毛を有し独特のらせん状運動を示す。カンピロバクターには20種類以上の菌種が含まれるが，これらのうち食中毒を起こす菌種のほとんどがカンピロバクター・ジェジュニで，一部にカンピ

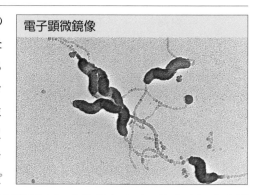

電子顕微鏡像

ロバクター・コリがある。前者は馬尿酸塩を加水分解するが，後者は加水分解しないことにより鑑別する。通常の大気中では発育できず，酸素が3〜15％の微好気性環境下で発育し，炭水化物はほとんど分解しない。また，30℃以下では発育せず，室温では死滅しやすく，乾燥や酸性域でも極めて弱いという性質があり，凍結・解凍により菌数が減少することが知られている。

発育温度域：30〜46℃　至適：42〜43℃
発育pH域：5.0〜9.0　至適：6.5〜7.5
水分活性：　0.99以上　至適：0.99

2. 食品への汚染経路

家畜の腸管内の常在菌で，一般的にカンピロバクター・ジェジュニはニワトリおよびウシに多く，カンピロバクター・コリはブタに多い。これら家畜のと畜・解体処理過程でと体が汚染され，さらに食肉店舗での処理過程での相互汚

染により，市販生肉，特に鶏肉の汚染率が高く，市販鶏肉の45％が汚染されていたとの報告もある。農場の飼育段階では，導入直後の初生ヒナはほとんど陰性であるが，飼育環境における小動物や水などからの汚染により，2～3週齢では高い陽性率が認められるようになる。しかし，その汚染率は生産地，ロットによりかなり違いのあることが報告されている。また，イヌやネコなどのペット類からも高い保菌が認められている。

3. 主な媒介食品

　カンピロバクター食中毒は潜伏期間が長いことなどから原因食品が判明しない事例が多いが，媒介食品として特に加熱不足や生食による鶏肉が関係していることが多い。その他，牛レバー（生食は禁止されている），刺身，カキ，野菜炒め，五目寿司，サンドイッチなどさまざまな食品が原因食品として報告されており，飲料水による集団事例もしばしばみられる。また，感受性の高い小児ではイヌやネコなどのペットからの感染や母親からの感染があるので注意を要する。

4. ヒトへの影響

　摂食後，2～7日間の潜伏期間の後に発症し，主な症状は下痢，発熱，嘔吐，腹痛，頭痛，筋肉痛などである。特に下痢は水様性便あるいは粘血便で，乳幼児は粘血便になることが多い。発症期間は2～10日間で，一般的に予後は良好で死亡例はまれであるが，下半身の運動麻痺を主徴とするギラン・バレー（Guillain-Barré）症候群とのかかわり合いが指摘されており，本症候群を併発すると死亡することもある。

　本菌は400～500個程度の小量菌量でも感染を起こすことが知られており，特に5歳以下の乳幼児の下痢症の重要な原因菌種であり，鶏肉を好んで食する傾向がある15～29歳の成人にも多い。

　学校給食，飲食店，旅館，保育園，幼稚園など集団給食施設における大規模食中毒に結びつくことが多く，学校給食で多い原因として，学童はカンピロバクターに対する感受性が高いこと，学校給食では鶏肉料理を提供することが多いことなどが考えられる。

5. 予防対策

　通常，カンピロバクターは発育温度の下限が30℃と高く，微好気性という発育特性から食品中で増殖することはないと考えられ，小量菌量でも感染することから予防対策の基本は食品への汚染防止である。特に保菌鶏対策およびと畜場や食鳥処理場におけると体への汚染防止は重要であり，2018年に食品安

全委員会から示された「食品健康影響評価のためのリスクプロファイル：鶏肉等における *Campylobacter jejuni/coli*」では，カンピロバクターのリスクを低減する対策として，飼育農場における生産段階ではヒトや昆虫などによる外部からの侵入を防ぎ，蔓延防止のための管理の強化とともに鶏の腸管内の保菌の減少または除去による保菌率を低減させること，食鳥処理段階では汚染／非汚染鶏群の区分処理および内臓摘出工程におけるカンピロバクターの交差汚染防止，その後の食肉処理段階ではと体の消毒・殺菌処理を挙げている。流通・販売段階では冷凍処理が有効であることが示されている。さらには鶏肉などから他の食品への二次汚染を防止することが極めて重要であり，鶏肉を取り扱った調理器具はよく洗浄し，生肉は素手で取り扱わないことが大切である。また，本菌は加熱により急速に死滅するため加熱調理は有効であり，製造基準の加熱条件により完全に排除できる。汚染防止対策とともに，カンピロバクターは冷蔵温度域では増殖できないこと，乾燥に弱いこと，3％食塩の存在下では増殖できないことなどから，低温，乾燥とともに水分活性を低下させることも本菌の制御に有効な手段になる。

　2011年に，コーデックス委員会から，鶏肉中のカンピロバクターおよびサルモネラの管理のためのガイドラインが公表され，生産から消費までの各工程における対策が示されている。それによると，農場段階ではハエの遮蔽，処理場段階ではと体洗浄および冷却，製品冷凍などがカンピロバクター汚染の低減に効果のあることも示されている。

　飲料水対策としては，野鳥や野生動物あるいは家畜やヒトの糞尿によるカンピロバクター汚染の危険性がある河川や湖水あるいは井戸水などの飲料水源は完全に塩素消毒することが重要である。

6. 検査法

　食品中のカンピロバクターの汚染菌量は極めて少なく，増菌培養は不可欠である。また，検査にあたっては，カンピロバクターの発育特性である微好気環境，42℃の培養温度が得られる装置が必要であり，現在では増菌および分離のための優れた培地が市販されている。

Q13 腸炎ビブリオ（*Vibrio parahaemolyticus*）とは？

Point

● 腸炎ビブリオは好塩性菌で，感染型の食中毒細菌である。血清型がO3：K6という種類の菌による食中毒が多い。

● 腸炎ビブリオ食中毒は生鮮魚介類を主な媒介食品として，我が国における代表的な食中毒の一つで，特に6〜9月に発生する食中毒の主要部分を占める。

● 腸炎ビブリオ食中毒の発生防止を目的として，生食用魚介類加工品を対象とした規格基準が規定されており，低温管理がポイントとなる。

A

1. 菌の性状

腸炎ビブリオは，シラス干しを原因食品として，我が国で初めて明らかにされた食中毒細菌である。グラム陰性の無芽胞短桿菌で，通常は1本の鞭毛で活発に運動する。13型のO抗原と75型のK抗原の組み合わせにより血清型別され，食中毒事例から分離される腸炎ビブリオの多

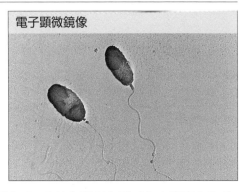

電子顕微鏡像

くがO3:K6に型別される。好塩性を示し2〜5％食塩存在下でよく発育するが，食塩不含培地や真水（水道水）の中では増殖できず，速やかに死滅する。至適発育温度では極めて発育が速くサルモネラや大腸菌の約2倍の速度で増殖するが，10℃以下では発育できない。加熱には極めて弱く煮沸ではほとんど瞬時に死滅する。また，酸性環境では増殖が悪いことが知られている。

食中毒には，神奈川現象と呼ばれる耐熱性の溶血毒素（TDHといわれ，100℃で10分間の加熱でも破壊されない）ならびに耐熱性溶血毒類似毒素（TRH）と呼ばれるたんぱく性毒素が密接に関係するといわれており，特にTDHは心臓毒としての活性を有することが証明されている。

発育温度域：10〜43℃　至適：35〜37℃

発育pH域：5.5〜9.6　至適：7.6〜8.0

水分活性：　0.94以上　至適：0.98

腸炎ビブリオ以外にも，ヒトに病原性を示すビブリオ属菌は複数あり，これらのうち，我が国の行政上の食中毒統計の対象になるコレラ菌，ナグビブリオ，ビブリオ・フルビアリスについて疫学的特性を表Ⅱ-3に示した。

Ⅱ 食品を介してヒトに伝搬される主な病原微生物

菌種名	コレラ菌 (*Vibrio cholerae* O1)	ナグビブリオ (*Vibrio cholerae* non-O1)	ビブリオ・フルビアリス (*Vibrio fluvialis*)
菌の性状	ビブリオ属，非好塩性	形態，生化学性状はコレラ菌に一致 O1 血清に非凝集	ビブリオ属，好塩性
汚染源	鮮魚介類，水	沿岸水，生カキ	沿岸水
媒介食品	海産物（特に貝類），水	貝類	鮮魚介類
病状	水様性下痢，腹痛，嘔気，嘔吐，脱水，ショック症状	下痢，腹痛，発熱，時には嘔吐・嘔気	下痢，嘔吐，腹痛
潜伏期間	6 時間～5 日間	1～3 日間	―
発症期間	数日間	下痢は 6～7 日間	―
対象感染者	すべてのヒト，特に免疫不全，胃酸減少者，栄養失調	すべてのヒト，高感受性者	―
死亡率	< 1.0%	< 1.0%	―
感染菌量	10^2～10^3	> 10^6	―

表Ⅱ-3　コレラ菌，ナグビブリオ，ビブリオ・フルビアリスの疫学的特性

2. 食品への汚染経路

　沿岸の海水や海底の泥土中に生息し，外洋ではほとんど検出されない。海水温がほぼ 16℃以上になると増殖して汽水域の海水およびそこで捕獲された魚介類を汚染する。また，これらの魚介類に使用したまな板や調理器具を介して二次汚染された食品による食中毒も発生している。

3. 主な媒介食品

　我が国では生鮮魚介類を好んで食する習慣があるところから，媒介食品としては刺身やすし類などの海産魚介類，特に生の水産食品がほぼ 70% を占め，次いで調理した魚介類，ゆでだこなどのボイル品も 10% を占めるなど，大多数は魚介類やその加工品である。また，最近では東南アジアなどからの輸入魚介類により，冬場でも腸炎ビブリオによる食中毒がみられるので注意を要する。

4. ヒトへの影響

　すべての年齢層が腸炎ビブリオに対して感受性を示し，4～96 時間（平均12 時間）の潜伏期間の後，激しい下痢および上腹部の痛みを主症状とする典型的な急性胃腸炎を起こす。下痢は水様性や粘液便で，まれに出血をみることがある。しばしば発熱や嘔吐，嘔気がみられ，通常は 4～7 日間で回復するが，老齢者では激しい脱水症状から虚脱して死亡することもまれにあるので注意を要する。なお，感染菌量は 10^6 以上と推定されている。

5. 予防対策

　食中毒の発生に至る要因としては，原材料自体の汚染，原材料，器具，手指等からの交差汚染，長時間の室温放置，放冷不良などによる食材保存中の不適切な温度管理，調理時の加熱不良などがあり，これらの要因が重なっている場合が多い。夏季に沿岸で獲れた魚介類には腸炎ビブリオが付着していると考えてよく，漁獲後の低温管理不良は，汚染した菌を増殖させるので食中毒の原因になる可能性を高くする。通常，健康なヒトが発症するには，かなり大量の菌を摂取することが必要であることから，魚介類の捕獲・陸揚げから消費までの徹底した低温管理により，菌の増殖を抑制することが予防対策として極めて有効である。

　具体的対策としては，夏季には危険性の高い鮮魚介類の生食をできるだけ避け，鮮魚介類はわずかな時間でも10℃以下の冷蔵庫（可能な限り4℃以下）に保存し，冷蔵庫から出したら最長2時間以内に食べる。加熱調理する場合は中心部まで十分に加熱する（65℃，1分間以上）。また，魚介類を直接触った手指で別の食品を調理したり盛りつけたりしないようにし，魚介類用のまな板，包丁，ザルなどの調理器具類はできるだけ使い分け，生の魚介類を取り扱った調理器具類は熱湯などでよく洗浄・消毒後に用いる。腸炎ビブリオは冷凍にも耐えるので，冷凍魚介類を解凍する場合に，ほかの食品を汚染しないようにすることも大切である。

　なお，厚生労働省では腸炎ビブリオ食中毒発生防止対策の一環として，生食用魚介類加工品およびそれらの冷凍食品（切り身，むき身，ゆでかに，ゆでだこ，生食用カキ）に腸炎ビブリオを対象とした成分規格，加工基準および保存基準を規定している（Q43参照）。

6. 検査法

　食品を対象とした検査では，混在する多くの海水ビブリオの発育を阻止する必要があり，通常選択増菌培養 → 分離培養 → 確認培養の手順が採用される。これらの手順による公定法が成分規格に規定されており，最近ではPCR法などを用いた遺伝子検査法も開発されている。

Q14 黄色ブドウ球菌(*Staphylococcus aureus*)とは?

- グラム陽性の球菌で，食品中で増殖するとエンテロトキシンと呼ばれる毒素を産生し，この毒素により嘔吐を主徴とする典型的な毒素型食中毒を起こす。
- 黄色ブドウ球菌はヒトや動物の皮膚や粘膜の常在菌である。
- 我が国では，黄色ブドウ球菌による食中毒の発生はカンピロバクターやサルモネラ食中毒に比較して少ないが，食品取扱者の衛生管理を反映する極めて重要な食中毒細菌である。
- 衛生管理のポイントは，食品中で増殖させないことである。

1. 菌の性状

通性嫌気性のグラム陽性の球菌で，顕微鏡で見ると菌体の集まりがブドウの房状に見えること，多くの菌株が黄色色素を産生するためにこの名が付いている。

高濃度の食塩存在下（10〜15％）でも増殖できるという特性があり，冷蔵温度域では増殖できないが，冷蔵や冷凍でも長期間生残できる。

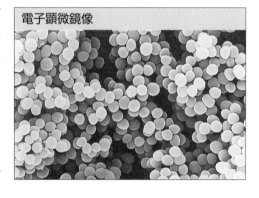

電子顕微鏡像

以前は，サルモネラや腸炎ビブリオに次いで多い食中毒起因細菌であった。最近では発生件数はそれほど多くないが，食品取扱い時の衛生管理を反映する極めて重要な食中毒細菌である（2000年に加工乳など乳製品を原因食品とする1万名以上の大規模食中毒の発生が報告されている）。

典型的な毒素型食中毒を起こすが，これは本菌がエンテロトキシンと呼ばれる毒素を産生し，この毒素を食品とともに摂食することによる。発症毒素量は正確には明らかにされていないが，$1.0\mu g$未満でも発症すると考えられており，あらかじめ食品中で10^5〜10^6/g以上の菌量に増殖することが必要といわれている。エンテロトキシンは抗原性の違いからA〜L型の10種類以上が明らかにされており，一般的にはA，B，C，E型が多く，食中毒事件例の80％以上はA型に関連している。エンテロトキシンは安定した構造を有し，通常の加熱調理では失活せず，特にA型は100℃で30分間の加熱でも失活しないといわれている。また，コアグラーゼといわれる血漿凝固因子を産生し，コアグラーゼは抗原性によりⅠ〜Ⅹの10型に型別され，食中毒の原因となる型はⅡ，Ⅲ，

VI，VIIに偏る傾向がある。

　本菌は食中毒の原因菌であるとともに，化膿性疾患，敗血症など多彩な臨床症状を引き起こし，医療現場ではメチシリン耐性菌（MRSA）による感染症が問題になっている。

　発育温度域：6.7〜48℃（10℃以下の食品中ではほとんど増殖できない）
　　　　　　　至適：35〜40℃
　発育 pH 域： 4〜9.6　　至適：6〜7
　水分活性：　0.83 以上　至適：0.98

2. 食品への汚染経路

　本菌はヒトや動物の皮膚や粘膜（咽頭・鼻腔）に常在することから，食品取扱者の手指および家畜自体の皮膚から食品が汚染されるケースが多い。特に，化膿性疾患を有する場合はその危険性が高くなる。

3. 主な媒介食品

　主な食中毒の原因食品は，握り飯，いなりずし，巻きずしなどの穀類およびその加工品，弁当類や調理パンなどの複合調理食品である。特に，加熱後に手作業に頼るような食品は要注意である。また，病院食による集団事例が時々報告されている。2000 年に発生した大規模食中毒では，生乳中に存在した黄色ブドウ球菌が増殖してエンテロトキシンを産生し，その後に加熱処理を行ったにもかかわらず製造された粉乳中にエンテロトキシンが残存し，この粉乳を原材料とした加工乳などの乳製品による事例である。一方，欧米では，原因食品の大部分が畜産食品で，特に食肉，乳および卵を主原材料とする加工食品が多い。

4. ヒトへの影響

　黄色ブドウ球菌食中毒の潜伏時間は摂食後 1〜6 時間（平均 3 時間）と短く，主な症状は吐き気，嘔吐，腹痛および下痢で，発熱は通常認められず，化学物質による食中毒と似た症状を示す。このような症状が数時間程度持続し，健常者では一両日中に回復することが多く，一般的に予後は良好であるが高齢者では嘔吐などをきっかけとしたショック症状による死亡例も報告されている。また，セレウス菌による嘔吐型食中毒と類似しており，症状や経過から両者を区別することは困難である。

5. 予防対策

　食品取扱者自身が，不衛生な取扱いにより黄色ブドウ球菌を食品に汚染させ，その後の室温放置などの温度管理の不適切により増殖して発症に至る量のエン

テロトキシンを産生というケースが食中毒発生要因として多い。したがって，黄色ブドウ球菌食中毒の予防には，食品製造加工業者や食品取扱者への衛生教育が極めて大切である。食品取扱者の十分な手洗いによる手指からの菌の除去，特に傷のある手指で食品を取り扱うことは厳しく避けなければならない。また，調理にあたっては，帽子やマスクを着用することも必要である。

　黄色ブドウ球菌は冷蔵温度域では増殖できず，エンテロトキシンの産生には10℃以上であることが必要なことから食品の適切な低温管理が極めて重要である。なお，2000年の本菌による加工乳を原因とする大規模な食中毒事故の再発防止を目的として，2002年に改正された脱脂粉乳の製造基準では，原則として製造工程中の原料の温度管理について，黄色ブドウ球菌が増殖してエンテロトキシンを産生する温度帯（10℃を超え，48℃以下）を避けることが規定されている。食中毒発症量のエンテロトキシンが産生されていたとしても，その食品の風味や味覚に異常をきたすことはほとんどなく，エンテロトキシンは通常の加熱調理により失活しないため，黄色ブドウ球菌に濃厚汚染された原材料で作られた製品では，加熱後に生菌が存在しない場合も，毒素が存在している可能性があるので注意が必要である。

6. 検査法

　本菌の検査は，我が国では通常高濃度の食塩を含む卵黄加寒天培地を用いて，集落周囲の不透明な環（真珠様，白濁等）を指標とした菌数測定法が採用されているが，国際的には損傷菌の存在を配慮したベアード・パーカー寒天培地が広く使用されている。確認は，コアグラーゼ試験により他のブドウ球菌と容易に鑑別できる。

　食品中のエンテロトキシンあるいは分離菌のエンテロトキシン産生試験には，特別な機器を使用しない逆受け身ラテックス凝集法による市販の検出キットの使用が便利である。また，黄色ブドウ球菌は増殖に伴って耐熱性ヌクレアーゼ（TNase）を産生することから，チーズやソーセージなどの発酵食品中のエンテロトキシン産生を，TNaseを指標として推定する方法もある。

　なお，一部の食肉製品では成分規格試験法として国際的整合性をふまえた試験法が通知されており，選択分離平板培地としてベアード・パーカー寒天培地，その代替培地として3％卵黄加マンニット食塩培地が規定されている。

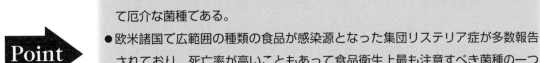

Q15 リステリア・モノサイトゲネス (*Listeria monocytogenes*)とは?

Point

- リステリア・モノサイトゲネスは自然界に広く分布し，食品はあらゆる機会に汚染される可能性があり，冷蔵温度でも発育できるなど食品衛生管理上，極めて厄介な菌種である。
- 欧米諸国で広範囲の種類の食品が感染源となった集団リステリア症が多数報告されており，死亡率が高いこともあって食品衛生上最も注意すべき菌種の一つに位置づけられている。
- 我が国では，コーデックスのガイドライン(2007)に従った発生防止対策を行っている。

A

1. 菌の性状

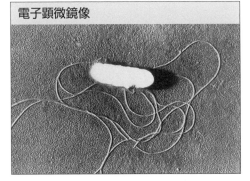

電子顕微鏡像

　グラム陽性，通性嫌気性の芽胞非形成の短桿菌で，少数の鞭毛を有し30℃以下で運動性が認められる。17菌種からなるリステリア属の中で通常ヒトに病原性を示すのはリステリア・モノサイトゲネスのみで，本菌は弱いβ-溶血性(listeriolysin)を示し，これが病原因子と考えられており，極めて侵入性が強い細胞内寄生菌である。血清学的に13型が知られているが，このうちヒトの病例から分離される血清型は主として1／2a，1／2bおよび4bの3型で特に4bに集中している。本菌は環境中のどこにでも存在し，増殖速度は極めて遅いが0℃でも増殖できる。また，我が国で法的に定められている製造基準による殺菌処理により完全に除去できるが，発育pH域が広く，耐塩性があるなど食品の衛生管理上制御しにくい特性を有している。

　　発育温度域：0～45℃　至適：30～35℃
　　発育pH域：4.4～9.4　至適：7.0
　　水分活性：　0.92以上　至適：0.99

2. 食品への汚染経路

　人獣共通感染症の重要な原因細菌であり，土壌，河川水，下水，不適切なサイレージなど広範囲の環境中に分布することから，食品はあらゆる経路から汚

染されると考えられ，特に乳や食肉など，野菜類，魚介類加工品はこの危険性が高く，これら食品の汚染は主に製造段階の環境中から起こる。

3. 主な媒介食品

我が国では食品媒介リステリア症と確認された事例はほとんどなく，自家製に近いナチュラルチーズによる集団例の報告が1例あるのみである。これに対して，欧米諸国では乳や食肉などの畜産食品，野菜，魚介類などを主原料とする調理済みのそのまま食べられるいわゆる ready-to-eat（そのまま摂食可能な）冷蔵食品が媒介食品となった事例が多い。特に，冷蔵で販売される野菜サラダ，加工乳，ナチュラルチーズ，ミートパティ，生・発酵ソーセージ，スモークサーモンなど極めて多彩な冷蔵食品による集団例が報告されている。

4. ヒトへの影響

健康なヒトでは無症状のまま経過することが多く，ハイリスク・グループ（妊婦／胎児，乳幼児，高齢者，免疫不全症患者など）といわれる一群の人々に感染しやすい。

潜伏期間は24時間未満〜90日以上と極めて広範囲にわたっており，発症当初はインフルエンザ様症状が認められ，その後脳脊髄膜炎に至るケースが多く，この場合には死亡率が30〜50％と高い。その他，敗血症，流産・死産，肺炎，心内膜炎などさまざまな症状が認められる。発症期間はおおむね数日間〜数週間である。従来，細菌性食中毒にみられる急性胃腸炎症状は示さないと考えられていたが，胃腸炎症状を示す事例もいくつか報告されている。

感染菌量は不明であり，感染源が疑われた食品中の汚染菌量は 10^2〜10^7/g と広範囲にわたっている。

5. 予防対策

食品への汚染防止が基本である。その分布域が極めて広いことから，製造加工による確実な本菌の除去と，その後の汚染防止が重要である。食品製造加工のための設備・器具に使用する消毒薬に対しては，他の非芽胞形成細菌と同様の感受性を示すので，それらを使用して取扱い環境から確実に除去する。

我が国の製造基準による加熱殺菌処理（通常，63℃で30分間またはそれと同等以上）により完全に除去できるが，発育pH域が広く，耐塩性があり，低温でも発育できるなど，その発育特性をふまえた食品の衛生管理が必要であり，そのためにはHACCPシステムの適用が不可欠であるといわれている。

WHOとFAOは合同で，リステリア症の主な媒介食品であるready-to-eat食品を対象に，リスクアセスメントをふまえたリスクマネジメントについて検

討し，2007年にコーデックス委員会から，食品衛生管理の基本的要件である「食品衛生の一般原則」（Q33参照）に準拠したリステリア・モノサイトゲネスの管理のためのガイドラインが示されている。このガイドラインでは，ready-to-eat食品（調理済み食品）について，コーデックス文書の「微生物学的リスク管理の実施に関する原則およびガイドライン（CAC/GL63-2007）」に記載された「一般的に，生食用の食品のほか，リステリア属菌の殺菌処理をさらに行うことなく，飲食可能な形へと処理，加工，混合，加熱又はその他の方法で調理されたすべての食品」という定義を適用して，原材料，施設・設備，食品の取扱い，食品取扱者などについて管理の詳細を示している。この中で，低温管理（6℃，できれば2〜4℃）は本菌の増殖抑制に効果的であるが，過信は禁物であり，長期間の冷蔵を経た畜産物や野菜類では菌数が増加している危険性があるとしている。さらに，付属文書として本菌が食品の製造加工環境に広く分布して食品を汚染することから，環境モニタリング・プログラムが添付され，サンプルの種類，標的微生物，検査法が示されている。

　また，ハイリスク・グループが食する機会の多い，病院食の衛生管理が重要といわれている。

　食品安全委員会では，これらの動向を背景にリステリア・モノサイトゲネスにかかわる食品健康影響評価を実施し，その結果を受けて，厚生労働省では2014年にナチュラルチーズ（ソフトおよびセミハードのものに限る）および非加熱食肉製品の成分規格に本菌の基準値（100cfu/g）を規定し，これらの製品の品温は6℃以下（2〜4℃以下が望ましい）に維持することとしている。詳細は，「リステリア・モノサイトゲネスに関するQ&Aについて」（食安基発1225第4号：2014）を参照のこと。

6. 検査法

　厚生労働省は，ナチュラルチーズおよび非加熱食肉製品の成分規格試験法として国際的整合性をふまえた試験法を通知している。この試験法では，予備試験として25gを対象とした定性試験およびn＝5で評価する定量試験法が規定されている。この試験法はISO 11290-1,2を基本にしており，食品全般にも適用できる。また，現在では免疫学的手法や分子生物学的手法を応用した多数の簡易・迅速検査キットが市販されている。

Q16 エルシニア・エンテロコリチカ（*Yersinia enterocolitica*）とは？

Point

● 腸内細菌科に属するが，冷蔵温度でも発育できるなど他の腸内細菌と異なる性状を示す。

● 自然界に広く分布しているが，大部分は非病原性で，特定の生物型と血清型を組み合わせた型が病原性と密接に関係する。

● 衛生管理のポイントは他の腸管系病原細菌と同じであるが，特に豚肉の汚染防止対策が重要であり，その長期間冷蔵は避けるようにする。

1. 菌の性状

グラム陰性短桿菌で腸内細菌科に属する *Yersinia* 属の 1 菌種で，30℃以下の温度で鞭毛を形成して運動性を示す。4℃以下の冷蔵温度でも発育でき，高いアルカリ性環境にも耐えるなど多くの性状が他の腸内細菌とは異なっている。自然界に広く分布するが，大部分は非病原性であり，

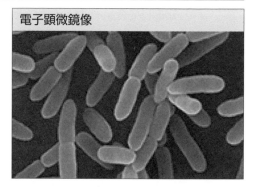

電子顕微鏡像

ブタでは高い病原株の保菌が認められる。菌種の型別には，生物型（5 型）と血清型（50 種類以上の O 抗原）が広く用いられており，病原性の認められている菌株は特定の生物型と血清型の組み合わせであり，我が国では血清型 O3 の生物型 3 と 4，血清型 O5 および 9 の生物型 2，血清型 O8 の生物型 1 にほぼ限定されている。

なお，同じ *Yersinia* 属の *Y. pseudotuberculosis* も *Y. enterocolitica* と同様に低温で発育し，腹痛，下痢を主徴とする病原菌種である。

発育温度域：0〜44℃　　至適：28〜29℃（大腸菌の 2 倍の長い世代時間）

発育 pH 域：4.0〜10.0　　至適：7.2〜7.5

水分活性：　0.98 以上　　至適：0.99

2. 食品への汚染経路

ヒトおよび動物の腸管，土壌，地表水などの環境に広く分布するが，食品からの病原性株の分離報告は食肉，特に豚肉（特に扁桃部分）に多く，と畜場におけるブタの解体処理中の腸管内容物や扁桃分泌物による汚染と推定されている。また，イヌ，ネコなどのペット類，ネズミやハエなどからも病原株が分離

されていることから，これらにより汚染された水も感染経路として重要である。

3. 主な媒介食品

　我が国では，本菌による食中毒事例は件数，患者数ともに多くなく，ほとんどが散発例であり，今までに18例の集団事例が報告されている。集団事例の多くは小中学校の給食が原因と推定されており，1例のみが加工乳によると特定されているがそれ以外の事例では原因食品が特定されていない。一方，諸外国では，食肉加工品（特に豚肉），生乳，チョコレートミルク，豆腐，もやしなどが原因食品として報告されており，水系感染もみられる。

4. ヒトへの影響

　潜伏期間は2〜5日間，発症期間は2〜3週間と，ともに長いのが特徴である。一般的症状は発熱，腹痛，下痢などを主症状とする胃腸炎であるが，乳幼児は感受性が高く下痢を主体とし，年齢が高くなるにつれて回腸末端炎や腸間膜リンパ節炎，虫垂炎様症状を示し，高齢者では結節性紅斑が多くなるなど，年齢により感染病像が異なる。この他，敗血症，関節炎，咽頭炎，髄膜炎など多彩な症状を示し，血清型O8では敗血症のような重篤な症状を示すこともある。

　感染菌量は不明であるが，ヒトやイヌとの接触感染や水系感染が報告されていることから，比較的少ない菌量で感染が成立すると思われる。後遺症として関節炎，Graves病，Reiter症候群などが知られているが，死亡率は0.03％と低い。

5. 予防対策

　他の腸管系病原細菌に同じであるが，特に豚肉の汚染防止対策（農場におけるブタの保菌防止，と畜場における処理工程での豚肉への腸管内容物の汚染防止）が重要である。また，豚肉に使用したまな板や包丁などの器具からの二次汚染防止，調理，喫食前の手洗い，ヒトや愛玩動物の糞便汚染防止に心がけ，飲料水はヒトや動物の糞便による汚染防止と確実な塩素消毒が必要である。

　食品調理時には，製造基準の殺菌条件により容易に死滅させることができる。本菌は冷蔵温度でも増殖可能なので，豚肉等の長期間冷蔵は避ける。

6. 検査法

　腸内細菌分離用のほとんどの選択培地に発育し，食中毒発生時には容易に検出されるが，予防のための食品衛生検査では，原則として低温増菌 → アルカリ処理（0.5％ KOH で30秒間）→ CIN 培地の手順で行われ，結果を得るのに長期間を必要とする。したがって，低温増菌法は実用的でないために，分子生物学的手法などさまざまな方法が試みられている。

Q17 セレウス菌(*Bacillus cereus*)とは?

- *Bacillus* 属の1菌種で，芽胞を形成して加熱や乾燥などの環境の影響に対して極めて強い抵抗性を示す。
- 土壌, 空気, 水などの環境中に広く分布し, 古くから腐敗細菌として知られている。
- 本菌による食中毒には，嘔吐型と下痢型があり，我が国では嘔吐型が圧倒的に多く，その症状は黄色ブドウ球菌食中毒と極めて類似している。
- 衛生管理のポイントは，加熱調理後の急冷とその後の低温保持である。

1. 菌の性状

グラム陽性の芽胞を形成する *Bacillus* 属の1菌種で，通性嫌気性桿菌である。周毛性の鞭毛を有し運動性があり，この鞭毛抗原によりいくつかの血清型に分類されている。強いレシチナーゼ反応を示し，自然環境中に広く分布する腐敗細菌の代表的菌種として知られている。通常,

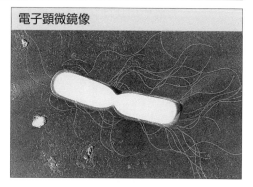

電子顕微鏡像

10℃以下では増殖できないといわれているが，乳処理施設などでは4〜6℃以下でも増殖できる低温性株が認められている。

セレウス菌による食中毒は,臨床症状と産生毒素から次の二つに分けられる。

①嘔吐型：でんぷん分解陰性で，嘔吐毒（セレウリド：cereulide）を産生し，この毒素は熱に対して耐熱性（121℃で60分間でも失活しない）を示すが，嘔吐を起こすメカニズムは明らかでない。食品中での増殖に伴って産生された毒素が，食品とともに摂食されて発症すると考えられている。我が国で発生する食中毒はほとんどこの型によるものである。

②下痢型：でんぷん分解陽性で，食品とともに摂食された生菌が小腸内で増殖し，下痢を起こさせる量の易熱性毒素を産生した結果，食中毒が起こると考えられている。

発育温度域：　10〜48℃　至適：28〜35℃

発育 pH 域：　4〜9.6　至適：6〜7

水分活性：　0.94 以上　至適：0.98

芽胞の耐熱性：$D_{95℃}$ = 2.5〜36.2 分（嘔吐型，米飯中。嘔吐型菌の芽胞は熱抵抗性が高い）

2. 食品への汚染経路

　土壌，塵埃，河川水，植物などの自然界に多くは芽胞として広く分布し，それらと関係の深い穀類，香辛料などの農産物から多く検出され，乾燥食品，食肉とその製品，乳・乳製品などの汚染が報告されている。

3. 主な媒介食品

　①嘔吐型：穀類およびその加工品（焼き飯，ピラフなどの米飯類，パスタ，スパゲッティなどのめん類）によるものが圧倒的に多く，他に複合調理食品（弁当類，調理パン）などでんぷんを主体とした食品。

　②下痢型：食肉，乳，魚介類加工品，野菜等のスープ類，プリンなど種々雑多な食品。

4. ヒトへの影響

　①嘔吐型：潜伏期間は 0.5〜6 時間（平均 2〜3 時間）で，嘔気と嘔吐が主症状である。時々腹部の痙攣や下痢がみられるが発熱はない。症状の持続は 6〜24 時間で，これらの症状は黄色ブドウ球菌食中毒と極めて類似している。

　②下痢型：潜伏期間は 6〜15 時間で，主な症状は腹痛を伴う下痢で，嘔吐はめったにみられない。12〜24 時間で回復し，ウエルシュ菌食中毒の症状に類似する。食中毒の発症には極めて大量菌（10^7〜10^8/g）が必要とされる。

　通常，いずれも 12 時間程度の早期に回復し，原則として死亡することはない。

5. 予防対策

　食中毒の発生要因は，調理済み食品の長時間室温放置や前日調理した食品の使用によるものが多い。また，不衛生な調理場，調理者の不適切な取扱いによる汚染などがある。特に，セレウス菌芽胞は種々の器具機材の表面に強く接着し，それらの洗浄が容易でなく，食品汚染の機会を増大させると考えられている。したがって，原材料（香辛料など）の汚染防止対策，食品加工環境の清潔保持，加熱後の急冷などの食品取扱者の衛生教育の徹底が予防対策として重要である。セレウス菌は耐熱性芽胞を形成することから，加熱調理後にすぐ喫食しない場合は急冷して低温保存等の適切な取扱いをすることが必要である。

6. 検査法

　NGKG 培地，MYP 培地などの卵黄加培地を用いたレシチナーゼ反応，マンニット非分解の大型集落などの特徴により，検査は比較的容易であるが，生物農薬として使用する *B. thuringiensis* との鑑別は難しい。

Q18 ウエルシュ菌 (*Clostridium perfringens, C. welchii*)とは？

Point

- 偏性嫌気性の *Clostridium* 属の1菌種で，芽胞を形成して加熱や乾燥などの環境の影響に対して極めて強い抵抗性を示す。
- ヒトや動物の大腸内に常在し，土壌などの自然界にも広く分布する。
- 大量調理食品による加熱後の急冷が不完全な集団食中毒事例が多い。
- 衛生管理のポイントは，加熱調理後の急冷とその後の低温保持である。

1. 菌の性状

グラム陽性の芽胞を形成する偏性嫌気性の桿菌で，*Clostridium* 属の1菌種で鞭毛がなく非運動性である。通常の培地中では芽胞の形成が極めて悪い。血清学的に Hobbs の血清群により 90 種類以上に分類され，食中毒の出現頻度に血清群の偏りがあるが，血清群とエンテロトキシン産生や腸炎起病性とは無関係である。

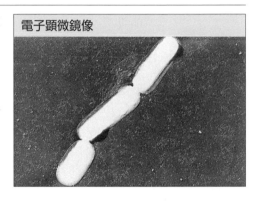

電子顕微鏡像

毒素や酵素の産生能により A～E 型に分類され，食中毒の原因となるのは主に A 型である。本菌の耐熱性は下記に示したが，食中毒を起こすウエルシュ菌は一般的に極めて耐熱性の芽胞を形成し，100℃で1～6時間の加熱にも耐えるといわれている。本菌はゼラチンは分解するが，たんぱく分解能陰性のため，食品中で大量に増殖しても官能的に異常を認めにくい。そのため，加熱された食品中に生残した芽胞が発芽・増殖しても気がつかず，食品とともに摂食された大量の生菌が腸管内で芽胞を形成する際に産生するエンテロトキシンにより発症する。毒素そのものは熱に弱く，65℃で10分間の加熱で破壊される。

発育温度域： 10～48℃ 至適：43～45℃
発育 pH 域： 5～9.0 至適：6～7.5
水分活性： 0.94 以上 至適：0.98
芽胞の耐熱性：$D_{98.9℃} = 26～31$ 分

2. 食品への汚染経路

ヒトや動物の腸管内の常在菌であり，自然環境下にも広く分布する。特に，と畜場におけると畜・解体処理時の家畜自体の腸管内容物による枝肉の汚染

は，食肉の高い汚染に反映される。

3. 主な媒介食品

　学校，事業所，レストラン，病院などで大量調理された給食などが食中毒の原因になることが多く，うどんのつけ汁，冷やし中華スープ，カレーなどが報告されている。一般的に，食肉を使用した調理食品（煮物，肉団子など），魚介類の調理食品（煮物，フライなど）などの加熱調理食品が媒介食品になる。

4. ヒトへの影響

　8〜20時間（平均12時間）の潜伏時間を経て腹部膨満感に始まり，主な症状は腹痛と下痢である。嘔吐や発熱はほとんど観察されない。下痢型のセレウス菌食中毒と極めて類似した症状を示し，通常は1日程度で回復する軽症である。一般的に，急性胃腸炎を引き起こすには10^8個以上の生菌の摂食が条件と考えられている。なお，近年C型菌による壊死性腸炎が報告されており，この場合は死亡率が30〜40％にも達する。

5. 予防対策

　ウエルシュ菌は自然界に広く分布するため，各種の食品原材料を汚染する。特に，食肉や魚介類を原材料とした大量調理食品において危険性が高く，加熱調理後の不適当な温度での長時間放置，不適当な冷却，さらには不適当な再加熱の工程を経て食されることが食中毒の発生につながることが多い。本菌の芽胞は通常の加熱調理では死滅せず，かえって発芽・増殖を促す結果となることから，加熱調理後はできるだけ速やかに冷却して，本菌が発育できる温度帯に放置する時間を極力短くすることが重要である。ちなみに，我が国では特定加熱食肉製品の製造基準において，ウエルシュ菌などの嫌気性芽胞形成細菌の制御を目的とした加熱殺菌条件として，加熱は製品の中心部の温度が35℃以上52℃未満を170分間以内，冷却は25℃以上55℃未満を200分間以内に通過させることを規定している（Q43参照）。

6. 検査法

　嫌気培養による卵黄培地（卵黄加CW寒天）を使用したNaglar反応（ウエルシュ菌産生のα-毒素が卵黄中のレシチンを分解）→ 抗α-毒素ウエルシュ菌抗血清含ろ紙によるレシチナーゼ抑制試験により確認する。

　なお，自主衛生管理のための食品検査では，嫌気性培養が必要ない嫌気性パウチ（巻末資料の写真参照）によるウエルシュ菌を含むクロストリジウム属菌数測定法が便利である。

Q19 ボツリヌス菌 (*Clostridium botulinum*)とは？

Point

● 偏性嫌気性の *Clostridium* 属の 1 菌種で，耐熱性の芽胞を形成し，神経毒を産生して致命率が高い毒素型の食中毒を起こす。

● たんぱく分解型と非分解型があり，両者は発育温度や芽胞の耐熱性などが異なる。

● 主な媒介食品は自家製の発酵食品，真空保存された調理食品および蜂蜜などである。

● 衛生管理のポイントは，芽胞の完全殺菌および菌の増殖阻止，加熱処理による食品中で産生された毒素の喫食直前の不活化である。

A

1. 菌の性状

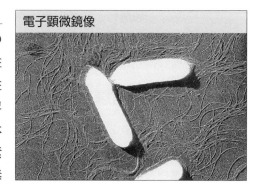

電子顕微鏡像

　ボツリヌス菌は偏性嫌気性の *Clostridium* 属の 1 菌種で，周毛性の鞭毛を有し運動性を示し，耐熱性の芽胞を形成して土壌などの自然界に広く分布する。増殖に伴って菌体外たんぱく毒素を産生し，この毒素の摂取により典型的な毒素型食中毒を起こす。ボツリヌスの語源はラテン語の botulus（腸詰め，ソーセージ）の意味で，19 世紀のヨーロッパでソーセージを食べたヒトに起こる食中毒であったためこの名がついた。

　ボツリヌス毒素は抗原性によってA〜H型の 8 種類に分けられるが，これらの毒素型は生化学性状とは一致しない。ヒトに食中毒を起こす型は主にA，B，E，まれにF型菌である。我が国では，「いずし（飯寿司）」によるE型のボツリヌス菌食中毒が多いが，最近ではA型やB型菌による発生がみられる。また，生後 3 週間から 8 か月齢の乳児が飲食物とともに経口的に摂取したボツリヌス芽胞が腸管内で発芽・増殖して，産生されたボツリヌス毒素により発症する「乳児ボツリヌス症」があり，これらはいずれも感染症法では四類感染症に指定されている。産生毒素は極めて強い毒力を示し，ヒトの経口致死量はA型毒素で数 μg と推定されており，末梢運動神経を麻痺させ呼吸器麻痺を起こす。なお，毒素自体は易熱性で 80℃で 20 分または 100℃で 1〜2 分間の加熱で不活化される。

　たんぱくを分解する菌としない菌があり，A型菌はたんぱく分解型，E型菌は非分解型で，B型とF型菌には両方がある。たんぱく分解菌は低温では発育

できないが高い耐熱性を示すのに対して，非分解菌は冷蔵温度でも増殖して毒素を産生するが，芽胞の耐熱性はあまり高くない。両者は，発育 pH や水分活性も多少異なる。また，たんぱく非分解菌により産生された毒素はトリプシンなどのたんぱく分解酵素の作用で活性化され毒力が数百倍に増加する。

	（たんぱく分解菌： A・B・F型）	（たんぱく非分解菌： B・E・F型）
発育温度域：	10～48℃　至適：37～40℃	3.3～45℃　至適：30℃
発育 pH 域：	4.0～9.6　至適：6～7	5.0～9.6　至適：6～7
水分活性：	0.94 以上　至適：0.98	0.97 以上　至適：0.99
芽胞の耐熱性：	120℃，4 分	80℃，6 分

2. 食品への汚染経路

　河川や海底の泥から検出されることが多く，したがって，農作物，魚介類，食肉などあらゆる食品原材料は本菌芽胞で汚染される可能性が高く，香辛料，蜂蜜，砂糖などからも検出されている。

3. 主な媒介食品

　ボツリヌス食中毒事例の原因食品の多くは保存食品，発酵食品であり，そのほとんどが自家製食品によって起こっており，我が国では，いずしとその類似の食品が多い。諸外国では野菜の水煮瓶詰，減塩燻製魚，減塩ハム，酢漬け魚，豆腐，納豆などの大豆製品の保存食品が報告されている。最近では，ミートパイ，芥子蓮根，小豆ばっとうなど本来保存食品でないものに加えて，殺菌不完全なレトルト類似の市販食品による食中毒事例も報告されている。

　また，乳児ボツリヌス症が，表示等で注意喚起されているにもかかわらず，蜂蜜を原因食として 2017 年に報告されており，最近では井戸水を感染源とした発生事例もある。

4. ヒトへの影響

　ボツリヌス菌による食中毒は神経毒の摂取が原因となり，発生頻度は低いが致死率が高い。臨床症状は毒素摂取後 8～36 時間後に現れることが多いが，早い場合は 2 時間，遅い場合は 14 日の例もある。麻痺症状の発現前に，悪心，嘔吐，下痢のような消化器症状がしばしばみられる。麻痺症状の特徴は意識が最期まで正常，神経症状は左右対称であることであり，呼吸失調を起こして死に至ることが多い。また，乳児ボツリヌス症では，宿主の腸内で産生された毒素により，頑固な便秘，乳の吸い方が弱い，泣き声が弱い，無表情，首と手足の筋力低下などの症状がみられる。

5. 予防対策

　たんぱく分解菌が増殖した食品，特に食肉，魚肉製品では腐敗状態になるため食されることはないが，野菜や果実は毒素が産生されていても腐敗状態にならず食されることが多く，これらの瓶詰や缶詰された食品では注意を要する。一方，たんぱく非分解菌が増殖しても外観，風味に変化がなく，特にいずしのような発酵食品では異常が判別できずに喫食されることになる。

　今後，食品の輸出入が活発になるに従って，長期間保存の食品や発酵食品のボツリヌス菌対策が問われるようになると思われる。

　ボツリヌス菌食中毒の発生防止には次の方法のいずれかを実施する。

　① 120℃で4分または100℃で360分以上の加熱による芽胞の完全殺菌，
　② 物理的（pH4.6以下，水分活性0.94以下，温度3.3℃以下），化学的（亜硝酸ナトリウムのような抗菌剤の添加，ただしpH6以上ではあまり効果が期待できない）に芽胞の発芽，菌の増殖阻止，
　③ 80℃で20分または100℃で数分の加熱処理により，産生毒素の喫食直前の不活化。

　厚生労働省は容器包装詰低酸性食品でpHが4.6を超え，かつ水分活性が0.94を超えるものは「120℃で4分間加熱する方法，またはこれと同等以上の効力を有する方法で殺菌」か「生産から消費まで10℃以下で保存」を，また乳児ボツリヌス症対策として1歳未満の乳児に蜂蜜を与えないことおよび井戸水による乳児用調製粉乳の溶解に関する注意喚起を通知している。

6. 検査法

　ボツリヌス菌の分離は卵黄加CW寒天培地を用い，リパーゼ反応による真珠様ハローを示す集落を指標として行い，分離菌について毒素試験で確認する。しかし，ボツリヌス菌食中毒の最も信頼できる診断法は，菌の分離よりも患者の血清，大便，患者の喫食した食品中から毒素を直接検出することである。ボツリヌス毒素の検出と型別には，感受性の高いマウス注射法が用いられ，A〜F型の診断用ボツリヌス抗毒素血清による中和試験により毒素型を判定する。また，スクリーニング法としてマウスを用いなくてもよいELISA法が米国FDA BAM法に採用され，PCR法によるボツリヌス毒素遺伝子検出キットも市販されている。

Q20 ノロウイルス(*Norovirus*)とは？

Point

- 我が国では，ノロウイルス（*Norovirus*）による食中毒が発生件数，患者数ともに多く，最近では食中毒発生件数の 20%以上，患者数の約 50%を占める。
- ノロウイルスはヒトの腸管でしか増殖できず，食品の汚染源はヒト自身の糞便であり，主な媒介食品は従来は二枚貝のカキであったが，最近では食品取扱者を介して二次汚染された種々雑多な食品が媒介食品になることが多く，またヒトからヒトへの二次感染も多い。
- 衛生管理のポイントは，ヒトの糞便や吐物による汚染源の除去，食品の加熱処理が効果的である。

食中毒起因ウイルスには，ノロウイルス，Ａ型肝炎ウイルス，ロタウイルスなどがあるが，我が国では圧倒的にノロウイルスによる食中毒が多い。また，最近ではＥ型肝炎ウイルスも注目されている。以下に，ノロウイルスについて記述し，その他のウイルスについては表Ⅱ-4に疫学的概要を示す。

電子顕微鏡像

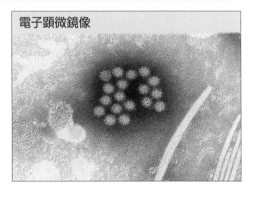

表Ⅱ-4 　Ａ型肝炎ウイルス，Ｅ型肝炎ウイルス，ロタウイルスの疫学的概要

ウイルス名	Ａ型肝炎ウイルス	Ｅ型肝炎ウイルス	ロタウイルス
汚染源	感染者，糞便	水，シカなどの野生動物	感染者，汚染器具類
媒介食品	サンドイッチ，果実，野菜，乳製品，貝類，ジュース類	井戸水，シカ・イノシシ・ブタなどの肉，レバー	井戸水，仕出し弁当，ちらし寿司
病状	突然の発熱，嘔気，腹部不快感，黄疸	Ａ型肝炎に類似	嘔吐，水様下痢（4〜8日間），低い発熱
潜伏期間	1〜7週間 平均30日間	15〜50日 平均6週間	1〜3日間
発症期間	1〜2週間	12〜15日	4〜6日間
後遺症	慢性疲労 死亡率：< 0.4%	発症後1か月で完治	—
対象感染者	すべてのヒト，子どもよりも大人に高感受性	Ａ型肝炎に類似 感染妊婦の死亡率が高い（20%）	すべてのヒト，特に6か月〜2歳児，高齢者，免疫不全者に高感受性
感染菌量	10〜100	10〜100	10〜100
制御の要点	汚染防止	汚染防止 食肉は十分に加熱	汚染防止

1. ウイルスの性状

　ノロウイルスはカリシウイルス科に属し，以前は小型球形ウイルス（SRSV）と呼ばれ，30nm（100万分の30mm）と極めて小さく，電子顕微鏡で見ると正20面体のいがぐりのような特徴的な構造がみられる。他のウイルスと同様に10分間の煮沸で感染力が失われるが，エタノール噴霧ではほとんど死滅せず，6.25ppmで30分間の塩素消毒にも耐えるといわれている。ヒトの腸管でしか増殖できず，感染力が極めて強くヒトからヒトへの感染がみられ，幼児から成人に至る広い範囲の年齢層に急性胃腸炎を起こす。

2. 食品への汚染経路

　ヒトの腸管でしか増殖できないことから，その汚染源はヒト自身の糞便や吐物である。特に，冬季にカキが原因になることの多い理由は，カキは呼吸のためにエラに大量の海水を通過させて餌となる植物プランクトンを捕捉するが，この際に汚水処理場で適切に処理されなかったためにノロウイルスを含むヒトの糞便が河川を経由してカキの養殖海域に流れ込むと，ウイルスが餌とともにカキに捕捉され中腸線で濃縮されるためである。

　また，保育所，幼稚園および小学校で集団的に発生した事例では，共通食からウイルスは検出されないが，食品取扱者から検出されている。これらの事例の多くは調理または配膳過程における食品取扱者からの直接的，間接的な二次汚染が原因と考えられており，特に食品取扱者の不顕性感染（感染しても症状を示さない）には注意が必要であり，ヒトからヒトへの感染が多く認められる。

3. 主な媒介食品

　一般的にカキなどの二枚貝類が原因になることが多いが，最近では野菜サラダ，ケーキ，サンドイッチ，パン，弁当など種々雑多な非加熱食品が媒介食品として報告されている。特に飲食店，旅館等の施設で提供される料理および仕出し・弁当が原因となった事例も多く，これらは食品取扱者から二次汚染されたものであることが明らかにされている。

4. ヒトへの影響

　通常，1～2日間の潜伏期の後に発症し，突然の吐き気と嘔吐に始まり続いて激しい下痢，腹痛が現れる。下痢は1日に20回にも及ぶ激しい水様便になることもあり，時に発熱，頭痛，筋肉痛を伴う。このような症状が1～3日間続いた後に自然に回復し，後遺症が残ることはないが，幼児や病弱者では脱水症状を呈するなど重症化し，死亡例も報告されているので注意を要する。また，

冬季に多く発症するため，症状が軽いと風邪と勘違いして見過ごされるケースもある。発症のメカニズムの詳細についてはいまだ明らかでない。

5. 予防対策

　加熱処理はウイルス感染を防止する最も効果的な方法である。ノロウイルスの場合も貝類などを生で喫食することをできるだけ避け，食品の調理は加熱を十分に行うことが重要である。ノロウイルスは一般の食中毒起因微生物よりも加熱に対する抵抗性があることから，その不活化には85〜90℃で90秒間以上の加熱処理が必要とされている（大量調理施設衛生管理マニュアル：2013改正）。

　ノロウイルスはヒト以外の動物や細胞で増殖できないことから，下水を整備してヒトの排泄物を直接河川やカキの養殖海域に流さないような施策を講ずることが重要であり，カキは清浄な海域で生産されたものを信用できる業者から購入することに心がける必要がある。また，ノロウイルスは食品や水中では増えることはないので，食品を冷蔵しなかったことや調理後の長時間放置は食中毒の発症と直接関係ない。ヒトの手を介して伝播する場合があるため，石けんと流水による入念な手洗いなどの衛生管理を徹底すること，食品取扱者にはマスクや手袋の着用を習慣づけ，自身が感染源にならないように啓発，教育を十分に行い，不顕性感染者を前提としたヒトへの対策を徹底することが特に重要である。調理器具などは洗剤を使用して十分に洗浄後，次亜塩素酸ナトリウム（塩素濃度200ppm）で浸すように拭くか，あるいは85℃以上の熱湯で1分間以上の加熱が有効であるが，逆性石けんは効果がない。これらの消毒効果を期待するよりも，糞便や吐物などの汚物に触れないようにして汚物を十分に洗い流すことを心がけるなど，汚染防止のための一般衛生管理の遵守が極めて重要である。特に，乳幼児や高齢者を対象とした集団施設ではヒトからヒトへの感染に十分に注意する必要がある。

　なお，2018年に食品安全委員会からノロウイルスについて，「食品健康影響評価のためのリスクプロファイル」が公表され，予防対策などが詳細にまとめられている。

6. 検査法

　電子顕微鏡によるウイルス粒子の観察，PCR法（遺伝子増幅法），ELISA法（酵素結合抗体免疫法）などがあり，厚生労働省からノロウイルス検出法が示されている。従来，カキ以外の非加熱食品では混入ウイルス量が極めて少ないので，原因ウイルスを特定できないことが多かったが，最近では分子生物学的手法の導入により原因が明らかにされるようになってきた。食中毒発生時において，食中毒細菌が検出できない場合はウイルス検査を行う必要がある。

Q21 寄生虫とは？

Point

● 食品の種類により特有の寄生虫汚染があり，野菜には回虫，鉤虫（こうちゅう），肝蛭（かんてつ），クリプトスポリジウム，淡水魚には顎口虫（がっこうちゅう），横川吸虫，肝吸虫，海産魚ではアニサキス，クドア，豚肉では旋毛虫，有鉤条虫，トキソプラズマ，牛肉では無鉤条虫，馬肉ではザルコシスティスなどが知られている。

● 原虫は寄生虫に含めて取り扱われることが多く，寄生虫は原虫のほか，吸虫，条虫，線虫に大別される。

● 寄生虫による感染予防には，食品の加熱もしくは一般的に冷凍処理が有効であるが，トリヒナには冷凍処理は有効でなく注意が必要である。

A

1. 寄生虫

寄生虫は土壌，河川，湖沼などの自然界では卵で存在し，第一あるいは第二中間宿主である魚介類や動物に摂食されて幼虫となり，さらに終末宿主であるヒトや動物に摂食されて肺，肝臓，小腸などで成虫となり，産卵して再び自然界に排泄されるという生活環をもつ。吸虫，条虫，線虫に大別される。

原虫は単細胞動物で原生動物（protozoa）とも呼ばれ，寄生虫に含めて取り扱われることが多い。単独で自由な生活環を営むものと，動植物に寄生して生活するものの2種類があり，水や野菜を感染源とする赤痢アメーバやクリプトスポリジウム，肉類を感染源とするトキソプラズマなどがよく知られている。このうち，赤痢アメーバおよびクリプトスポリジウムによる感染症は感染症法で五類感染症に指定されている。

表Ⅱ-5に食品を媒介としてヒトに感染する主な寄生虫を示す。

2. 主な寄生虫の食品汚染

1）野菜

野菜には犬・猫回虫，鉤虫，肝蛭などの汚染が知られている。鉤虫ではアメリカ鉤虫とズビニ鉤虫が重要で，しばしば輸入野菜などに付着し，その生食によってヒトに感染する。肝蛭は本来ウシなどの草食動物の寄生虫であるが，自然界では被囊幼虫（ひのうようちゅう）となってセリやミョウガなどの水辺の植物に寄生し，十分に洗浄しないことによってヒトに感染し，激しい腹痛，発熱，肝機能障害を引き起こす。その他に，野菜ではクリプトスポリジウムやサイクロスポーラの汚染が問題となる。

	分類上の位置	対象食品	感染時の虫の形	ヒトでの寄生部位	主な症状
原虫	赤痢アメーバ	水や野菜	嚢子	大腸	下痢，血便
	ランブル鞭毛虫	水や野菜	嚢子	十二指腸，胆管	腹痛，下痢
	クリプトスポリジウム	水や野菜	オーシスト	大腸	腹痛，下痢
	サイクロスポーラ	水や生食品	オーシスト	大腸	下痢，嘔吐
	ジアルジア	水や生食品	オーシスト	大腸	下痢，腹痛
	トキソプラズマ	肉類	嚢子，増殖型虫体	各臓器	発熱，発疹，髄膜炎
	クドア	ヒラメ	嚢子	寄生せず	下痢，嘔吐
	ザルコシスティス	馬肉	肉胞嚢	寄生せず	下痢，嘔吐
吸虫	肝臓吸虫	コイ科の魚	被嚢幼虫	胆管	黄疸，肝肥大
	タイ肝吸虫	コイ科の魚	被嚢幼虫	胆管	黄疸，肝肥大
	横川吸虫	アユ，白魚	被嚢幼虫	腸管	腹痛，下痢
	棘口吸虫	ドジョウ，タニシ	被嚢幼虫	腸管	悪寒，胃部不快感
	肝蛭	野菜	被嚢幼虫	胆管	腹痛，発熱，肝腫大
条虫	日本海裂頭条虫	サケ，マス	擬充尾虫	腸管	悪寒，食欲不振
	広節裂頭条虫	魚類	擬充尾虫	腸管	悪寒，下痢，悪性貧血
	大複殖門条虫	不明	擬充尾虫	腸管	腹痛，悪寒，下痢
	無鉤条虫	牛肉	無鉤嚢虫	腸管	消化器障害
	有鉤条虫	豚肉類，野菜	有鉤嚢虫，虫卵	腸管，各組織	腹痛，下痢，筋肉痛
線虫	豚回虫	野菜，土壌	完熟幼虫包蔵卵	腸管	腹痛
	犬・猫回虫	野菜，土壌	完熟幼虫包蔵卵	各臓器	肝腫大，白血球増大
	ズビニ鉤虫	野菜	感染幼虫	腸管	下痢，腹痛
	有棘顎口虫	淡水魚	Ⅲ期幼虫	皮下	移動性腫瘤
	日本顎口虫	ドジョウ，ナマズ	Ⅲ期幼虫	皮下	皮膚爬行症
	アニサキス	タラ，サバ	Ⅲ期幼虫	胃，腸	腹痛，悪寒，嘔吐
	旋尾線虫	ホタルイカ	Ⅲ期幼虫	皮下，腸	皮膚爬行症
	旋毛虫	ブタ，クマ，ウマ	幼虫（トリヒナ）	横紋筋	胃腸障害，筋肉痛

2) 淡水魚

　淡水魚には顎口虫，横川吸虫，肝吸虫，日本海裂頭条虫などの汚染が知られている。顎口虫は淡水魚や両生類，爬虫類，鳥類などの生食によって感染する。横川吸虫はアユや白魚で濃厚に汚染が認められており，生アユの酢みそ和えや白魚の踊り食いにより感染する。肝吸虫はコイ，フナ，モツゴ，タナゴなどコイ科の淡水魚に多く，これらを生食することにより感染する。日本海裂頭条虫はサクラマスの生食により感染する。

3) 海産魚

　海産魚で重要な寄生虫はアニサキスと大複殖門条虫である。特に，アニサキスは平成25年以降寄生虫を原因とする食中毒の中で最も多く，最近増加傾向にある。海に棲むほ乳類（イルカやクジラなど）に寄生する回虫の一種で，これらが寄生したサバ，サケ，タラ，ニシン，イカ類を生食することによって感染し，胃がん，胃潰瘍，腸閉塞，虫垂炎などに似た症状を示し，虫体の生死に関係なくアレルギーを起こすこともあるので注意が必要である。大複殖門条虫

の中間宿主はイワシなどの海産魚であると推定されており，これらの生食によって感染する。その他に，近年ではホタルイカの内臓に寄生する旋尾線虫による感染も報告されている。

　2009年10月，愛媛県でヒラメの喫食を原因とする100名以上の集団食中毒事例の発生が認められた。症状は食後数時間で下痢や嘔吐を発症し，多くの場合は24時間以内に症状は治まり，予後は良好であった。その後の調査で，病因物質はヒラメに寄生するクドア・セプテンプンクターター（*Kudoa septempunctata*）であることが判明した。クドア・セプテンプンクターターは，ミクソゾア門という生物群に属する粘液胞子虫の一種で，同じ粘液胞子虫であるクドア・アマミエンシス（ブリに寄生）やクドア・チルシテス（サケなどに寄生）が肉眼で確認できる米粒状のシストを形成し，筋肉融解（ジェリーミート）を起こすのに比べ，これらを引き起こさないため，感染が見過ごされてしまう原因となっている。

4）豚肉・牛肉・馬肉

　豚肉では旋毛虫と有鉤条虫が重要である。旋毛虫は幼虫（トリヒナ）の寄生している豚肉をヒトやブタ，ネズミ，クマなどが経口的に取り込むことによって感染し，腸管内で成虫となって多数の幼虫を生み出す。幼虫は筋肉内で被嚢して次の宿主への感染源になるが，25～30年も筋肉内で幼虫が生存し続けた例がある。幼虫の全身移行に伴って筋肉痛，発熱などの症状があり，脳炎，心筋炎などで重篤となる場合もある。有鉤条虫はブタやイノシシの筋肉や心筋に多く寄生しており，これらの生食あるいは不完全調理，自家製ソーセージの摂食によって感染し，最近，ジビエブームの影響もあり，加熱が不十分なクマ肉を原因としたトリヒナの食中毒が報告されている。また，トキソプラズマ原虫もブタなどの家畜から高率に発見されており，不十分な加熱や生での肉食によって感染する。妊娠中にトキソプラズマに感染すると，流産や早産，死産を引き起こし，視力障害や脳性まひのある児が生まれる可能性があるため妊婦は特に注意を要する。

　牛肉では無鉤条虫の寄生がみられ，十分に加熱されていない牛肉を摂食することによって感染し，腸管内で成虫となり腹痛などの胃腸炎症状を呈する。

　2009年6月から2011年3月までの厚生労働省の全国調査で，食後数時間程度で一過性の嘔吐や下痢を示し，軽症で終わる原因不明の有症事例が198件報告され，そのうち33件で食事のメニューに馬刺しが含まれていた。この事例に関連した馬刺しからは共通してザルコシスティス・フェアリー（*Sarcocystis fayeri*）が検出された。その後の調査で，ウマに寄生したザルコシスティス・フェアリーがヒトに下痢症状を引き起こすことが判明した。ザルコシスティス・フェアリーは住肉胞子虫に属する原生動物で，イヌを終宿主，ウ

マを中間宿主として，ヒトには寄生しない。この寄生虫が多数寄生した馬肉を生食すると，平均4～8時間の潜伏期を経て下痢，嘔吐，腹痛を呈するが症状は一過性で予後は良好である。

5）飲用水

　飲用水では，特にクリプトスポリジウムの存在が注目される。クリプトスポリジウムは塩素抵抗性があるため，水道水の塩素殺菌では原水が大量に汚染された場合には死滅せず生残する。1994年3～4月米国ミルウォーキーで160万人が曝露され，40万人が感染，約400人が死亡という大事故を引き起こした。我が国では1994年8月神奈川県平塚市で461人が感染し，また1996年埼玉県入間郡越生町では8,812人が感染して下痢を発症するなど，その後も集団発生が報告されており，今後も水系感染による集団発生が危惧されている。

3. 感染予防対策

　我が国で生産されるウシ，ブタなどの食肉は，と畜場法により厳しく検査されているため，寄生虫により汚染されたものが通常市場に出回ることはないが，野生動物や魚介類では汚染されている可能性がある。寄生虫の感染を予防するには，食品の加熱もしくは一般的に冷凍処理が有効であるが，いずれの場合も殺虫に必要な温度や時間の遵守が極めて重要である。すなわち，寄生虫の卵や成虫は60℃以上の加熱で死滅するため，魚介類や食肉を調理する際には加熱不足の部分が生じないよう，均一な加熱を心がける必要がある。また，一般的に魚介類や食肉の寄生虫は－20℃以下の冷凍で48時間以上保管すれば死滅するとされているが，寄生虫の種類によっては長期間生存するものもあり，特にトリヒナでは冷凍処理は無効と考えるべきである。なお，刺身，タタキ，セゴシ，踊り食いと呼ばれる生食には，常に寄生虫感染の危険性があることを留意すべきである。

　水道水中のクリプトスポリジウムについては，次亜塩素酸などに対する耐性が高いことから，2007年に厚生労働省は「クリプトスポリジウム等対策指針（2007）」を規定し，その中で紫外線処理装置の導入などを指導している。

参考文献

1　川名林治，横田 健編：標準微生物学，p.350，医学書院，1981.
2　藤田紘一郎編：食品寄生虫ハンドブック，p.36，サイエンスフォーラム，1997.
3　厚生労働省：水道水中のクリプトスポリジウム等対策の実施について（通知），2007.
4　食品安全委員会：アニサキス（ファクトシート），2014.

表Ⅱ-6 厚生労働省：食中毒統計作成要領に示された食中毒細菌、ウイルス、寄生虫の疫学一覧

名称	微生物の概要	発症条件／耐熱性	汚染源／媒介食品	感染対象者／菌量	病状	管理の要点
＜細菌＞						
カンピロバクター・ジェジュニ／コリ (Campylobacter jejuni/coli)	グラム陰性S字状桿菌、微好気性、らせん状運動、高温性病原菌、小量菌量で食中毒（特に鶏肉）	温度30～46℃ pH5.0～9.0 水分活性＞0.99 （通常食品中では発育できない） $D_{55℃}$=0.73～1.0分 $D_{60℃}$=1.33分（ミルク）	家畜、家禽、ペット等の動物の腸管、健康保菌者、流水・池水、ハエ 媒介食品：食肉（C. jejuniは鶏肉、C. coliは豚肉と関連性が強い）、生乳、魚介類、未消毒の地下水	すべてのヒト、特に5歳以下の子供、15～29歳の成人 感染菌量：400～500	潜伏期間：2～7日間 発症期間：2～10日間 症状：腹痛、激しい下痢（血便）、発熱、嘔吐、頭痛、筋肉痛 後遺症：関節炎、溶血性尿毒症性候群（HUS）、髄膜炎、Guillan-Barre症候群 死亡率：0.001%	汚染防止、適正な加熱殺菌 食肉の生食は避ける
サルモネラ属菌 (Salmonella spp.)	グラム陰性桿菌、通性嫌気性、腸内細菌科 臨床的に①腸チフス型 ②急性胃腸炎型、③敗血症型があり、②が対象、血清型により2500種類以上に分類され、国際的に食品安全上の最重要菌種	温度5.2～46.2℃ pH3.8～9.5 水分活性＞0.94 （乾燥に抵抗） $D_{61.1℃}$=0.20～0.35分	ヒトおよび動物の腸管、鳥族・昆虫に広く分布、水、土壌等自然界に広く分布 媒介食品：畜産食品（食肉、卵、乳等）、魚介類、野菜類、香辛料、これらを原材料とした広範囲の食品	すべてのヒト、特に幼弱者・高齢者・AIDS患者に罹患 感染菌量：≦15～20～10^5（年齢・健康状態・菌株により異なる）	潜伏期間：6～48時間（平均15時間） 発症期間：1～4日間 症状：極めて多様（悪心、嘔吐、腹痛、発熱、頭痛、下痢、脱水） 後遺症：3か月経過後も排菌の可能性（慢性保菌者）、発病後3～4週間に2～3%は関節炎 死亡率：1%	汚染防止、適正な温度管理（加熱殺菌、低温管理） 食肉の生食は避ける
チフス菌 (Salmonella Typhi)	腸内細菌科（Salmonella属） 三類感染症対象でもある	サルモネラ属菌に類似	ヒト糞便 媒介食品：汚染水、魚介類	すべてのヒト 感染菌量：10^1～10^2	潜伏期間：1～2週間 発症期間：10～14日間 症状：腸チフス：発熱、白血球減少、皮膚のバラ疹、脾腫 後遺症：長期間保菌・排菌 死亡率：0.4%	汚染防止、適正な温度管理（加熱殺菌、低温管理）
パラチフスA菌 (Salmonella Paratyphi A)	腸内細菌科（Salmonella属） 三類感染症対象でもある	サルモネラ属菌に類似	ヒト糞便 媒介食品：汚染水	すべてのヒト 感染菌量：10^1～10^2	腸チフスに類似（一般的に腸チフスより軽症）	汚染防止、適正な温度管理（加熱殺菌、低温管理）
腸管出血性大腸菌 (Enterohemorrhagic E. coli：EHEC) ＜別名＞ 志賀毒素産生性大腸菌 (Shiga toxin-producing E. coli：STEC) Vero毒素産生大腸菌 (Verotoxin-producing E. coli：VTEC)	グラム陰性桿菌、通性嫌気性、腸内細菌科 血清型：O26, O111, O157…… 小量菌量で食中毒 三類感染症対象でもある	温度7～46℃ pH4.4～9.0 水分活性＞0.95 $D_{62.8℃}$=0.3～0.58分	牛・鹿等の大腸 媒介食品：食肉・加工品（ハンバーグ）、生乳、野菜類、サラダ類、その他の糞便に直接／間接的に汚染された多様な食品	すべてのヒト、特に子供、高齢者 感染菌量：＜10～100	潜伏期間：4～8日間 発症期間：2～9日間～数週間 症状：激しい腹痛、血液混入の水様下痢、発熱は通常無し、嘔吐は稀 後遺症：子供：0～15%は溶血性尿毒症性候群（HUS）、老人：50%は血栓性血小板減少性紫斑病（TTP） 死亡率：2%（HUS発生は10%）	汚染防止、適正な温度管理（加熱殺菌、低温管理） 食肉の生食は避ける

病原体名	形態・性状	増殖条件	汚染源・媒介食品	感染菌量	潜伏期間・症状・後遺症・死亡率	予防対策
その他の病原大腸菌（下痢原性大腸菌）：表II-3参照 ・腸管毒素原性大腸菌 (Enterotoxigenic E. coli：ETEC) ・腸管侵入性大腸菌 (Enteroinvasive E. coli：EIEC) ・腸管病原性大腸菌 (Enteropathogenic E. coli：EPEC) ・腸管凝集接着性大腸菌 (Entroaggregative E. coli：EAEC) ・分散接着性大腸菌 (Diffusively adhesive E. coli：DAEC)			汚染源：水、ヒト、下水 汚染源：糞便 汚染源：糞便 汚染源：糞便 汚染源：糞便		コレラ様下痢：水様下痢、腹痛、低い発熱、嘔気、不快感 赤痢様大腸炎：腹痛、血液〜粘液混入血便又は血便下痢、嘔吐 特に幼児に持続性水様又は血便下痢、嘔吐 特に小児に急性・持続性水様性下痢、腹痛、嘔気 特に小児に粘液混入の水様便	
腸炎ビブリオ (Vibrio parahaemolyticus)	グラム陰性桿菌、通性嫌気性、ビブリオ属、溶血毒産生、好塩性で真水で発育できない、至適温度で発育が極めて早い	温度 10〜43℃ pH 5.5〜9.6 水分活性＞0.94 熱抵抗性はサルモネラよりも低い	沿岸海水（特に夏季） 媒介食品：海産魚介類	すべてのヒト 感染菌量：＞10^6	潜伏期間：平均12時間 発症期間：4〜7日間 症状：激しい下痢、上部腹痛、嘔気、嘔吐、頭痛、発熱 後遺症：敗血症、脱水 死亡率：＜1%（特に高齢者）	汚染防止（特に二次汚染）、適正な温度管理、適正な低温殺菌、低温管理
コレラ菌 (Vibrio cholerae)	グラム陰性ビブリオ属、非好塩性 O1とO139の2つの血清型 コレラエンテロトキシン産生 三類感染症対象でもある	温度 10〜43℃ pH 5.0〜9.6 水分活性＞0.97 D60℃＝2.65分	鮮魚介、水 媒介食品：海産物（特に貝類）	すべてのヒト、特に免疫不全、胃酸減少者、栄養失調 感染菌量：10^2〜10^3	潜伏期間：6時間〜5日間 発症期間：数日間 症状：水様性下痢、腹痛、嘔気、嘔吐、脱水、ショック症状 後遺症：脱水 死亡率：＜10%	汚染防止（加熱殺菌）、低温管理
ナグビブリオ (Vibrio cholerae non-O1, O139)	形態、生化学性状はコレラ菌と同じ、O1、O139血清に非凝集	腸炎ビブリオに類似	沿岸水、海産魚介類 媒介食品：海産魚介類	すべてのヒト、特に高感受性者 感染菌量：＞10^6	潜伏期間：1〜3日間 発症期間：下痢は6〜7日間 症状：下痢、腹痛、発熱、時には嘔吐・嘔気 後遺症：敗血症 死亡率：＜1.0%	汚染防止、適正な温度管理（加熱殺菌）、低温管理
ビブリオ・フルビアリス (Vibrio fluvialis)	グラム陰性ビブリオ属、好塩性	腸炎ビブリオに類似	沿岸水 媒介食品：海産魚介類	すべてのヒト 感染菌量：＞10^6	潜伏期間：半日〜数日間 発症期間：下痢は6〜7日間 症状：水様性下痢、嘔吐、腹痛、敗血症 後遺症：敗血症では重症化 死亡率：＜1.0%	汚染防止、適正な温度管理（加熱殺菌）、低温管理
黄色ブドウ球菌 (Staphylococcus aureus)	グラム陽性球菌、通性嫌気性、耐塩性、コアグラーゼ産生、毒素型食中毒（耐熱性の極めて高いエンテロトキシンによる）	温度 6.7〜48℃ pH 4.0〜9.6 水分活性＞0.83 D60℃＝0.43〜8.2分（エンテロトキシンは通常の加熱では失活せず）	ヒトおよび動物の皮膚、粘膜（咽頭・鼻腔）、化膿巣 媒介食品：穀類およびその加工品、畜産加工品（食肉、乳等）、複合調理食品、手作業による加熱処理後の食品の取扱は要注意	すべてのヒト、特に高感受性者 発症菌量：10^5/g 毒素量（エンテロトキシン）＜1.0μg	潜伏期間：1〜6時間（平均3時間） 発症期間：1〜2日間 症状：嘔気、嘔吐、腹痛、下痢、疲労感（化学物質による食中毒に類似し、嘔吐型セレウス菌食中毒とも類似） 後遺症：予後良好 死亡率：0.02%	汚染防止（特に個人衛生）、適正な温度管理（低温管理）

名称	微生物の概要	発育条件/耐熱性	汚染源/媒介食品	感染対象者/菌量	病状	管理の要点
エルシニア・エンテロコリチカ (Yersinia enterocolitica)	グラム陰性桿菌、通性嫌気性、腸内細菌科、低温発育性、特定の血清型（4型）/血清型（O3）の生物型が感染する 環境や動物検出株の大部分は非病原性	温度 0～44℃ pH 4.0～10.0 水分活性＞0.98 $D_{62.8℃}$＝0.24～0.96分（ミルク）	ヒトおよび動物の腸管、豚の咽頭、環境（土壌、地表水等）媒介食品：食肉・加工品（特に豚肉）、乳・乳製品、豆腐、水	幼弱者、高齢者、免疫抑制剤投与者 感染菌量：不明	潜伏期間：2～5日間 発症期：2～3週間 症状：＜エルシニア症＞下痢、嘔吐、発熱、腹痛、虫垂炎様症状、関節炎 後遺症：関節炎（2～3%）、Graves病、Reiter症候群 死亡率：0.03%	汚染防止、適正な温度管理（加熱殺菌、低温管理）
リステリア・モノサイトゲネス (Listeria monocytogenes)	グラム陽性短桿菌、通性嫌気性、低温発育性、特定の血清型（1/2a, 1/2b, 4b）、ハイリスクグループが感染すると死亡率が高い（30～50%）ので要注意	温度 0～45℃ pH 4.4～9.4 水分活性＞0.92 $D_{60℃}$＝2.61～8.3分 $D_{70℃}$＝0.1～0.2分	環境（土壌、水、下水等、不適切なサイレージ）媒介食品：乳（ソフトチーズ等）、野菜、食肉（生・発酵ソーセージ（くん製品）、魚介類）、各種の冷蔵された ready-to-eat食品	ハイリスク・グループ：妊婦・胎児、免疫不全者、癌、AIDS患者、慢性肝炎、高齢者、制酸剤使用者 感染菌量：多分＜10^3	潜伏期間：1日未満～90日以上 発症期：数日間～数週間 症状：＜リステリア症＞インフルエンザ様症状、脳炎、脳脊髄膜炎、敗血症、流産、死産、急性胃腸炎症状の報告 後遺症：敗血症、脳炎 死亡率：脳脊髄膜炎では30～50%	＜環境中の広範囲の分布と性状から制御し難い菌種＞汚染防止、適正な温度管理（加熱殺菌、低温管理）
セレウス菌 (Bacillus cereus)	グラム陽性桿菌、通性嫌気性、芽胞形成 ①下痢毒（腸管毒素：エンテロトキシン）産生 ②嘔吐毒（セレウリド）産生（我が国では②嘔吐型食中毒が多い）	温度 10～48℃ pH 4.0～9.6 水分活性＞0.94 $D_{50℃}$＝2.13分（栄養形）$D_{95℃}$＝32.1～75分（芽胞）＜セレウリドは通常の加熱で失活せず＞	土壌等自然界に広く分布 媒介食品：①食肉、乳、野菜等のスープ類 ②米飯、ポテト、パスタ	すべてのヒト、特に高感受性者 感染菌量：①＞10^6 ②不明	潜状期間：① 6～15時間、② 0.5～6時間 発症期間：① 12～24時間、② 6～24時間 症状：① 腹痛を伴う下痢（ウエルシュ菌食中毒に類似）② 嘔気、嘔吐（黄色ブドウ球菌中毒に類似）後遺症：予後良好 死亡率：まれに急性肝不全による死亡事例	適正な温度管理（加熱後の急冷と低温管理）
ウエルシュ菌 (Clostridium perfringens)	グラム陽性桿菌、偏性嫌気性、芽胞形成 生体内毒素型食中毒による大規模発生の傾向 毒素型分類（主としてA型、大）	温度 10～48℃ pH 5.0～9.0 水分活性＞0.94 $D_{98.9℃}$＝26～31分（芽胞）（食中毒株は熱抵抗性が高い）	ヒトおよび動物の腸管、土壌等自然環境に広く分布 媒介食品：食肉、魚介類、野菜等を使用した加熱調理食品（特に大量調理されたカレー、弁当、スープ等）	すべてのヒト、特に高齢者 感染菌量：＞10^6	潜伏期間：8～20時間 発症持続期間：＜24時間、1～2週間 症状：下痢、腹痛、嘔気、嘔吐はまれ 後遺症：予後良好（通常は軽症で1日で回復）死亡率：C型は重症化	適正な温度管理（加熱後の急冷と低温管理）

病原体名	性状	増殖条件	生息場所・媒介食品	感染対象・感染菌量	潜伏期間・症状・後遺症	予防対策
ボツリヌス菌 (Clostridium botulinum)	グラム陽性桿菌、偏性嫌気性、芽胞形成、毒素型食中毒（四類感染症対策でもある）：運動神経を麻痺させる毒素を産生、毒素型による分類（A～H型）と蛋白非分解菌（B、E、F型）と蛋白分解菌（A、B、F、G、H型）があり、芽胞の耐熱性や低温発育性などが異なる	蛋白分解（＋）：温度 10～48℃ pH 4.0～9.6 水分活性 > 0.94 $D_{121℃} = 0.23～0.3$ 分（芽胞）蛋白分解（－）：温度 ～45℃ pH 5.0～9.6 水分活性 > 0.97 $D_{82.2℃} = 0.8～6.6$ 分（芽胞）	土壌、沈殿土砂、魚・哺乳動物の腸管 媒介食品：食肉、魚肉、野菜類を使用した発酵食品、缶詰・びん詰、レトルト殺菌した長期保存食品、燻煙・塩蔵魚、蜂蜜、井戸水	すべてのヒト、特に蜂蜜 井戸水では乳幼児（乳児ボツリヌス症）感染菌量：小量の毒素（0.7～0.9μg）、乳児ボツリヌス症は少量の芽胞	潜伏期間：2時間～14日間（一般的に8～36時間）発症期間：数か月間 症状：＜ボツリヌス症＞疲労感、視力減退、言語障害、呼吸困難、乳児では便秘 後遺症：筋肉麻痺 死亡率：7.5%（特に乳幼児で高い）	汚染防止、適正な温度管理（加熱後の急冷と低温管理）、発酵食品や長期保存食品は要注意
赤痢菌 (Shigella spp.)		温度 7.0～46℃ pH 5.0～9.2 水分活性 > 0.96 $D_{63℃} = 5$ 分以内	ヒト糞便 媒介食品：サラダ類、生野菜、乳製品、家禽肉	幼弱者・老人（10～5%）、AIDS 患者 感染菌量：≦10	潜伏期間：1～7日間（通常 4日以内）発症期間：4～7日間 症状：腹痛、下痢、発熱、嘔吐、時々激しい腹痛 後遺症：患者の2～3%は粘液性潰瘍、直腸出血、関節炎、HUS 死亡率：乳幼児は高い	汚染防止、適正な温度管理（加熱殺菌、低温管理）
エロモナス・ハイドロフィラ／ソブリア (Aeromonas hydrophila/sobria)	グラム陰性無芽胞短桿菌、通性嫌気性、非好塩性	温度 5～45℃ pH 4.5～9.0 NaCl > 6.0% 熱抵抗性はサルモネラよりも低い	河川水、土壌 媒介食品：水棲動植物	すべてのヒト、特に小児・老人 感染菌量：>10^6	潜伏期間：平均 12時間 発症期間：1～3日間 症状：水様性下痢、腹痛 後遺症：敗血症	汚染防止、適正な温度管理（加熱殺菌、低温管理）
プレジオモナス・シゲロイデス (Plesiomonas shigelloides)	グラム陰性無芽胞短桿菌、通性嫌気性、運動性、腸内細菌用培地に発育	温度 8～45℃ pH 4.0～9.0 NaCl > 5% $D_{63℃} = 5$ 分以内	淡水 媒介食品：水、淡水魚	すべてのヒト 感染菌量：>10^6	潜伏期間： 発症期間：2～3日間 症状：下痢、軽度の腹痛、発熱なし	汚染防止、適正な温度管理（加熱殺菌、低温管理）

名称	微生物の概要	発育条件／耐熱性	汚染源／媒介食品	感染対象者／菌量	病状	管理の要点
＜ウイルス＞						
ノロウイルス（Norovirus）＜サポウイルス（Sapovirus）もほぼ同じ＞	カリシウイルス科 極めて小さく、電子顕微鏡下で正20面体のイガ栗状の形態。以前は「小型球形ウイルス」と呼称 培養できないため直接の検出は困難	ヒトの腸管でしか増殖できない 10分間の煮沸で感染力を消失。通常のエタノールや塩素噴霧消毒は効果が期待できない	感染者自身の糞便、吐物 媒介食品：カキなどの二枚貝、水、野菜サラダ、ケーキ等の雑多な ready-to-eat 食品	すべてのヒト 感染菌量：極めて小量	潜伏期間：1～2日間 発症期間：1～3日間 症状：下痢（激しい水溶便のことあり）、嘔吐、嘔気、頭痛、ときに低い発熱、筋肉痛 後遺症：予後良好	ヒト（糞便、吐物）に由来する汚染防止
ロタウイルス（Rotavirus）	レオウイルス科 乳幼児の下痢症の原因	食品中では増殖できない 耐熱性などはノロウイルスに類似	感染者の手指、汚染機具類 媒介食品：水、仕出し弁当	すべてのヒト、特に6か月～2歳児、老人、免疫不全者に高感受性 感染菌量：10～100	潜伏期間：1～3日間 発症期間：4～6日間 症状：嘔吐、水様下痢（4～8日間）、低い発熱	汚染防止
A型肝炎ウイルス（HAV：Hepatitis A virus）	ピコルナウイルス科 A型肝炎を起こす 四類感染症対象でもある	食品中では増殖できない 耐熱性などはノロウイルスに類似	感染者、糞便 媒介食品：汚水、サンドイッチ、果実、野菜、乳、乳製品、サラダ類、貝類、ジュース類、アイスドリンク	すべてのヒト、子供よりも大人に高感受性 感染菌量：10～100	潜伏期間：1～7週間（平均30日間） 発症期間：1～2週間、数週間の場合もある 症状：突然の発熱、不快感、嘔気、食欲不振、腹部不快感、黄疸を続発 後遺症：慢性疲労 死亡率：＜0.4％	汚染防止
E型肝炎ウイルス（HEV：Hepatitis E virus）	ヘペウイルス科 E型肝炎を起こす 四類感染症対象でもある	食品中では増殖できない 耐熱性などはノロウイルスに類似	豚、猪、鹿、その他野生動物、洪水等による飲料水の汚染 媒介食品：豚、猪、鹿肉、肝臓の生食、汚染された水	すべてのヒト、妊婦では劇症肝炎に移行しやすい 感染菌量：10～100	潜伏期間：15～50日（平均6週間） 発症期間：12～15日 症状：倦怠感、黄疸、悪心、食欲不振、腹痛、褐色尿（感染しても症状が見られないことが多い） 後遺症：通常は慢性化しない 死亡率：妊婦が劇症肝炎に移行した時は20％	左記動物の食肉や肝臓の生食は避ける

＜寄生虫＞

		食品中での発育	媒介食品	感受性・感染量	症状	予防
クドア (Kudoa septempunctata)	原虫類（粘液胞子虫類）	食品中では発育できない	ヒラメ筋肉組織 媒介食品：ヒラメの刺身	すべてのヒト 感染胞子数：7.2×10⁷	潜伏期間：数時間程度 発症期間：一過性 症状：下痢、嘔吐、腹痛、発熱 後遺症：予後良好	汚染防止（凍結処理）
サルコシスティス (Sarcocystis fayeri)	原虫類（住肉胞子虫類）	食品中では発育できない	犬（終宿主）、馬（中間宿主） 媒介食品：馬肉（馬刺し）	すべてのヒト	潜伏期間：数時間程度 発症期間：一過性 症状：下痢、嘔吐、腹痛 後遺症：予後良好	汚染防止（凍結処理）
アニサキス (Anisakis)	線虫類	食品中では発育できない	海産魚 媒介食品：海産魚（タラ、サバ、イカ…）	すべてのヒト 感染虫量：幼虫：＞1	潜伏期間：数時間程度 発症期間：さまざま 症状：＜アニサキス症＞腹痛、悪心、嘔吐、アレルギー様症状	汚染防止（凍結処理）加熱調理
クリプトスポリジウム (Cryptosporidium)	原虫類、環境中でオーシスト（嚢胞体）として存在	食品中では発育できない	水 媒介食品：汚染水、魚	すべてのヒト、特に免疫不全者 感染菌量：＜30	潜伏期間：1～2週間 発症期間：2日～4週間、時々発熱 症状：激しい水様下痢、嘔吐 後遺症：免疫不全者は重症化 死亡率：脱水による死亡例有り	汚染防止 加熱処理
サイクロスポーラ (Cyclospora)	原虫類、環境中でオーシスト（嚢胞体）として存在	食品中では発育できない	水 媒介食品：水イチゴ、生食品	すべてのヒト、特に高感受性者	潜伏期間：1～11日間 発症期間：数日間～数週間 症状：水様下痢、体重減少、鼓張症、嘔吐、低い発熱 後遺症：免疫不全者は重症化	汚染防止
ジアルジア (Giardia)	鞭毛虫	食品中では発育できない	犬、猫、ビーバー、熊等の糞便 媒介食品：汚染水、水、生食品	すべてのヒト、子供に高感受性 感染菌量：シスト：＞1	潜伏期間：5～24日間 発症期間：数週間～数年間 症状：下痢、激しい腹痛、鼓張症 後遺症：不顕性感染が多い	汚染防止 加熱調理
トキソプラズマ (Toxoplasma gondii)	原虫類	食品中では発育できない	羊、豚、熊、猫の糞便中オーシスト 媒介食品：生・不完全調理豚肉、マトン、まれに牛肉、熊肉	妊婦、AIDS患者は高感受性	潜伏期間：10～23日間 発症期間：＜トキソプラズマ症＞ 症状：疑似単核球球様増多症、脳炎 後遺症：免疫不全者は重症化	汚染防止 加熱調理
トリヒナ（旋毛虫） (Trichinella)	線形動物・旋毛虫属	食品中では発育できない	豚、猪、ネズミ、熊 媒介食品：不完全調理豚肉、猟鳥肉	すべてのヒト 感染菌量：幼虫：1～500	潜伏期間：3～5日間 発症期間：さまざま 症状：腹痛、悪心、下痢、筋肉痛 後遺症：感染幼虫数に比例 死亡率：0.2%	汚染防止 加熱調理 生食は避ける

演習問題 A 次の各文について，正しければ○，間違いである場合は×をつけてその理由を述べてください。

1. ☐ 細菌性食中毒は，その発症機序から感染型，毒素型およびそれらの中間型の三つのタイプに大きく分けられ，毒素型や中間型では，特に食品中における増殖防止が制御のポイントになる。

2. ☐ サルモネラ属菌は乾燥に弱いため，粉乳や香辛料などの乾燥食品は媒介食品にはならない。

3. ☐ カンピロバクター・ジェジュニによる食中毒の媒介食品として，特に豚肉に注意が必要である。

4. ☐ カンピロバクターは大気中では発育できず酸素が5％程度の微好気性で発育し，冷蔵温度で発育できないため，通常食品中で増殖することはない。しかし，小量菌でも感染することから，予防対策の基本は食品への汚染防止である。

5. ☐ 腸炎ビブリオは好塩性細菌であり2～5％の食塩水でよく発育するが，水道水中でも増殖可能である。

6. ☐ 病原大腸菌とヒトや動物の腸管内に常在する大腸菌とを生物化学的性状で区別することは難しい。

7. ☐ 腸管出血性大腸菌 O157：H7 の耐熱性は，通常の大腸菌と異なり，かなり高い。

8. ☐ リステリア・モノサイトゲネスやエルシニア・エンテロコリチカは，通常の冷蔵庫内温度でも増殖可能である。

9. ☐ 芽胞を形成して耐熱性を示す代表的な食中毒細菌は，セレウス菌，ウエルシュ菌，ボツリヌス菌である。

10. ☐ 芽胞形成細菌の制御のポイントは，加熱後の急冷である。

11. ☐ 日本では，セレウス菌の媒介食品としては米飯類などの穀物加工品が多い。この場合の食中毒症状は下痢型で，ウエルシュ菌食中毒と類似している。

12. ☐ ボツリヌス菌は自然界に広く分布する偏性嫌気性細菌である。本菌は末梢運動神経を麻痺させる菌体外たんぱく毒素を産生し，この毒素は非常に耐熱性が高いため100℃で1～2分の加熱では不活化されない。

13. ☐ 乳児ボツリヌス症の発症防止のために，乳児の蜂蜜摂取は避けるべきである。

14. ☐ ノロウイルスは家畜の腸管でしか増殖できないので，その食中毒予防は家畜の糞便汚染防止である。

15. ☐ 食品の種類により，特有の寄生虫汚染があるが，これらによる感染予防の一つとして一般的に凍結処理が有効であるが，トリヒナでは無効である。

演習問題 B 次の文章は感染型と毒素型の代表的菌種の特徴と食中毒予防対策について述べたものですが，【 】内にあてはまる適切な用語を下記の用語から選んで入れてください。

グラム陰性，グラム陽性，腸内細菌科，*S. Enteritidis*，*S. Typhimurium*，カンピロバクター，ノロウイルス，5，10，腸管，感染型，毒素型，エンテロトキシン，ベロ毒素，低い，高い，低温管理，加熱処理，二次汚染防止，手指，糞便，アニサキス

　我が国において，食品を介してヒトに伝搬される代表的な病原微生物はサルモネラ，病原大腸菌，【①】，黄色ブドウ球菌，腸炎ビブリオなどの病原細菌およびノロウイルスであり，最近では【②】による食中毒が急増している。

　なかでも，リルモネラは【③】に分類される【④】食中毒を起こす代表的菌種で，国際的にも食品衛生上の最重要菌種である。本菌は，もともとヒトや動物の【⑤】に存在し，食肉や卵などの畜産食品との結びつきが強く，特に最近では卵が汚染源と考えられる【⑥】による食中毒が多い。その食中毒の発生予防対策としては原材料の汚染防止，適正な温度管理，加熱後の【⑦】が重要である。

　黄色ブドウ球菌は，【⑧】の通性嫌気性細菌であり，発育可能な最低水分活性値は食中毒細菌の中では最も【⑨】という特性があり，法的に規定されている【⑩】℃以下では発育が著しく抑制される。食品中で増殖すると【⑪】と呼ばれる耐熱性毒素を産生し，この毒素が嘔吐を主徴とする典型的な【⑫】食中毒を起こす。本菌は，ヒトおよび動物の皮膚や粘膜などに常在し，食品取扱者の【⑬】から食品が汚染されるケースが多く，特に化膿性疾患を有する場合はその危険性が高くなる。本菌による食中毒予防対策は，食品への汚染防止と特に【⑭】による菌の増殖防止である。

　ノロウイルスに対する衛生管理のポイントはヒト糞便の汚染源の除去であるが，【⑮】が最も効果的な方法である。

解　答

演習問題 A

1. ◯
2. ✕　理由：サルモネラは乾燥に比較的強く，乾燥食品の安全性においても重要である。
3. ✕　理由：カンピロバクター・ジェジュニによる食中毒の主な媒介食品は鶏肉である。
4. ◯
5. ✕　理由：腸炎ビブリオは，真水である水道水中では増殖できない。
6. ◯
7. ✕　理由：腸管出血性大腸菌 O157：H7 の耐熱性は，通常の大腸菌と同じであり高くない。
8. ◯
9. ◯
10. ◯
11. ✕　理由：日本で発生するセレウス菌食中毒は嘔吐型が主であり，その症状は黄色ブドウ球菌食中毒に類似している。
12. ✕　理由：ボツリヌス菌毒素は易熱性で，80℃で 20 分または 100℃で 1 ～ 2 分の加熱で不活化される。
13. ◯
14. ✕　理由：ノロウイルスはヒトの腸管でしか増殖できないので，ヒトからの糞便汚染防止が重要である。
15. ◯

演習問題 B

①カンピロバクター　⑥ S. Enteritidis　⑪エンテロトキシン
②アニサキス　⑦二次汚染防止　⑫毒素型
③腸内細菌科　⑧グラム陽性　⑬手指
④感染型　⑨低い　⑭低温管理
⑤腸管　⑩ 10　⑮加熱処理

食品中における
微生物の挙動

本章の目的

　微生物のうちウイルスや寄生虫は食品中で増殖しないが，細菌は好適な条件が与えられると，通常二分裂によって増殖を繰り返し菌数が増加する。二分裂に要する時間は，至適条件ほど短くなり，すなわち増殖に要する時間が短くなり，発育が速いということになる。逆に，至適条件から遠ざかるに従って増殖時間が長くなり発育が遅くなり，ついには増殖を停止し，さらには微生物の生存に不利な条件になると死滅していく。

　食品を汚染する微生物の増殖あるいは死滅などの挙動に与える要因には，食品自体の要因，すなわち内部環境要因と食品を取り巻く外部環境要因がある。前者の要因には，水分と水分活性（Aw），水素イオン濃度（pH），酸素濃度（酸化還元電位），浸透圧，栄養分や抗菌性成分などの食品成分，微生物の相互作用などがあり，後者の要因には，温度，相対湿度，環境の気相：ガス，紫外線，放射線などがある。

　これらの要因の中で，温度は食品微生物管理上最も重要な要因の一つであり，食品の特性をあまり変化させないで微生物の増殖を抑制する低温保持，微生物を死滅させる加熱殺菌処理などは，時間との関係を有効に組み合わせることにより，病原微生物による危害発生の防止および保存期間の延長を可能にしている。しかし，通常の食品の製造加工，貯蔵，流通においては，温度のみでなく，各種の要因が複雑に絡み合って微生物の挙動に影響しており，さらに食品の取扱いにより，各種の内部環境要因や外部環境要因の諸条件を強制的に変化させて，食品を汚染する微生物の挙動を操作し管理することになる。

　したがって，それぞれの要因が微生物の増殖あるいは死滅に対して，どのように影響するのかを知ることが，食品の安全性や保存性を予測するうえで極めて重要となる。しかし，実際問題として，製造・加工，貯蔵，流通時に食品を汚染する微生物がどのような挙動を示すかを正確に知ることは極めて難しく，我々は実験的に微生物を食品中に接種して，できるだけ実際に近い条件を再現することにより，そのときの菌の挙動を観察して推測するための菌接種試験（チャレンジテスト）を行ったり，個々の要因について微生物の挙動を数値的なモデルから推定する予測微生物学を利用することになる。また，各要因をハードルにたとえて，ハードルの組み合わせにより，食品を汚染する病原微生物や腐敗微生物の発育・増殖を制御しようという「ハードル理論」が知られている。

　本章では，食品衛生管理によく応用される要因のうち，温度，水分（活性），酸素，添加物が微生物の増殖あるいは死滅などの挙動に与える影響について示し，次いで発酵による有害微生物の抑制，微生物の増殖により生じる食品成分の好ましくない変化である腐敗・変敗についても記述する。

Q22 食品中の微生物は，なぜ増えたり減ったりするのですか？

● 食品中の微生物は，食品自体の要因および食品を取り巻く要因，これらの環境要因を製造加工あるいは貯蔵などにより人為的に変化させる処理要因の三つの要因により増えたり減ったりする。

● 食品を汚染する微生物は新たな汚染や増殖により増加し，増加速度は微生物にとって至適条件ほど速く，殺菌により減少，さらには死滅していくが，その死滅速度は微生物にとって条件が悪いほど速くなる。

　一般的に食品を一次あるいは二次汚染した微生物は，さまざまな要因により一定の規則性を示しながら増殖したり減少あるいは死滅する。

1. 食品中の微生物の増殖または死滅に及ぼす要因

　食品中の微生物は，食品自体の要因（内部環境要因）および食品を取り巻く要因（外部環境要因）により影響を受ける。それらの環境要因はそれぞれ独立して影響するのではなく，相乗あるいは相加的に影響する。また，これらの要因を製造加工あるいは貯蔵することによる処理要因により，人為的かつ強制的に変動させて微生物の増殖抑制さらには死滅させ，食品の安全性を確保すると

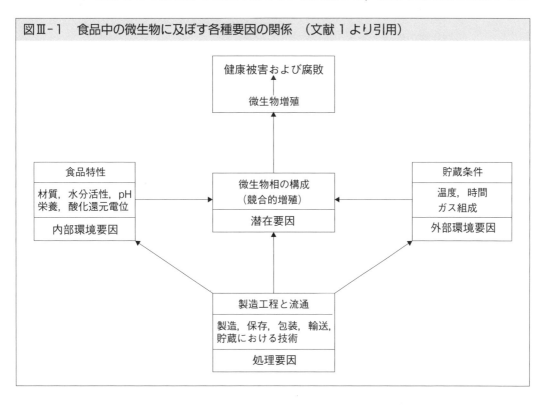

図Ⅲ-1　食品中の微生物に及ぼす各種要因の関係　（文献1より引用）

ともに保存性を向上させることができる。食品自体の要因，食品を取り巻く要因，処理要因の三つの要因は図Ⅲ-1のような関係にあり，それぞれ次のような要因が含まれている（Q2 参照）。

1) 食品自体の要因（内部環境要因）

食品成分（栄養分），水分と水分活性，水素イオン濃度（pH），酸素濃度（酸化還元電位），抗菌性成分，微生物の相互作用，浸透圧など

2) 食品を取り巻く要因（外部環境要因）

温度，相対湿度，環境の気相：ガス，紫外線，放射線など

3) 製造加工あるいは貯蔵などの処理要因

① 包装などによる汚染経路の遮断

② 洗浄などによる除菌

③ 静菌的処理：低温（冷蔵，冷凍），濃縮，乾燥，気相調節（真空，脱酸素，ガス置換），化学物質添加，発酵など

④ 殺菌的処理：加熱殺菌，冷殺菌（薬剤，ガス，オゾン，紫外線，放射線など），超高圧，超音波殺菌など

静菌および殺菌的処理は，食品の表面や内部の菌まで作用する処理と，表面の菌しか殺菌できない処理法に大別される。後者の代表例に紫外線殺菌があり，食品や包装材料の表面殺菌によく使用される（Q30 参照）。

2. 増殖曲線と死滅曲線

1) 微生物の増殖

微生物のうち細菌は一定の環境下で，図Ⅲ-2に示したような増殖曲線（発育曲線）に従って菌数が増加し，最終的には死滅の過程に至る。その速度は細

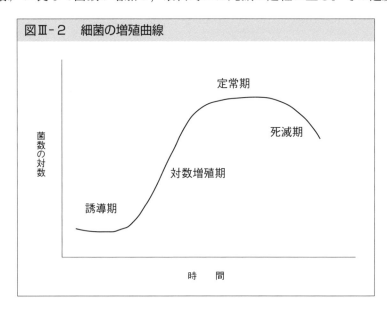

図Ⅲ-2 細菌の増殖曲線

菌の種類や条件により異なり，至適条件ほど速く，その条件から外れるほど緩慢になる。条件に最も影響するのは「栄養」，「水分」および「温度」である。

増殖曲線は次の四つのプロセスからなっている。

① 誘導期（lag phase）：環境に適応するための準備期間で，至適条件ほど短い。

② 対数増殖期（logarithmic phase あるいは単に log phase）：二分裂を繰り返すことにより指数関数的に菌数が増加する期間で，1回の分裂に要する時間，すなわち世代時間（generation time）は至適条件のときに最も短く，至適条件から遠ざかるにつれて長くなる。菌数の対数（log）を縦軸に，時間を横軸にプロットすると直線になる。

通常，最初の菌数（a）は t 時間後に $a \times 2^n$ 個（n：t 時間内の分裂回数）となる。

③ 定常期または静止期（stationary phase）：増殖とともに，栄養分の枯渇や代謝産物の影響により死滅が始まり，見かけ上菌数が一定になる期間。

④ 死滅期（death phase）：微生物自体の代謝産物等の影響で，増殖菌数よりも死滅菌数が多くなり，見かけ上の菌数が減少していく期間。

2）微生物の死滅

微生物は加熱処理のような不利な条件に置かれると菌数が減少し，最終的には検出できなくなる。微生物の死滅は時間の経過とともに生菌数の対数が直線的に低下するため，縦軸に菌数の対数，横軸に時間をとると，ある範囲内で直線となる。このときに，菌数を 1／10 に減少させるのに要する時間（90％致死時間）を D 値という。例えば，63℃における D 値というときは $D_{63℃}$ と表現する。また 3D とは $1／10^3$ に菌数を減少させるのに要する時間である（Q56 参照）。

食品中の微生物を死滅させるために要する時間は，はじめの菌数に依存しており，初発菌数が多ければ，それだけ時間が長くなる。さらに，菌種によって各種殺菌処理に対する抵抗性が異なるため，殺菌時間に影響する。一般に，栄養型の細菌や糸状菌，酵母は熱に弱く，短時間で殺菌されやすいが，細菌芽胞は強い抵抗性を示す（Q24 参照）。紫外線に対して，糸状菌は抵抗性がある。

また，微生物の死滅を表す用語として，「殺菌」とは食品の安全性や品質を損なう菌を殺すことで必ずしも無菌ではないが，「滅菌」とはあらゆる微生物を死滅あるいは除去することである。なお，「消毒」とは器具・器材などの環境中の病原微生物を熱や薬物で死滅させたり除去することにより，感染が起こらないようにすることである。

参考文献

1　F.Untermann：Microbial hazards in food, *Food Control,* 9 (2-3), p.119-126, 1998.

Q23 食品を低温に置くと，なぜ食品の安全性や保存性が高まるのですか？

● 温度は微生物の発育を抑制するうえで最も重要な要因であり，食品を冷蔵もしくは冷凍保存すると，汚染微生物は菌体内酵素活性が低下し，誘導期は延長されて分裂に要する時間も長くなるなど発育が抑制され，冷凍では休眠状態になる。

● 食品を低温に置くと，食中毒細菌や品質劣化微生物は増殖が停止したり，食中毒や腐敗を生じる菌数レベルに到達するのに長時間を要することから，食品の品質そのものを変化させないで，食品の安全性や保存性が向上する。

1. 発育温度による細菌の分類

国際酪農連盟（IDF：乳・乳製品に関して規格・基準や検査法などあらゆる事項を検討する国際機関）では，実用的立場から細菌を発育温度別に以下のように分類している。

① 好冷細菌（psychrophiles）：発育至適温度が 20℃以下
② 低温細菌（psychrotrophs）：発育至適温度に関係なく 7℃以下でも発育
③ 中温細菌（mesophiles）：発育至適温度が 30〜45℃
④ 高温細菌（thermophiles）：発育至適温度が 45〜70℃

これらのうち，一般的に好冷細菌は通常の食品には存在しないと考えられており，安全性の点から中温細菌，保存性の点からは低温細菌（Q51 参照）が重要である。なお，高温細菌は缶詰や加温販売された缶コーヒーなど高温保持食品において *Geobacillus stearothermophilus* などのフラットサワー菌（缶詰の外観は膨張しないが，中身は酸敗）や，*Moorella thermoacetica*（*Clostridium thermoaceticum*）などの高温性嫌気性細菌が腐敗の原因菌として知られているが，食中毒の報告はない。

2. 低温における微生物の挙動

温度は微生物の発育とそれに伴う化学反応の速度に顕著に影響し，一般に低温になるほど反応が遅くなるため，誘導期と世代時間は延長して増殖速度が低下する。さらに，増殖下限以下の温度では休眠状態に入るか徐々に死滅していく。

表Ⅲ-1 は主な食中毒細菌について発育最低，至適，最高温度を示したものである。食中毒細菌の多くは中温性であることから，保存温度を低く保てば発育が抑制され，菌数が発症菌量以下に抑えられて食中毒を防止できることになる。なお，表では，冷蔵温度の上限とされる 10℃以下の低温でほとんどの食

表Ⅲ- 1　主な食中毒細菌の発育温度特性

菌種名	温度（℃）		
	最低	至適	最高
Salmonella	5.2	35-43	46.2
	（大部分は＜7℃で増殖不可）		
下痢原性大腸菌	7-8	35-40	44-46
Yersinia enterocolitica	−1.3	25-37	44
Campylobacter	31	42-43	45
	（大気：5％ O_2 ＋10％ CO_2）		
Vibrio parahaemolyticus	5	37	43
Acromonas	＞0, ＜4	28-35	＞42, ＜45
Listeria monocytogenes	−0.4	37	45
Staphylococcus aureus	6.7	37	48
毒素産生	10	40-45	48
Clostridium botulinum			
たんぱく分解菌（A・B・F）	10-12	37-40	48
たんぱく非分解菌（R・F・F）	3.3	30	45
Clostridium perfringens	10	43-47	48
Bacillus cereus	4	30-40	48

中毒細菌が増殖できることが示されているが，実際の食品中で，この温度では著しく発育が抑制される。しかし，リステリア・モノサイトゲネスやエルシニア・エンテロコリチカの発育下限温度は0℃以下であり，またたんぱく非分解のボツリヌス菌も3.3℃と他の細菌より低い。これらは10℃以下に保存された食品中でも発育する代表的な低温性の食中毒細菌と考えられている（第Ⅱ章参照）。

　腐敗に関与する細菌の多くは低温細菌に属し，30℃付近が発育至適温度である。低温細菌の中には腐敗活性の高い細菌も多く，代表的な低温細菌である *Pseudomonas* はチルド流通食品，特に乳や食肉などの畜産食品を低温で長時間保管すると，優勢なミクロフローラを形成して腐敗に主導的役割を演じる。

　糸状菌は一般的に20〜25℃付近が発育適温で低温でも発育するが，至適温度が40〜45℃で50〜55℃でも発育する高温性糸状菌もある。酵母は低温でも中温でも発育する（Q8参照）。

3. 食品の保存温度と食品の安全性，期限表示との関係

　低温保存は食品成分をほとんど変化させないことから，多くの食品で最も広く使用される保存方法の一つであり，特に生鮮食品の生産・流通・消費の一連の過程を低温で切れ目なく保つことをコールドチェーン（低温流通体系）と称している。冷凍保存では汚染微生物の発育を効果的に停止させることができる。

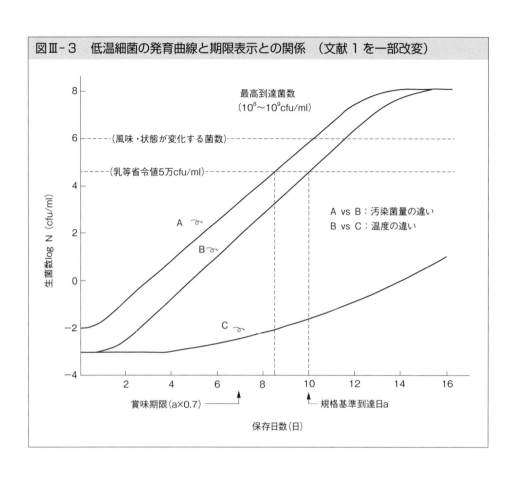

図Ⅲ-3　低温細菌の発育曲線と期限表示との関係　（文献１を一部改変）

最高到達菌数
(10^8～10^9cfu/ml)

(風味・状態が変化する菌数)

(乳等省令値5万cfu/ml)

A vs B：汚染菌量の違い
B vs C：温度の違い

A
B
C

生菌数log N（cfu/ml）

賞味期限(a×0.7)　　　　　　　　　規格基準到達日a

保存日数（日）

表Ⅲ-2　微生物学的安全性確保のための食品の保持温度と時間
　　　　の関係（米国FDA）（文献２より引用）

温度（℃）	最大保持時間
−10	（酵母，糸状菌の増殖開始温度）
−5	（腐敗細菌の増殖開始温度）
−2.2	（食肉の解凍温度）
−1.1	（安全な冷蔵温度）
0	60 日間
1.7	30 日間
5.0	10 日間
10.0	2.5 日間
15.6	1 日間
21.1	14 時間
29.4	7 時間
35.0	5 時間

注：各温度における保持時間
　　は，病原細菌が10回分
　　裂（1：1,024）する時間
　　を基準として表示

また，保存温度は塩分，pH，水分活性および食品保存料などの要因と併用すると相乗効果が期待できる。

　我が国では法的に規定された食品の保存温度の上限は 10℃が主流を占めるが，この温度では食中毒細菌の多くは発育が著しく抑制されるものの一部は発育可能であることから，食肉製品のように，特にボツリヌス菌に対する安全性を確保する目的で一部の製品については 4℃以下に保存することが規定されている。また，コーデックス委員会では調理済み食品のリステリア・モノサイトゲネスに対する安全性確保のために製品保存温度 6℃以下（2〜4℃以下が望ましい）を推奨していることをふまえて，我が国も非加熱食肉製品とナチュラルチーズ（ソフトおよびセミハードのものに限る）を 6℃以下に保存することを制御手段の一つとして指導している。なお，腐敗を効果的に抑制するという点からも，国際的には 4℃以下が一般的に採用されている。

　食品の低温保持は温度が低いほど細菌性食中毒の予防上および微生物学的保存性の向上の点から極めて有効であり，これに食品の品質を考慮したうえで，冷蔵温度を設定する。

　図Ⅲ-3 は，乳・乳製品を例に，低温細菌の発育曲線と期限表示との関係を示したものである。曲線 A と B の関係は当初の汚染菌量の多少の違い，B と C は保存温度の違いである。当初の汚染菌量が少ないほど保存日数は長くなり，また保存温度が低いほど菌数の増加速度が遅くなり，保存日数が延長されることがわかる。なお，我が国の乳・乳製品の期限表示は，乳等省令の規格基準に到達する日数に安全率を乗じた日数である。

　表Ⅲ-2 は，米国 FDA（Food and Drug Administration：食品医薬品局）が食品（主に食肉を対象）の保存温度と時間の関係から，保存温度ごとに食品がどの程度の期間，安全性が確保できるかの目安を示したものである。各保存温度における保持時間は病原細菌が 10 回分裂する時間を基準としている。10℃保存では 2.5 日間が最大保持時間であり，−1.1℃が安全な冷蔵温度となっている。

参考文献

1　亀井俊郎：乳および乳製品（重要管理点としての床の汚染地図）；HACCP システムによる畜水産食品の微生物制御法，日本食品微生物学会雑誌，12 (1), 3, 1995.
2　Snyder, O. P., Jr.：HACCP-based safety and quality assured pasteurized-chilled food systems (FDSV2902. 21)：Hospitality Inst. Tech. & Management, 1994.

Ⅲ　食品中における微生物の挙動

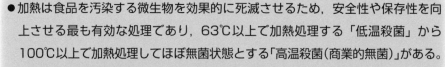

- 加熱は食品を汚染する微生物を効果的に死滅させるため、安全性や保存性を向上させる最も有効な処理であり、63℃以上で加熱処理する「低温殺菌」から100℃以上で加熱処理してほぼ無菌状態とする「高温殺菌（商業的無菌）」がある。
- 微生物の耐熱性は菌種によって異なり、*Bacillus* や *Clostridium* は芽胞を形成して加熱に対しても強く抵抗して生残する可能性が高い。

1. 加熱温度と微生物の生残性との関係

　加熱調理により、食品から汚染微生物を死滅させるための時間は加熱当初の菌数に依存しており、当初の菌数が多ければ、それだけ殺菌に要する時間は長くなる。加熱した時の微生物の生残菌数は対数的に低下するため、縦軸に菌数の対数、横軸に時間をとると、ある範囲内で直線的に減少する（Q22参照）。なお、加熱殺菌において非致死的な状態で生残し、その後の条件によっては発育するようになる損傷菌の存在を常に考慮すべきである（Q53参照）。

　芽胞を形成しない細菌の耐熱性は、通常グラム陽性球菌、グラム陽性桿菌、グラム陰性細菌の順に低くなる。また、低温細菌など発育温度が低いほど耐熱性は低い傾向がある。一般的に、芽胞を形成しない細菌は、食肉製品や乳・乳製品において法的に規定されている製造基準の殺菌条件である63℃、30分間でほぼ完全に死滅させることができるが、セレウス菌、ウエルシュ菌やボツリヌス菌などの芽胞はこの温度では死滅させることができない。このような生残芽胞は、加熱後の急速な冷却とその後の低温管理により発芽 → 増殖を抑制すること、およびこのような菌の芽胞汚染がない原材料の使用が食品の安全性や保存性を確保するためのポイントになる。

　表Ⅲ-3に主な食中毒細菌の熱抵抗性について、菌数を1/10に減少させる時間であるD値で示す。D値が大きいほど耐熱性が高いことを意味する（D値についてはQ22、Q56参照）。

　一方、糸状菌や酵母は、一般的に栄養型の細菌と同様に100℃以下の加熱で殺菌されるが、子のう菌類では80℃以上で生残する子のう胞子を形成し、100℃で30分加熱でも生残する耐熱性糸状菌の報告もある。

2. 加熱殺菌に影響する要因

　食品を汚染する微生物の耐熱性は食品自体および食品周囲の環境条件によって変動し、以下にそれらのいくつかの要因の影響を示す。

表Ⅲ-3　主な食中毒細菌の熱抵抗性の比較　（文献1を改変）

菌種名	温度(℃)	D値(分)
腸炎ビブリオ	60	0.8〜6.5
黄色ブドウ球菌	60	2.1〜42.35
	65.5	0.25〜2.45
サルモネラ	60	3〜19
	65.5	0.3〜3.5
カンピロバクター	50	1.95〜3.5
	60	1.33（ミルク中）
病原大腸菌（O157：H7）	60	1.67
	65.5	0.14
その他の病原大腸菌	60	1.67
	65.5	0.14
エルシニア・エンテロコリチカ	62.8	0.24〜0.96（ミルク中）
リステリア・モノサイトゲネス	60	2.61〜8.3
	70	0.1〜0.2
赤痢菌	他のグラム陰性細菌と同じ	
コレラ菌	他のグラム陰性細菌と同じ	
セレウス菌芽胞　嘔吐型	85	50.1〜106
下痢型	85	32.1〜75
ウエルシュ菌芽胞	98.9	26〜31
	100	2〜100以上
ボツリヌス菌芽胞　たんぱく分解菌	121	0.23〜0.3
たんぱく非分解菌	82.2	0.8〜6.6

1) 食品成分

油脂中では乾熱殺菌（乾熱空気による殺菌）と同じ状態になり，微生物の耐熱性が上昇する。また，たんぱく質などの食品成分は加熱に対して保護作用がある。

2) 水分

加熱殺菌効果は水分が大きく影響する。湿熱殺菌（飽和水蒸気による殺菌）は乾熱殺菌より殺菌効果が高い。バルブのシール中やバイオフィルム中では熱伝導が悪いため，加熱蒸気で機器を殺菌しても微生物が生き残る危険性がある（Q57参照）。

3) pH

微生物の耐熱性は中性付近で最も高く，酸性またはアルカリ性に傾くにつれて低下する。

4) 保存料

保存料を添加すると加熱との相乗効果により殺菌効果が上昇する。

3. 食品における殺菌条件の設定の考え方

　食品の殺菌条件は目的に応じて設定する必要があるが，食品の安全性や保存性を確保することを第一に考え，食品の物性，風味等に影響しない範囲内で加熱温度および時間を設定する。法的に製造基準により殺菌条件が規定されている場合は，原則としてそれに従わなければならない。また，殺菌の指標となる微生物を用いて殺菌条件を設定する場合は，過去の食中毒事故や腐敗事例などを参考にして，食品中での耐熱性試験を行うことにより一層実用的なデータが得られる。

　通常，食品の殺菌条件は65℃前後の温度で処理する低温殺菌と100℃以上の高温殺菌（商業的無菌）に大別される。低温殺菌は真菌や栄養型の細菌が殺菌の対象となり，高温殺菌は芽胞が殺菌の対象となる（Q30参照）。

　乳・乳製品の殺菌条件は，殺菌温度と時間の組み合わせから，次のとおりに区別されている。

1) 低温保持殺菌（LTLT：Low Temperature Long Time Pasteurization）

　63〜65℃，30分間保持する方法で，人獣共通感染症の原因微生物である*Coxiella burnetii*（Q熱の病原体）を殺菌の指標として設定され，グラム陰性桿菌や黄色ブドウ球菌などの栄養型の細菌はほぼ完全に死滅するが，*Microbacterium*や芽胞は生残する。

2) 高温短時間殺菌

　（HTST：High Temperature Short Time Pasteurization）

　72〜75℃，15秒間連続的に殺菌処理され，LTLT殺菌と同様に栄養型の細菌はほぼ完全に死滅するが，*Microbacterium*や芽胞は生残する。また，欧米ではあまりみられない75℃以上，15分間以上保持するHTLT殺菌（高温保持殺菌：LTLT変法ともいわれる）はHTST殺菌と同等の殺菌効果が得られる。

3) 超高温加熱処理（UHT：Ultra High Temperature Process）

　120〜130℃，1〜3秒間連続的に処理され，芽胞もほとんど死滅する。一般的に，1）および2）の殺菌処理に対して商業的無菌の範疇に入る。

参考文献

1　厚生省生活衛生局乳肉衛生課監修・動物性食品のHACCP研究班編：HACCP衛生管理計画の作成と実践　総論編，p.18，中央法規出版，1997.
2　宇田川俊一：耐熱性カビによる食品の汚染，食品と微生物，8 (3), 121, 1991.

Q25 水分活性の低下により，
なぜ食品の安全性や保存性が高まるのですか？

Point

● 水分活性とは微生物が利用できる食品中の水の割合である。食品の水分活性を
低下させることで有害微生物の増殖を抑制し，食品の安全性や保存性を向上さ
せることができる。

● 食品の水分活性が低下するにつれて，大部分の細菌 → 酵母 → 糸状菌の順に発
育が抑制される。乾燥めん類，ビスケット，粉ミルクなどの乾燥食品では水分
活性が低いために，微生物はほとんど発育できない。

1. 水分活性と微生物の関係

1) 水分活性とは

食品中の水分は，微生物の発育に大きく影響する。食品の水分は食品成分と
結合した「結合水」と結合していない「自由水」に分けられ，微生物が利用で
きるのは自由水である。自由水の割合を示す値を水分活性といい，A_W または
a_W と表現される。

一定温度 T_0 で密閉容器に純水（蒸留水）を入れると蒸発するが，あるとこ
ろで平衡状態（平衡蒸気圧）に達する。その時の純水の平衡蒸気圧を P_0 とし，
同じ温度条件で密閉容器に食品を入れて食品の水分が蒸発し平衡状態に達した
時の平衡蒸気圧を P とすると，水分活性は純水の蒸気圧と食品の蒸気圧の比
として次式により求められる。

$$A_W = \frac{P \ （一定温度 T_0 で, 食品を密閉容器中に入れたときの平衡蒸気圧）}{P_0 \ （一定温度 T_0 で, 純水を密閉容器中に入れたときの平衡蒸気圧）}$$

食品を純水とみなせば，A_W は 1.0／1.0=1.0 となるが，食品では食品成分を
溶かした状態の水分が多いので P は P_0 よりも小さくなるため，食品の A_W は
1 よりも小さい値となる。したがって，A_W は 0 から 1.0 の範囲で，一般的に
小数点以下 2 桁の数値で表される。

食品に砂糖や食塩を加えると水分活性が低下するが，これはラウールの法則
と呼ばれ，水に可溶な物質（溶質）が溶け込むと，溶質のモル分率が自由水の
蒸気圧に影響するからである。したがって，同一量の食品に添加するのであれ
ば，低分子量の溶質（食塩など）を添加したほうが水分活性の低下が期待できる。

水分活性値は，コンウエイユニットを用いて一定の蒸気圧環境をつくり，こ
の中に食品を置いて増減した重量を求めて食品の A_W とする方法（重量平衡
法），あるいは平衡に達した容器内の空気の蒸気圧を電気的に計測する簡便法
（蒸気圧法）により測定する。

2）水分活性を利用した微生物の抑制

　微生物の代謝はすべて水を介して行われるため，食塩，砂糖，有機酸，アミノ酸などを食品に添加すると，その分だけ微生物が利用できる水の割合は少なくなり，水分活性が低下して微生物の発育や生残が抑制される。

　一般的に水分活性は固形の食品に適用されるが，水分活性とほぼ比例関係にある「浸透圧」が漬物や果実のシロップ漬けなど水分含量の多い食品に適用される。浸透圧による微生物制御の原理は，微生物は通常細胞膜で外界と遮断され，細胞内の浸透圧の方が外部よりも高いが，細胞周囲の溶質濃度（砂糖や塩分など）が高くなると水が外に流出して細胞が収縮し，その結果，栄養分を細胞内に取り込むことができずに死滅するかあるいは発育できなくなるためである。塩蔵品や果実等の砂糖漬けでは，高濃度の食塩や砂糖による高い浸透圧と低い水分活性により微生物の増殖を抑制する。

2. 微生物の種類と水分活性の関係

　表Ⅲ-4に水分活性と微生物および食品の種類との関係，表Ⅲ-5に主な食中毒細菌の増殖と水分活性の関係を示したが，水分活性の低下に伴い細菌，酵

表Ⅲ- 4　水分活性と微生物および食品の種類との関係　（文献２より引用）

A_W	増殖が阻止される微生物	当該 A_W の食品名	塩分 (%)	糖分 (%)
0.95	グラム陰性細菌，芽胞形成細菌の一部，酵母の一部 *Campylobacter jejuni* *Clostridium botulinum* typeE	多くの食肉加工品, アジの開き, スモークサーモン，ドライハム，塩イクラ	7	40
0.91	大部分の球菌，乳酸菌，好気性芽胞形成細菌，糸状菌の一部 *Salmonella* *Clostridium botulinum* type A,B *Vibrio parahaemolyticus* *Bacillus cereus* *Listeria monocytogenes* *Staphylococcus aureus*（嫌気）	中度熟成チーズ，塩タラコ，塩ザケ	12	55
0.87	大部分の酵母	サラミ，長期熟成チーズ，シラス干し	17	65
0.80	大部分の糸状菌，ブドウ球菌 *Staphylococcus aureus*（好気）	小麦粉，米，豆，イカの塩辛	26	
0.75	高度好塩細菌	ジャム，マーマレード，蜂蜜		
0.65	耐乾性糸状菌	オーツ挽き割り，干しエビ（水分20%）		
0.60	好浸透圧酵母	乾燥果実（水分15〜20%）		
0.50	微生物は増殖しない	乾燥めん類（水分12%），香辛料（水分10%）		

表Ⅲ-5　主な食中毒細菌の増殖と水分活性の関係

菌種名	最低	至適	最高
Salmonella	0.94	0.99	>0.99
下痢原性大腸菌	0.95	0.99	>0.99
Yersinia enterocolitica	0.975（食塩5％）	—	—
Campylobacter	>0.987	0.997	—
Vibrio parahaemolyticus	0.94	0.98	>0.99
Aeromonas	（食塩5～6％）	（食塩1～2％）	—
Listeria monocytogenes	0.92（食塩9.9％）	—	—
Staphylococcus aureus	0.83	0.98	>0.99
毒素産生	0.87	0.98	>0.99
Clostridium botulinum			
たんぱく分解菌	0.94（食塩10％）	—	—
たんぱく非分解菌	0.97（食塩5％）	—	—
Clostridium perfringens	0.93	0.95～0.96	0.97
Bacillus cereus	0.93	—	—
	（大部分は0.95）		

母, 糸状菌の順に発育が抑制され, 大部分の食中毒細菌は食品の水分活性が0.94になると増殖が抑制され0.92～0.93で増殖が停止する。

　法的基準値として, 食肉製品はその特性ごとに水分活性とpHの組み合わせによって規定されているが, この値は特にボツリヌス菌の増殖抑制を考慮したものである。食中毒細菌の中で黄色ブドウ球菌は生育下限値が特異的に低く, 毒素産生の下限が0.87といわれており, リステリア・モノサイトゲネスも発育下限値が他の食中毒細菌に比べて低い。一方, サルモネラの発育下限値は0.94であるが, 乾燥に耐えることから, 粉乳や香辛料などの乾燥食品の安全性の点で注意が必要である。

　一般的に, 真菌類の発育下限値は低く糸状菌は0.81以上, 酵母は0.88以上で発育でき, 酵母の中には低い水分活性でも発育できる好浸透圧酵母がいる。糸状菌の場合も耐乾性の糸状菌が存在し発育停止水分活性値が低い。乾燥食品に糸状菌や酵母が多い理由は, 糸状菌や酵母が低い水分活性でも発育できるからである。しかし, その値が0.60以下では糸状菌や酵母も発育できなくなる。

　有害微生物の増殖を水分活性の低下によって抑え, さらに温度, pH, 脱酸素などの要因を組み合わせることにより, 食品の安全性や保存性の向上が可能となる。

参考文献

1　石井泰造監修：微生物制御実用事典, p.72, フジ・テクノシステム, 1993.
2　清水 潮著：食品微生物の科学　食品微生物Ⅰ—基礎編, 第2版, p.148, 幸書房, 2005.

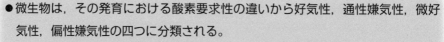

- 微生物は，その発育における酸素要求性の違いから好気性，通性嫌気性，微好気性，偏性嫌気性の四つに分類される。
- 酸素がない状態では好気性の細菌や糸状菌の発育が抑制され，好気性微生物の多い食品では安全性や保存性が向上するが，*Clostridium* の汚染がある場合はその効果がない。
- 脱酸素処理しても増殖するような微生物に対しては，脱酸素包装後に低温保存や加熱処理を行うことにより食品の安全性や保存性を高める。

微生物には発育に酸素を要求するものと要求しないものとがあるが，食品の安全性や保存性に影響を与える微生物の多くは好気的条件下で発育する。一般的に食肉や魚介類を大気中（通常の酸素の存在下）に保存すると好気性微生物が優勢になることから，その発育を抑制するために，真空やガス置換などの脱酸素包装が行われる。

1. 酸素要求性による微生物の分類

微生物は酸素要求性により，次の四つに区分される。図Ⅲ-4 には，酸素要求性の異なる微生物の寒天培地中での発育状況を示した。

1)（偏性）好気性菌

通常の酸素の存在下でのみ発育できる。*Pseudomonas* などの細菌や糸状菌が代表的な微生物である。

2) 通性嫌気性菌

酸素の存在の有無にかかわらず発育できるが，一般的に酸素が存在したほうが増殖は速い。腸炎ビブリオ，サルモネラや大腸菌などの腸内細菌，黄色ブドウ球菌などの細菌および酵母が含まれる。

3) 微好気性菌

通常の大気よりも低い酸素濃度で発育する。代表的な菌種としてカンピロバクターがあり，5％程度の酸素濃度で発育がよい。

4) 偏性嫌気性菌

酸素が存在すると発育できない。*Clostridium* 属が発育し，なかでもボツリヌス菌，ウエルシュ菌が食品安全上重要である。

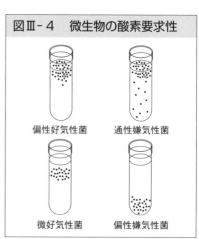

図Ⅲ-4　微生物の酸素要求性

偏性好気性菌　　通性嫌気性菌

微好気性菌　　偏性嫌気性菌

2. 嫌気度を表す酸化還元電位（Eh：ボルト）

　一般的に，食品中の酸素濃度を測定することは困難なことから，酸素濃度と平衡関係にある Eh で酸素濃度の程度を示す。すなわち，嫌気度は食品構成成分の酸素と水素および酸化力のある物質と還元力のある物質の比で決まり，これを Eh で表す。食品の Eh と細菌の発育の関係は図Ⅲ-5 に示したように，食品構成成分として水素と還元物質が多ければ Eh は低くなり嫌気度が高くなるので嫌気性細菌が発育する。したがって，酸素が存在しても，食品中にブドウ糖やアスコルビン酸などの還元物質があると嫌気度が高まり嫌気性細菌の発育が可能になる。

　表Ⅲ-6 に，いくつかの食品について酸化還元電位（Eh）を示す。偏性嫌気性細菌は Eh が－200mV（pH7.0）以下で増殖可能であるといわれているが，

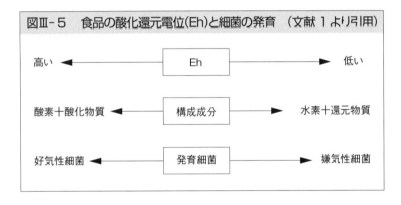

図Ⅲ-5　食品の酸化還元電位(Eh)と細菌の発育　（文献 1 より引用）

高い	Eh	低い
酸素＋酸化物質	構成成分	水素＋還元物質
好気性細菌	発育細菌	嫌気性細菌

表Ⅲ-6　食品の酸化還元電位（Eh）（文献 1 より引用）

食品	Eh（mV）
牛乳	＋200～＋340
チェダーチーズ	－300～－100
エメンタールチーズ	－50～－200
卵	＋500
生肉，硬直後	－150
生肉，ミンチ	＋225
肝臓	－200
小麦，全粒	－320～－360
小麦，胚芽	－470
大麦，ひきわり	＋225
バレイショ	－150
グレープフルーツ	＋409
レモンジュース	＋383
ホウレン草ジュース	＋74

この数値は必ずしも厳密なものではなく，比較的嫌気度の低いウエルシュ菌では－125～＋287mV で増殖可能といわれている。

食肉を含む食品では，製造加工時の加熱により原材料に由来する *Clostridium* 以外の他の競合菌の死滅，加熱による溶存酸素の追い出しと食肉中の SH 化合物などの還元物質の存在による製品内部の嫌気状態により，生残した本属菌の芽胞が発芽・増殖しやすい環境になる。したがって，*Clostridium* の制御には原材料での芽胞数の低減，低温管理および加熱後の急冷が衛生管理上極めて重要となる。

3. 食品の脱酸素包装

真空包装やガス置換包装などの脱酸素包装食品中では好気性微生物の発育は抑制されるが，腸内細菌や乳酸菌，酵母などの通性嫌気性微生物は発育でき，偏性嫌気性細菌では発育しやすくなるため注意しなければならない。なお，これらの包装ではガス透過性の極めて低い容器やフィルムを使用する。

1) 真空包装（脱酸素剤封入包装を含む）

機械的に真空包装するものと脱酸素剤を入れて酸素を化学的に除去する方法がある。しかし，この包装ではサルモネラや病原大腸菌などの通性嫌気性食中毒細菌の発育を完全に抑えることはできない。そのため，真空包装後に加熱殺菌することにより安全性や保存性を高めたり，包装後の初発菌数を低くして低温保存することも重要である。

2) ガス置換包装

空気を吸引除去後，不活性ガスの窒素ガス，炭酸ガスあるいはこれらの混合ガスを封入する包装である。混合ガスによるガス置換包装は，乳製品，食肉製品，水産加工品，菓子類などに使用されており，これらガスにより酸素が置換され，食品の色や香りの変化や脂肪の酸化が防止される。また，炭酸ガスは通性嫌気性の食中毒細菌や *Pseudomonas* を中心にした好気性の腐敗細菌に対して発育抑制効果があるが，乳酸菌や偏性嫌気性細菌にはあまり効果がないといわれている。また，嫌気性芽胞形成細菌の芽胞の発芽を促進することが報告されているため，その汚染の可能性のある食品では注意しなければならない。

参考文献

1　春田三佐夫ほか編：最新食品微生物制御システムデータ集，p.95，サイエンスフォーラム，1983.
2　石井泰造監修：微生物制御実用事典，p.46，フジ・テクノシステム，1993.
3　木村 凡ほか：CO_2 ガスと微生物の増殖，日本食品微生物学会雑誌，13 (1)，1，1996.

Q27 食品の微生物制御に使用される食品添加物にはどのようなものがありますか？

Point

● 食品添加物は，「指定添加物」，「既存添加物」，「天然香料」，「一般飲食物添加物」に分類され，主に「指定添加物」，「既存添加物」の保存料および日持向上剤が微生物制御の目的に使用される。

● 防カビ剤，殺菌料，発色剤として使用される亜硝酸ナトリウム，酸味料，pH調整剤，調味料として使用される一部の有機酸（塩）も微生物制御に利用される。

A

1. 微生物制御に使用される食品添加物の概要

食品添加物は，厚生労働大臣が安全性と有効性を確認して指定した「指定添加物」および長年使用されてきた天然添加物として品目が確定している「既存添加物」のほかに，「天然香料」や「一般飲食物添加物」に分類され，合成，天然の区別なく規制の対象となっている。表Ⅲ-7に，微生物制御にかかわる主な添加物を化学的合成品（指定添加物）と既存添加物に分類して示す。

微生物制御に使用される添加物には，他の食品添加物同様，細かな使用基準や表示方法が決められており，抗菌力，殺菌力なども物質固有の特徴があるため，食品衛生法や解説書などを確認し，適正に使用することが肝要である。

2. 微生物制御に利用される代表的添加物

1)保存料

保存料は，「食品の微生物による変質・腐敗を防止して食品の保存性を向上する目的で使用される食品添加物をいう。ただし，食品の日持ちをわずかに改善する程度の，いわゆる日持向上剤のような添加物は除く」と説明されている。一般的に，殺菌ではなく静菌作用のある化学物質である。

化学的合成品として，ソルビン酸がさまざまな加工品に利用されることが多い。また近年，弁当，惣菜などの増加とともに，白子たんぱく（プロタミン），ポリリジンなども利用されており，2009年よりナイシンも使用可能となった。

(1) ソルビン酸

有機酸の一種で，食品のpHを低くすることにより強い静菌作用を示す。広範囲の食品に使用され，細菌，糸状菌，酵母に対して約0.05～0.2％（pH5.5）で発育を阻止する。特に，糸状菌，酵母に対して効果的であるが，乳酸菌，酢酸菌および嫌気性芽胞形成細菌に対してはほとんど効果が期待できない。

(2) プロタミン

プロタミンはニシン，サケなどの成熟した精巣の精子核中でDNAと結合し

ている塩基性のたんぱく質で，抗菌力は芽胞形成細菌，乳酸菌，黄色ブドウ球菌などのグラム陽性細菌に対して強く，pH7～9のアルカリ性域でも有効であるが，その効果は食品成分の影響を受ける。

(3) ポリリジン

放線菌の一種である *Streptomyces albulus* によって生産される抗菌性物質で，アミノ酸の一種であるリジンが直鎖状につながったポリアミノ酸である。グラム陽性・陰性細菌，酵母に有効であり，抗菌性はpHにあまり左右されず，熱安定性も高い。その抗菌力は，プロタミンと同様に食品成分の影響を受けるため，有機酸類，グリシン，エチルアルコール，脂肪酸モノグリセリド，リン酸塩などと製剤化され，惣菜，米飯，ゆでめん，生めんなどに使用される。

(4) ナイシン

ナイシンは，乳酸菌の一種である *Lactococcus lactis* subsp. *lactis* から生産される抗菌性物質（バクテリオシン）で，主な抗菌成分は34個のアミノ酸からなるペプチド（ナイシンA）である。*Bacillus* や *Clostridium* を含むグラム陽性細菌に対して効果があり，米国，欧州などでは，チーズ，乳製品，缶詰などで利用されている。我が国でも，2009年3月に使用が可能となった（Q28参照）。

2) 日持向上剤

グリシン，リゾチームおよび酢酸，乳酸，クエン酸等の有機酸が使用されている。

(1) グリシン

アミノ酸の一種で，魚介類の旨味成分として知られ，甘味料，調味料などの用途もあるが，グラム陽性細菌，特に芽胞形成細菌に対して有効である。単独もしくはリゾチーム，酢酸ナトリウム，プロタミンなどとともに，惣菜などに使用される。

(2) リゾチーム

卵白中に含まれる溶菌酵素で，枯草菌などの芽胞形成細菌に有効である。グリシンとの併用効果を活用した製剤が一般的で，水産加工品，食肉製品，カスタードクリームなどに使用されている。

(3) 酢酸および酢酸ナトリウム

食酢の成分である酢酸の抗菌力はよく知られており，比較的広範囲の細菌に対して有効である。酢酸は風味への影響が大きく，通常酢酸ナトリウムが，プロタミン，ポリリジン，グリシン，他の有機酸塩類とともに使用されている。

3) その他

表Ⅲ-7に示した保存料や日持向上剤のほか，防カビ剤や殺菌料も微生物制御の目的に使用される。殺菌料は食品を汚染している微生物を殺菌する目的で使用し，過酸化水素，次亜塩素酸ナトリウムおよび過酢酸などがある。これら

表Ⅲ-7　保存料・日持向上剤の分類　（文献2に一部加筆）

化学的合成品	保存料	安息香酸および同ナトリウム，ソルビン酸および同カリウム，デヒドロ酢酸ナトリウム，ナイシン，パラオキシ安息香酸エステル（イソブチル，イソプロピル，エチル，ブチル，プロピル），プロピオン酸および同カルシウム，同ナトリウム），亜硫酸水素アンモニウム水，亜硫酸ナトリウム，次亜硫酸（ナトリウム），二酸化硫黄，ピロ亜硫酸カリウム，同ナトリウム
	日持向上剤	グリシン，グリセリン脂肪酸エステル，酢酸および同ナトリウム，チアミンラウリル硫酸塩
既存添加物名簿収載品目リスト（化学的合成品以外の食品添加物）	保存料	カワラヨモギ抽出物，白子たん白抽出物，ツヤプリシン，ペクチン分解物，ε-ポリリジン
	日持向上剤	キトサン，（エチルアルコール）[a]，オレガノ抽出物，カラシ抽出物，カンゾウ油性抽出物，クローブ抽出物，シソ抽出物，ショウガ抽出物，セイヨウワサビ抽出物，セージ抽出物，チャ乾留物，チャ抽出物，トウガラシ抽出物，ブドウ果皮抽出物，ブドウ種子抽出物，プロポリス抽出物，モウソウチク乾留物，モウソウチク抽出物，ユッカフォーム抽出物，リゾチーム，ローズマリー抽出物

a　アルコール製剤の主剤

は，漂白剤としても使用されることが多いが，殺菌料として使用された場合は，最終製品中に残留しないこととなっている。また，発色剤として使用される亜硝酸ナトリウムは食肉製品特有の色や香り，あるいは抗酸化効果などを付与する以外に，ボツリヌス菌の毒素産生を抑制したり，黄色ブドウ球菌，セレウス菌，サルモネラなどの食中毒細菌に対しても発育抑制効果があることが知られている。酸味料として使用される乳酸ナトリウムは，ボツリヌス菌の毒素産生を遅延させることが明らかにされて以降，食肉製品への利用の研究が盛んに行われ，ボツリヌス菌に加えて，リステリアの制御や食肉製品の微生物学的保存性延長に効果のあることも報告されている。

参考文献

1　宗村義隆：食品添加物の知識，p.21，国際出版研究所，2001.
2　金山龍男：保存性向上，微生物制御を目的とする食品添加物の解説と使用方法のトレンド，月刊HACCP，6 (5)，22，2000.
3　食品添加物表示問題連絡会・日本食品添加物協会共編：新食品添加物表示の実務，p.25，日本添加物協会，1997.
4　NIELSEN, H. J. S. and ZEUTHEN, P.:Growth of pathogenic bacteria sliced vacuum packed Bologna-type sausage as influenced by nitrite. *J. Food Technol.*, 19, 683, 1984.
5　Shelef, L. A. and Yang, Q. : Growth suppression of *Listeria monocytogenes* by lactates in broth, chicken and beef. *J. Food Prot.*, 54, 283, 1991.
6　鮫島 隆ほか：食肉製品の変敗，酸敗原因菌として分離された乳酸菌に対する亜硝酸ナトリウム，乳酸ナトリウムの増殖抑制効果，日食微誌，13，159，1997.

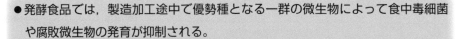

- 発酵食品では，製造加工途中で優勢種となる一群の微生物によって食中毒細菌や腐敗微生物の発育が抑制される。
- 乳酸菌を利用した食品では，乳酸菌が食品中の炭水化物を分解して乳酸を生成し，それにより pH が低下して他の細菌の発育を抑制する。その他，乳酸菌が産生する酢酸，あるいはアルコール，過酸化水素，バクテリオシンなども有害微生物の発育を抑制する。

1. 発酵食品の起源

我々の祖先は，そのまま放置していた食物が酸っぱくはなるが，腐敗しないで十分に可食に耐える食品として保存できることに気づき，湿度の高いところであっても，食物は発酵によって貯蔵できることを知恵として認識した。

今日では，チーズ，発酵乳，乳酸菌飲料，発酵バター，発酵ソーセージ，なれずし，魚糠漬け，野沢菜，キムチ，ザワークラウト，ピクルス，発酵茶，清酒，ワイン，味噌，醤油，サワーブレッドなど，農産物から乳，食肉等の畜産物,魚介類製品に至るまで多種多様な発酵食品がみられる。これらの食品では，ビール酵母，ブドウ酒酵母，清酒酵母，パン酵母などの酵母類，麹カビ，赤パンカビ，白カビなどの糸状菌類，納豆菌，酢酸菌，乳酸菌などの細菌類が単独あるいは併行して増殖し，アルコール発酵，乳酸発酵，酢酸発酵などの反応を行って，特有の香りや高い栄養価をもつ発酵食品を生み出した。しかし，それらはすべて元来は貯蔵食品として始まっており，食物やその周りに生息していた乳酸菌や枯草菌，酵母などが乳酸発酵やアルコール発酵を行って，乳酸をはじめとする有機酸やアルコール類を産生し，これらが原材料由来あるいは製造工程で混入する可能性のある有害微生物の増殖を抑制し，貯蔵性を向上させていたのである（Q9 参照）。

2. 乳酸菌による有害微生物の抑制

ここでは，乳酸発酵食品を例に取り上げ，有害微生物に対する乳酸菌の抑制力について解説する。

発酵食品にはいろいろな種類の乳酸菌が使用されており，発酵乳やチーズ，漬物などでは自然に生育する乳酸菌を利用したり，乳酸菌を含む製品の一部が移植して使われる。一方，優れた性質をもった乳酸菌を分離・培養し，スターターとして添加する方法も広く行われている。このような乳酸菌は製品に好ま

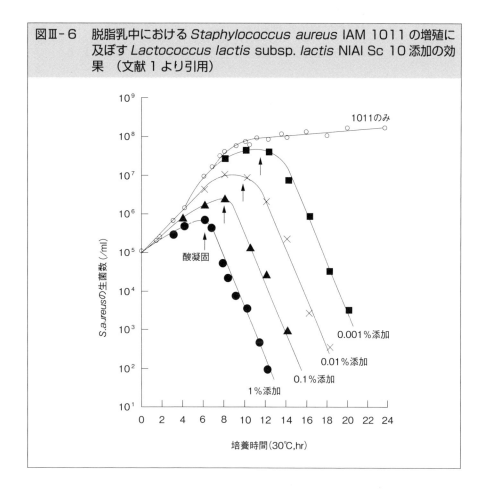

図Ⅲ-6　脱脂乳中における *Staphylococcus aureus* IAM 1011 の増殖に及ぼす *Lactococcus lactis* subsp. *lactis* NIAI Sc 10 添加の効果　（文献 1 より引用）

グラフ内ラベル：
- 1011のみ
- 酸凝固
- 0.001％添加
- 0.01％添加
- 0.1％添加
- 1％添加
- 縦軸：*S.aureus*の生菌数（/ml）
- 横軸：培養時間（30℃,hr）

しい風味やテクスチャーを与えると同時に，製造工程中の微生物学的な安全性を確保し，保存性を高める役割も果たしている。

　発酵ソーセージは原料肉を殺菌することなく使用するため，原料肉由来の有害微生物をいかに抑制するかが問題である。そのため，スターターとして添加した乳酸菌がソーセージ中で速やかに増殖し，有害微生物の発育に適さない5.3以下の pH に早く低下させることが製造上の重要なポイントとなっている。

　ヨーグルトなどの発酵食品では，発酵中に乳酸菌が増殖して pH の低下と有機酸の影響により食中毒細菌や腐敗細菌は発育しないか，もしくは菌数が低下する。また，チーズで問題になるのはサルモネラや黄色ブドウ球菌であるが，発酵が正常に進行せず酸の生成量が低く，pH の低下速度が遅いと，乳中あるいは作業者由来の黄色ブドウ球菌が発育してエンテロトキシンを含むチーズが生産される危険性がある。図Ⅲ-6 は，脱脂乳に黄色ブドウ球菌を 10^5/ml 接種し，乳酸菌スターターを 1〜0.001％添加した場合の黄色ブドウ球菌の消長を調べたもので，黄色ブドウ球菌は乳酸菌スターターの初発菌数が高いほど速く死滅する傾向が認められた。このような結果は，発酵食品において有害微生

物の増殖を効果的に抑制するには，十分な乳酸菌スターターの接種と，有害微生物の汚染菌数低下が極めて重要であることを示している。

3. 乳酸菌の生成する抗菌性物質

　乳酸菌による有害微生物の抑制効果は，食品中で多量に産生する乳酸とそれによるpHの低下が大きく作用しており，食品のpHが3.3～4.3まで低下すると，腐敗に関与する有害微生物のほとんどは生育が阻止される。しかし，乳酸による微生物の生育阻止作用はpHだけではなく，陰イオンあるいは非解離分子も関与すると考えられている。また，乳酸だけでなく，揮発性脂肪酸（酢酸，蟻酸），過酸化水素，ジアセチル，アセトアルデヒド，β-ヒドロキシプロピオンアルデヒド（ロイテリン）などの低分子化合物も小量ではあるが生成され，保存性や風味の向上に寄与している。

　それ以外に大きな影響を及ぼしていると考えられているのがバクテリオシンである。バクテリオシンを産生する乳酸菌には，*Lactococcus lactis* subsp. *lactis, Lactobacillus acidophilus, L. gasseri, L. sake, L. plantarum, L. casei, Pediococcus acidilactici, P. pentosaceus, Enterococcus faecalis* など多数が知られており，産生するバクテリオシンもナイシンをはじめ，ペディオシン，ラクトシン，プランタリシン，ロイコシンなどが知られている。なかでも *Lactococcus lactis* subsp. *lactis* が産生するナイシンは，*Staphylococcus, Listeria, Bacillus, Clostridium* などのグラム陽性細菌全般に広い抗菌作用を示し，熱にも安定なことから，60か国近くで乳製品や肉製品，缶詰などの食品添加物として使用されてきた。我が国でも，2009年3月，保存料としてナイシンの使用が許可された（Q27参照）。近年，バクテリオシンを *Listeria monocytogenes* の制御に用いる研究も盛んに行われており，*L. monocytogenes* Scott A株を接種したセミドライソーセージに *Pediococcus* のバクテリオシン産生株を接種すると，発酵期間中に *L. monocytogenes* が1～2オーダー低下することが確認されている。

　人類は，古来より乳酸菌などの微生物の抗菌作用を巧みに利用し，保存性のよい多種多様な発酵食品を作り出してきた。このような伝統的な発酵食品における微生物の抗菌作用を明らかにし，植物，動物あるいは微生物由来の抗菌性物質（バイオプリザバティブ；biopreservative）を効果的に活用しようとする食品保蔵技術をバイオプリザベーション（biopreservation）という（Q52参照）。

参考文献

1　森地敏樹：食品保蔵における乳酸菌の利用，日本食品科学工学会誌，49 (4)，207，2002.

Q29 食品が腐敗すると，
なぜ食品は食べられなくなるのですか？

- 食品が腐敗活性の高い微生物の作用によって，その官能的な性質に変化を受け，可食性を失う現象を一般的に腐敗（spoilage）という。
- 腐敗微生物の作用で食品中のたんぱく質，炭水化物，脂質，アミノ酸，糖，有機酸が分解されて，アミン，脂肪酸，カルボニル化合物，アルコールなどが生成し，官能的に好ましくない臭いや色，味などの原因となる。

1. 腐敗と変敗

　食品中のたんぱく質などの含窒素化合物が微生物の作用で分解され，低分子の悪臭物質，不快あるいは有害物質などを生成する現象を狭義の「腐敗（putrefaction）」という。また，炭水化物や脂質が微生物の作用によって分解され，風味が悪くなって食用に適さない状態を「変敗（deterioration）」という。しかし，食品の多くはたんぱく質，炭水化物，脂質などいずれも含有しているため，腐敗と変敗はほぼ同時期に起こり区別することは難しい。そのため，食品が微生物の作用によってその官能的な性質に変化を受け，可食性を失う現象を一般的に腐敗（spoilage）と呼んでおり，本書でもこの用語で統一した（Q1 参照）。

2. 腐敗に関与する微生物

　食品の腐敗に関与する主な微生物には *Pseudomonas, Vibrio, Bacillus, Clostridium*，乳酸菌などがあり，*Proteus* も強いたんぱく質分解活性をもち，古くから食品の腐敗細菌として知られている（Q8 参照）。

　このうち，*Pseudomonas* はたんぱく質や脂質の加水分解活性をもつものが多く，魚介類，食肉，乳，卵，野菜などの主要な腐敗細菌で，「増殖速度が速い」，「低温で増殖する」，「アンモニアなどの腐敗生産物の産生能が高い」，「たんぱく質や脂質の分解力が強い」，「菌種により色素を産生する」，「多くの防腐剤に対して強い抵抗性をもつ」などの性質がある。*Bacillus* や *Clostridium* は耐熱性芽胞を形成して生残するため，加熱後の冷却や保存中に適度な温度が与えられると急速に増殖し，*Bacillus* では特有の粘質物や臭気を発生させ，*Clostridium* では嫌気的な条件で酪酸，ブタノール，アセトンなど強い悪臭をもつ腐敗産物を産生する。また，乳酸菌は有用細菌として扱われるが腐敗細菌としての役割ももち，低温や高温で発育したり，高濃度の食塩存在下や低い pH でも増殖する性質をもつなど，食品保存の面からは制御しにくい性質をもっている。特に糖質甘味料を炭素源として利用し，代謝産物による酸敗やネトを引き起こす。

3. 腐敗による食品成分の変化

食品はたんぱく質, 炭水化物, 脂質などの高分子化合物とそれより分子量の小さいアミノ酸, 糖, 有機酸などで構成されている。高分子化合物は, そのままでは微生物が利用できないため, 低分子のペプチドやアミノ酸, 糖類などへ分解する菌体外酵素 (exoenzyme) を分泌する。これにはたんぱく質分解酵素, でんぷん分解酵素, 核酸分解酵素などがあり, 食品微生物のほとんどがこれらの酵素をもっている。

アミノ酸の分解様式には「脱アミノ反応」,「酸化的脱アミノ反応」,「還元的脱アミノ反応」,「脱炭酸反応」の4種類があり, 微生物によりアミン, 飽和・不飽和脂肪酸, ケト酸, オキシ酸, アルデヒド, アルコール, 二酸化炭素, アンモニアなどに分解される (図Ⅲ-7)。

ショ糖, グルコース, フルクトースなどの糖も, 微生物により容易に分解され, エタノール, 乳酸, 蟻酸, 酢酸, コハク酸などを生ずる。また, 食品中の脂質は保存中に図Ⅲ-8のような変化を受け, 酸敗 (rancidity) によって生じるアルデヒド, ケトンなどのカルボニル化合物は風味の変化に大きな影響を及ぼすが, 微生物と酸敗との関連については, まだ十分に明らかにされていない。

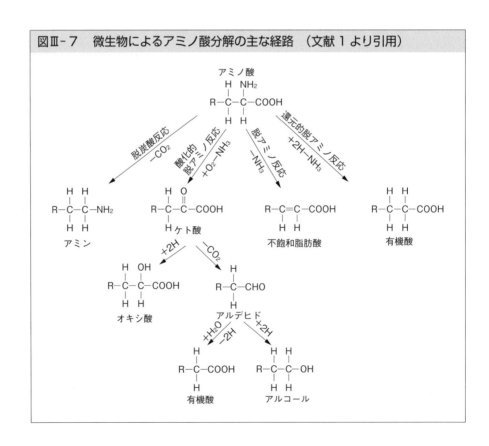

図Ⅲ-7　微生物によるアミノ酸分解の主な経路　(文献1より引用)

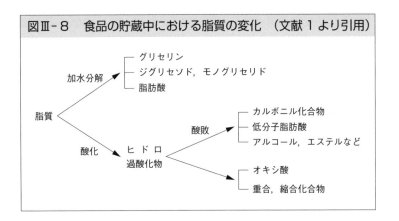

図Ⅲ-8　食品の貯蔵中における脂質の変化　（文献1より引用）

このような微生物の作用は食品に好ましくない臭いや色，味をもたらす。このうち，臭い物質は揮発性アミン，有機酸，カルボニル化合物，アルコール類，イオウ化合物などが原因とされている。微生物が生産する色素のうち，最も一般的なものはカロチノイド色素で，黄色，褐色，橙色，赤色の色素を産生する。味の変化で最も代表的なものは酸の生成で，乳酸菌や *Clostridium* などの作用で有機酸が生成され，酸味を呈する。その他に，食品中のたんぱく質やでんぷんが微生物によって分解されて組織が軟化したり，二酸化炭素や水素などのガスを産生することもある。また，食品の表面にネトや糸引きが発生することもあり，多くは微生物の集落そのものであるが，*Leuconostoc* が産生するデキストランや *Pseudomonas* が産生するレバンなどの代謝産物による場合もある。

4. 腐敗の判定法

腐敗を化学的に判定する方法として，腐敗生産物であるアンモニア，ジメチルアミン，トリメチルアミンのような揮発性アミンやヒスタミンのような不揮発性アミン，有機酸，カルボニル化合物，硫化水素などを測定する方法がある。

一般的に広く用いられている判定法は，インドール，アミン類，アンモニアなどが一括して測定される揮発性塩基態窒素（volatile basic nitrogen：VBN）量である。VBN は新鮮な食品で 5〜10mg％，普通の状態で 15〜20mg％，初期腐敗で 30〜40mg％ が一応の目安とされている。また，生菌数も腐敗の重要な指標の一つで，一般的に食品 1g 当たりの生菌数が $10^7〜10^8$ 個に達した時点で初期腐敗に入ったと考えられている。しかし，食品に存在する微生物がすべて腐敗に関与しているわけではなく，腐敗に達したときの生菌数も食品の種類によって一定ではない点に注意を要する。

参考文献

1　相磯和嘉監修：食品微生物学，—食品衛生の立場から—，p.207，医歯薬出版，1984.

Ⅲ 演習問題

演習問題 A　次の各文について，正しければ○，間違いである場合は×をつけてその理由を述べてください。

1. ☐ 温度は，食品の特性をあまり変化させないで微生物の増殖を抑制する低温保持，微生物を死滅させる加熱殺菌など時間との関係を有効に組み合わせることにより，微生物による危害の発生防止を可能にする最も重要な衛生管理要因である。

2. ☐ ある食品中に「至適温度において 30 分間に 1 回分裂し増殖する細菌」が 1 個存在した時に，その食品がその至適温度に放置されると仮定すると，その菌数は計算上では 2 時間後に 16 個，4 時間後には 256 個になる。

3. ☐ 食品を低温保存することにより食品の安全性や保存性が向上するのは，低温では汚染微生物の増殖において，増殖曲線上の対数増殖期の直線の傾きが緩やかになって世代時間が延長するためと定常期の延長のためである。

4. ☐ 10℃以下の低温流通で腐敗に関与する細菌の多くは低温細菌に属し，これらの至適発育温度は 30℃付近である。また，ある種の糸状菌や酵母も低温で活発に生育するので注意を要する。

5. ☐ 芽胞を形成しない細菌の耐熱性は，グラム陽性桿菌，グラム陽性球菌，グラム陰性桿菌の順に高くなる。

6. ☐ 加熱殺菌効果は水分が大きく影響し，乾熱殺菌は湿熱殺菌より殺菌効果が高い。

7. ☐ 食品の加熱処理において，「滅菌」とはあらゆる微生物を死滅させる処理であるのに対して，「殺菌」とは無菌を意味せず，一部の芽胞形成細菌は生残していると考えてよい。

8. ☐ 真空包装食品では，好気性細菌の増殖を阻止することができるが長期保存を期待するために一部の加工食品では，真空包装した後に再加熱処理することが多い。

9. ☐ ガス置換包装に利用する窒素ガスは通性嫌気性の食中毒細菌や *Pseudomonas* を中心とした好気性の腐敗細菌に対して発育抑制効果がある。

10. ☐ 食品中に水素とブドウ糖やアスコルビン酸などの還元物質が多ければ，酸化還元電位は低くなり，嫌気度は高まってくる。

11. ☐ 一般的に，紫外線の殺菌効果は被照射物である食品や包装材料の表面だけでなく内部にも及ぶ。

12. ☐ ソルビン酸は，特に，乳酸菌，酢酸菌および嫌気性芽胞形成細菌に対して強い静菌作用を示すが，糸状菌や酵母に対してはほとんど効果がない。

13. ☐ 発酵食品では，発酵中に乳酸菌が増殖する過程で乳酸が蓄積され，その影響と pH の低下により，食中毒細菌や腐敗細菌は発育しないか，もしくは菌数が低下する。

14. ☐ 缶詰，レトルト食品における容器の膨張の原因として，*Clostridium* 属などの嫌気性細菌が産生する炭酸ガスや水素ガスがあげられる。

15. ☐ 食品中の炭水化物や脂質が微生物の作用によって分解され，食用に適さない状態を「腐敗」という。また，たんぱく質などの含窒素化合物が微生物の作用で分解され，悪臭物質あるいは有害物質などを生成する現象を狭義の「変敗」という。

演習問題 B 次の文章において，【 】内にあてはまる適切な用語を下記の用語から選んで入れてください。

0.6，4，0.94，pH，1／10，1／100，D 値，自由水，栄養分，定常期，世代時間，対数増殖期，対数，直線，曲線，短く，長く，大きく，小さく，黄色ブドウ球菌

---

1. 食品を汚染する微生物の増殖や生残に影響する三大要因とは温度，水分活性，【①】である。

2. 微生物のうち細菌は好適な条件が与えられると，二分裂によって増殖を繰り返し菌数が増加する。二分裂に要する時間を【②】といい，二分裂を繰り返すことにより指数的に菌数が増加する期間を【③】という。菌数の【④】を縦軸に，時間を横軸にプロットするとその関係は【⑤】になる。二分裂に要する時間は至適条件の時に最も【⑥】，発育が速いということになる。また，二分裂によって限りなく菌数が増加するのではなく，栄養分の枯渇や菌自体の代謝産物により見かけ上の菌数が一定になる。この期間を【⑦】または静止期という。

3. 我が国では法的に規定された食品の保存温度の上限は10℃が大部分であるが，国際的には【⑧】℃以下が採用されている。

4. ある一定の加熱温度における生残菌数の対数を縦軸に，加熱時間を横軸にプロットするとある範囲内で直線になり，この時の微生物数を【⑨】に減少させるのに要する時間を【⑩】と呼ぶ。一般に加熱温度を高くすればこの値は【⑪】なる。

5. 水分活性とは，微生物が利用できる【⑫】の割合を示す数値である。食品に食塩や砂糖を添加すると，その分だけ微生物の利用できる水の割合は少なくなり，水分活性が低下し，微生物の発育や生残が抑制される。大部分の食中毒細菌では水分活性が【⑬】以下であれば増殖が抑制されるが，【⑭】はそれ以下でも増殖可能である。また，一般的に糸状菌や酵母は乾燥に強く，その増殖を阻止するためには水分活性は【⑮】以下であることが必要であるといわれている。

解　答

演習問題 A

1. ◯
2. ◯
3. ✕　理由：定常期ではなく誘導期の延長のためである。
4. ◯
5. ✕　理由：耐熱性は一般的にグラム陽性球菌，グラム陽性桿菌，グラム陰性桿菌の順に低くなる。
6. ✕　理由：乾熱殺菌は湿熱殺菌より殺菌効果が低い。
7. ◯
8. ◯
9. ✕　理由：発育抑制効果があるのは窒素ガスでなく，炭酸ガスである。
10. ◯
11. ✕　理由：一般に，紫外線殺菌の効果は被照射物の表面に限定される。
12. ✕　理由：ソルビン酸は糸状菌や酵母に対して静菌作用がある。
13. ◯
14. ◯
15. ✕　理由：腐敗と変敗の記述が逆である。

演習問題 B

①栄養分　　　　⑥短く　　　　⑪小さく
②世代時間　　　⑦定常期　　　⑫自由水
③対数増殖期　　⑧4　　　　　⑬0.94
④対数　　　　　⑨1／10　　　⑭黄色ブドウ球菌
⑤直線　　　　　⑩D値　　　　⑮0.6

IV

食品生産現場で
役立つ微生物管理技術

本章の目的

　本章では，第Ⅰ～Ⅲ章に記述した食品微生物に関する基礎知識をふまえて，食品生産現場で食品衛生管理（食中毒予防）の四原則である「持ち込まない」，「汚染させない」，「増やさない」，「除去する」を実践する際に必要な微生物管理技術を示す。

　すなわち，安全で衛生的な食品を消費者へ提供するには，フードチェーン（food chain）を通じて，そのいずれの段階で，どのような微生物管理を行えば最も効果的であるかを明らかにするためのリスク分析（Risk analysis）が必須である。リスク分析の結果をふまえて①有害微生物の存在しない安全な原材料および②清潔な食品取扱い作業環境を確保し，③HACCP システムの適用により食品中に存在する可能性のある危害要因を確実に管理するという三条件を満たすことで食品衛生管理の四原則も満たされる。

　これらの三条件と四原則を満たす目的で，コーデックス委員会では“食品衛生の一般原則”の規範を示し，GHP（Good Hygienic Practice：適正衛生規範）と HACCP を組み合わせることにより，システムとして食品の安全性を確保することが食品衛生管理の基本的手順であるとしている。この規範では，GHP は HACCP システムの“前提条件プログラム”と位置づけられ，我が国では“一般衛生管理プログラム”と称しており，このプログラムだけでは確保できない食品の取扱いに直接関係する特に重要な管理を HACCP でカバーするという考え方である。この考え方は，我が国の食品衛生法にも取り入れられ，すべての食品関係企業は一般衛生管理と HACCP に沿った衛生管理計画を作成して実施することが法的に規定されている。また，ISO（国際標準化機構）では，前提条件プログラムと HACCP を組み合わせたリスクマネジメント・システムの ISO 22000 を国際的な認証基準として示し，さらにこの基準に基づいた FSSC 22000 などの民間認証基準がみられる。

　一般衛生管理の実施を前提として成り立っている HACCP システムは，科学的根拠に基づいた具体的条件による食品中の潜在的な危害要因を健康を損なわないレベルに減少／除去することを目的としており，人為的ミスを少しでも減少させて食品の安全性を高めようとする極めて合理的な食品の衛生管理システムとして国際的に認識されている。その適用にあたっては，あらかじめ原材料から最終製品に至る工程において発生する可能性のある危害要因とその管理措置（管理手段）を明確にするための危害要因分析および実施している衛生管理が適切か否かを確認するための検証が極めて重要なポイントとなる。

　以上の食品衛生管理の基本的考え方について，それぞれの意義を正しく理解することは，現場において的確な衛生管理を行ううえで極めて重要である。また，本章では汚染防止を主な目的とした一般衛生管理プログラムの中で，最も基本的要件である食品取扱者の手洗いおよび設備・器具の洗浄・殺菌方法をたんぱく質，脂肪，でんぷん質を含む代表的食品例として乳，食肉，めん類を取り上げて具体的に示した。さらに，本章のまとめとして，製造加工中の製品や工程に異常が発見された場合の対応についても，これら3種類の食品例について示すことにより食品の危機管理の際の助けとした。

Q30 食品の微生物制御に使用される一般的な技術は何ですか?

● 食品の微生物制御に使用される一般的な技術は，①食品への汚染防止（遮断），②食品や環境から微生物を取り除く（除菌），③汚染微生物の増殖の抑制（静菌），④汚染微生物を殺す（殺菌）に分類される。
● 食品の微生物学的安全性は，それぞれの食品の品質特性に応じて，いくつかの制御技術を組み合わせることにより相互に補完しあって確保される。

　食品の微生物制御に使用される一般的な技術は，古来より経験的に利用されてきたものや科学技術の進歩により開発されたものなどさまざまであり，表Ⅳ-1 に示すように「遮断」，「除菌」，「静菌」，「殺菌」に大別される。これら個々の技術は，単独で有害微生物を制御するのではなく，食品の品質特性に応じて，いくつかの制御技術が組み合わされて，微生物学的安全性が確保されている（ハードル理論：Q60 参照）。なお，個々の制御技術が有害微生物の挙動に与える影響については，第Ⅲ章を参照のこと。

表Ⅳ-1　各種微生物制御法　（文献 1 より引用）	
1. 遮断（汚染防止）	包装 コーティング クリーンルーム，クリーンベンチ
2. 除菌	洗浄 沈降（遠心分離） ろ過 電気的除菌
3. 静菌（抑制）	低温保持　　　：冷蔵，冷凍 水分活性低下：濃縮，乾燥 気相調節　　　：真空，脱酸素，ガス置換 化学物質添加：食塩，糖，pH 調整剤，有機酸，食品添加物，アルコール，抗菌性物質 微生物の利用：乳酸菌等による発酵
4. 殺菌	加熱殺菌：低温殺菌，高温殺菌，湿熱殺菌，乾熱殺菌，高温短時間殺菌，超高温短時間殺菌 　　　　　高周波加熱殺菌，遠赤外線加熱殺菌，電気抵抗加熱殺菌 冷殺菌　：薬剤殺菌：液体殺菌剤，固体殺菌剤，ガス殺菌，オゾン 　　　　　放射線殺菌：ガンマ線，電子線，X 線 　　　　　紫外線殺菌 　　　　　超高圧殺菌 その他　：超音波殺菌，電気的衝撃殺菌等

1. 遮断（汚染防止）

代表的なものとして，食品を適切な包装材料を使用して，食品を取り巻く環境（食品取扱者，設備器具，大気等）から遮断することによる微生物汚染の防止がある。これの一般的なものとしては，食品を容器に詰めたり，プラスチックフィルムなどの包材で包装，真空やガス置換包装食品では酸素バリア性の高い包材の使用などである。遮断は外界からの汚染を防止できるが，食品中にもともと存在していた微生物は条件が整えば増殖して衛生上の危害が発生するため，除菌，静菌，殺菌など他の方法と併用しなければ十分な効果をあげることができない。また，包材自身が食品の味や風味に影響することもあることから，材質をよく選択しなければならない。包材は，缶や瓶のほか，最近は各種の異なる材質を組み合わせて，包材に種々の機能を付加したラミネートフィルムがある。このフィルムは個々の包材の欠陥を補うメリットがある。なお，プラスチックフィルムなどによる遮断は，流通中にストレスを受けて破損したりピンホールが発生すると，微生物の汚染防止効果が失われる。

2. 除菌

通常，除菌とは微生物の死滅は伴わずに，食品や環境を汚染している微生物を，洗浄，ろ過，遠心分離などにより取り除き，ヒトの健康や食品の品質を損なわないレベルにまで低下させることである。

1）洗浄

加工用原材料，機械・器具，建物，食品取扱者などに付着した食物残渣，土砂，有害微生物，残留農薬，錆などを，洗剤などを利用して取り除く。これにより，有害微生物の減少，微生物の栄養源の除去，洗浄後に行う殺菌効果の増強，設備・装置などの機能の維持向上が図られる。

2）ろ過

空気中の微生物汚染を高性能フィルター（High Efficiency Particulate Air Filter：HEPA）によって除菌する方法は，実用化されている除菌技術の例である。また，この技術は加熱変性しやすい原材料を無菌化する際に広く応用されており，生ビール工場ではフィルター除菌が使用されている。微生物実験や医薬品の分野では，熱に弱い成分を無菌化する際にはメンブランフィルターが汎用され，通常 $0.45\,\mu\mathrm{m}$ の目開きのものが使用される。

3）遠心除菌

液体食品で古くから使用されている。細菌の比重は 1.07〜1.13 程度であり，単独で効率よく除菌するためには，20,000rpm あるいはそれ以上の回転数が得られる遠心分離機が必要である。遠心除菌の例として，チーズの製造において

ガス発酵させて悪影響を与える酪酸菌芽胞の除去がある。酪酸菌芽胞の死滅には100℃以上での加熱が必要であるが、生乳は100℃以上の温度で殺菌すると生乳中のたんぱく質が変性しチーズの製造ができなくなるため、生乳と芽胞の微妙な密度差を考慮して生乳を遠心分離して酪酸菌芽胞を除菌する。しかし、この方法では酪酸菌芽胞を100％除去できず、しかも全処理量の2〜3％が同時に排出されるという欠点がある。

3. 静菌（抑制）

　静菌とは、微生物が食品中で増殖できない条件下に食品を保持したり、増殖できないように食品を加工することである。微生物が増殖できない条件下で食品を保持する技術としては、冷蔵、冷凍などの低温保持やガス置換などの脱酸素処理がある。一方、古くから食品を保存するための人間の知恵として世界各地に静菌技術を利用した食品があり、濃縮、乾燥、糖蔵、塩蔵などがその例である。これらの技術により、水分活性の低下やpHの調節あるいは抗菌作用などが発揮され、有害微生物の増殖が抑制される。また、発酵食品では、乳酸菌や納豆菌などのもつ抗菌活性により、有害微生物の増殖を抑制しながら独特の風味をもった食品を製造するという技術（バイオプリザベーション）が活用されている（Q52参照）。

1）冷蔵

　食品を低温で貯蔵する技術で、乳肉水産食品に汎用されている。一般的に、我が国では10℃以下で保存（流通を含む）するようになっているが、国際的には4℃以下が基準になっている。しかし、その温度帯でも生育できる低温細菌の存在が問題となる（Q23およびQ51参照）。

2）凍結

　食品を凍結して保存するもので、我が国では冷凍食品は−15℃以下、アイスクリームは−18℃以下と法的に規定されている。この温度帯では微生物の増殖は完全に抑制されるが、脂質の酸化やたんぱく質変性が発生する。

3）塩蔵

　低水分活性による微生物抑制技術である。立塩法と撒塩法があり、立塩法では溶存酸素が少なく酸化防止や好気性微生物の生育抑制効果が大きい。また、両方法とも耐塩性や好塩性微生物の増殖、撒塩法では脂質の酸化がみられる。

4）糖蔵

　塩蔵と同じく低水分活性による微生物抑制技術であるが、砂糖を使用する点が塩蔵と異なる。ジャムや加糖れん乳がその代表である。砂糖は分子量が食塩より大きいため、同じ効果を得るためには大量の砂糖が必要になる。加糖れん乳では砂糖が64％（水分中の砂糖含量）以上でないと微生物（糸状菌）が増

殖するため品質は保てない。

5）乾燥

　低水分活性による微生物抑制技術の一種で，この技術を応用した各種の乾燥食品があり，一般的に塩蔵および糖蔵よりも水分活性値が低い。たとえば，粉ミルクは水分が 3 ％程度と微生物がまったく増殖できないが，保存中にも微生物汚染は発生するので，その取扱いには他の食品同様十分な注意が必要である。

6）酸蔵

　酸を添加して pH を低下させ保存する技術である。添加する酸の解離定数が低いほど保存効果は高い。しかし，風味の点から添加する酸濃度には限界がある。低 pH でも乳酸菌や糸状菌・酵母などが増殖する危険性がある。

7）食品添加物

　静菌剤を使用して食品を保存する技術である。保存料の使用は消費者から敬遠されるため，使用量は減少する傾向にあり，市販の弁当，惣菜類では日持向上剤を使用することが多い（Q27 参照）。

8）くん煙

　低水分活性による微生物の生育抑制および煙中に含まれる成分による抗菌，抗酸化作用を応用した技術である。この技術を応用した食品にはソーセージやくん煙チーズがある。

4. 殺菌

　微生物を食品中から積極的に死滅させて除去する技術である。パスツールの有名なワイン腐敗防止技術以降急速に発展した食品保存技術であり，彼の功績にちなんで殺菌のことを "Pasteurization" と呼ぶ。

　殺菌は多数の微生物を死滅させるために行われ，加熱殺菌と冷殺菌に分類される。加熱殺菌には，蒸気，火炎，電熱，マイクロ波，赤外線などによる加熱があり，殺菌温度により食品中の有害微生物を対象とした殺菌（伝統的な殺菌）と細菌芽胞まで殺滅しようとする殺菌（高温高圧殺菌）がある。前者の例として，我が国の生乳や加熱食肉製品の法的殺菌基準の 63℃ で 30 分は Q 熱の原因である *Coxiella burnetii* を指標にしたものである。高温高圧殺菌は 100℃ 以上で加圧加熱するため装置自体が耐圧容器になっており，無菌充填装置と組み合わされて使用されることもある（表Ⅳ- 2）。なお，法的に殺菌基準の規定されている「容器包装詰加圧加熱殺菌食品」（120℃ で 4 分間またはこれと同等以上の加熱処理を行った食品）はこれに該当する（Q43 参照）。

　高温で行えば安全性が一層向上することとなるが，加熱による褐変，風味の低下，ビタミンなど栄養成分の分解なども同時に起こる。そのため，加熱殺菌は，有害微生物の耐熱性と食品の品質特性に応じた必要最小限度の殺菌条件で

表Ⅳ-2　食品工業で応用される種々の加熱殺菌法　（文献２より作成）

殺菌条件	目　的
・63℃・15分	胞子を含めた一般の糸状菌，酵母の殺菌。ただし，中には耐熱性の強い糸状菌，酵母もある。
・63℃・20分	一般のウイルスの不活性化。ただし，中にはポリオウイルスのようにかなり強い耐熱性を示すものもある。
・63℃・30分	一般的な病原細菌の殺菌。低温殺菌,商業的殺菌と呼ばれる。我が国の法的殺菌基準となってる。
・63℃・30分を１日１回,３日間続けて殺菌	すべての微生物の殺菌。間欠滅菌と呼ばれる。
・80℃・15分	細菌の芽胞以外の微生物（栄養体）の殺菌。
・120℃・4～5分	すべての微生物の殺菌。しかし，時には *Geobacillus stearothermophilus* などが生残することがある。

行い，低温保管などの他の制御要因と組み合わせて活用する（Q24 参照）。

　一方，加熱を伴わない冷殺菌には，薬剤，ガス，オゾンなどによる化学的殺菌，紫外線，放射線などがある。食品工場では，次亜塩素酸ナトリウム，アルコール，オゾンなどがよく利用され，最近では次亜塩素酸ナトリウムよりも低い有効塩素濃度で殺菌効果が強い酸性電解水（次亜塩素酸水）を直接食材の殺菌料として使用する方法の検討が進められており，生食用野菜の洗浄殺菌に効果的であることが認められている。なお，酸性電解水は食品添加物の殺菌料に指定されており，規定の10～80ppm の低い有効塩素濃度でも活性が高く，安全性も高い。しかし，有機物が存在すると即反応して活性が失われるため，食品取扱い環境の食品接触面の殺菌には予め十分に洗浄することにより有機物を除去しておくことが重要であり，流水使用が原則である。また，殺菌力のある特定波長域（253nm 付近）を利用した紫外線殺菌は食品表面や水，包材，包装容器などの殺菌に利用されている。放射線殺菌は 1997 年に米国において，食肉への本格的な利用が許可されたが，我が国では歴史的な背景や放射線を放射能と混同する人も多く，その普及は極めて難しいと考えられる。その他，高出力のパルス光で瞬間的に表面殺菌を行う閃光パルス殺菌や超高圧殺菌あるいは高電圧パルスなどのさまざまな物理的殺菌方法が検討されている。

参考文献

1　芝崎 勲：川端俊治編：新訂加工食品と食品衛生，p.281，新思潮社，1984.
2　芝崎 勲：食品工場における微生物コントロールテクノロジー講座，日刊工業新聞社，1993.
3　金子精一：実務食品衛生，p.137，中央法規出版，1987.
4　種田耕蔵：「食品工業における洗浄と殺菌」講演要旨集，工業技術会，2002.

Q31 食品微生物を対象とした リスク分析(Risk analysis)とは？

Point

- ●リスク分析とは，食品中に含まれる危害要因を摂取することによってヒトの健康に悪影響を及ぼす可能性がある場合に，その発生を防止し，リスクを低減するための考え方で，リスク評価（Risk assessment），リスク管理（Risk management）およびリスクコミュニケーション（Risk communication）の密接に関連しあった三つの要素から構成されている。
- ●我が国では，リスク評価は食品安全委員会，リスク管理は厚生労働省と農林水産省，消費者庁が主な役割を担っている。

A

　最近，食品に由来する微生物危害要因の発生防止には，食品原材料の生産から最終消費に至る一連の過程（フードチェーン：food chain）で，リスク分析の考え方を取り入れた切れ目のない衛生管理が必要であるといわれている。リスク分析は，リスク評価，リスク管理およびリスクコミュニケーションの三つの要素により構成され，それらは図Ⅳ-1に示すように相互補完的に位置づけられている。すなわち，リスク評価とは管理対象になる有害微生物について，現時点でのあらゆる知見を科学的根拠に基づいて系統的に整理する作業，リスク管理とはリスク評価の結果に基づいてリスクのレベルとリスク軽減措置にかかわる費用対効果を考えて施策を決定し実施すること，リスクコミュニケーションとはリスク評価者，リスク管理者，消費者および関係業界などの間でリ

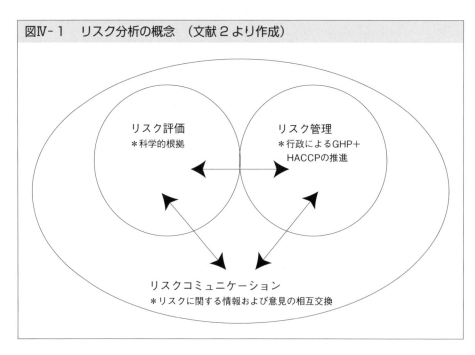

図Ⅳ-1　リスク分析の概念　（文献2より作成）

リスク評価
＊科学的根拠

リスク管理
＊行政によるGHP＋
　HACCPの推進

リスクコミュニケーション
＊リスクに関する情報および意見の相互交換

スクにかかわる情報と意見を双方向に交換することである。

　我が国では，食品安全行政にリスク分析手法を導入するため，2003年リスク評価機関として食品安全委員会を設置し，その評価結果に基づいて厚生労働省と農林水産省，消費者庁が主にリスク管理の役割を担っている。

　微生物学的リスク分析については，FAO/WHOおよびコーデックス委員会からガイドラインが示されており，以下にその概要を示した。

1. リスク評価

　リスク評価は食品衛生における微生物制御のための基準やガイドラインを作成する際の出発点になる。1999年にはコーデックス委員会から微生物学的リスク評価を実施するための次の四つの手順（要素）からなる一般的原則とガイドラインが示されている（図Ⅳ-2）。

1）危害要因の確定（Hazard identification）

　食中毒発生時の疫学調査データ，ヒトの疾病データ，食品中の微生物の種類および菌数，産生毒素に関するデータなどにより問題となる微生物や産生毒素を同定し確定すること。

2）曝露評価（Exposure assessment）

　食品の製造加工や保存における取扱いなどによる食品への危害要因の汚染頻度と汚染量，汚染食品の摂食頻度と摂食量から，懸念される有害微生物や産生毒素のヒトへの曝露程度を推計すること。

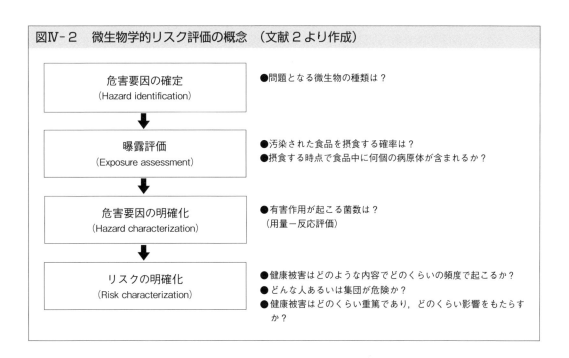

図Ⅳ-2　微生物学的リスク評価の概念　（文献2より作成）

3) 危害要因の明確化（Hazard characterization）

食品中に含まれる有害微生物または産生毒素を摂取することによる影響の重篤度と持続期間を定性的あるいは定量的に推計すること。発症菌量や毒素量の推計である。

4) リスクの明確化（Risk characterization）

上記三つの要素を総合的に評価することにより，特定の集団に対する潜在的な微生物危害要因の重篤度や発生頻度を明確にすること。

これら四つの各要素を明らかにするには，食品ごとにヒトの健康を損なう微生物の特定，汚染，増殖の時点とその条件，汚染源，感染経路，媒介食品，微生物の感染力，潜伏期間，発症期間，対象感染者，症状，発症菌量，死亡率，治療法の有無，制御法，検査法などを含むあらゆる情報を科学的に評価して危害要因の定量を行う必要がある。すなわち，食品原材料から消費に至る一連の過程で，微生物学的リスクを評価することにより最終段階でのリスクを低減化することができるが，それには各段階における定量的リスク評価が必要になる。

2. リスク管理

リスク評価の結果に基づき，その危害要因からどの程度までヒトの健康被害を防止するかの目標を定め，その目標達成のために原材料の生産から消費に至るまでの間で最も効果的かつ経済的な具体的対策を立てる。その実施にあたっては，一般衛生管理（コーデックス委員会では Good Hygienic Practice：GHP と表現）と HACCP システムを組み合わせて限りなくリスクを低減化することが重要である。この場合，消費者が対策の重要な事項を担うこともあり，消費者は保護されるだけではなく自分の健康は自分で守るという役割もある。

なお，農林水産省と厚生労働省では共同で「食品の安全性に関するリスク管理の標準手順書」を示している。

3. リスクコミュニケーション

リスク評価の経過および結果，リスク管理における対策決定過程を含むすべての情報を生産から消費に至るあらゆる関係者に示して共有する。この情報の共有こそが，消費者が食品の安全性確保に参加する重要な手段になるとともに，消費者に安心感を与えることにもなる。

参考文献

1　FAO/WHO：FAO Food & Nutrition paper 87, Food safety risk analysis, a guide for national food safety authorities, 2006.（翻訳：食品安全リスク分析，日本食品衛生協会，2008.）
2　Codex Committee：Principles and guidelines for the conduct of microbiological risk assessment, 1999.（2014，改訂）

Q32 食品衛生管理では，なぜフードチェーン（food chain）の考え方が必要なのですか？

- ●食品に由来する健康危害の発生防止には，原材料を生産する農場，製造加工場，流通，消費者の食卓に至るまで，一連のフードチェーンを対象とした衛生管理が必要である。
- ●フードチェーンを対象とした食品の安全管理に関する国際的規格として，コーデックス委員会は「微生物学的リスク管理の実施原則およびガイドライン」，ISO（国際標準化機構）は ISO 22000（フードチェーンのあらゆる組織に対する食品衛生管理の要求事項）を示している。

1. 国際的なフードチェーンの認識

　フードチェーンという概念は，すでに 1955 年に WHO が示した「食品衛生とは食品の生育，生産，製造から最終消費に至るまでの全過程における食品の安全性，健全性および悪化防止を確保するために必要なすべての手段をいう」に明確に定義づけられている。また，1997 年に米国のクリントン大統領が提唱した「農場から食卓までの食品の安全性（Food safety from farm to table）」という概念も同じ意味である。

　コーデックス委員会では，2007 年に「微生物学的リスク管理（MRM：Microbiological Risk Management）の実施原則およびガイドライン」を公表し，食品と結びつく公衆衛生上のリスクの管理を考える際に，連続したそれぞれのフードチェーンを対象とすべきであり，その典型的なものとして，一次生産（飼料，農作業および農作物や動物の汚染につながる環境条件を含む），製品形態と加工処理，輸送，保管，配送，販売，調理および消費者を含むべきであるとして，これらのフードチェーンにおけるリスク管理にあたって，次のような 8 項目の一般原則を示している。

① 　人の健康の保護が MRM の主な目的である。

② 　MRM はフードチェーン全体を考慮に入れるべきである。

③ 　MRM は体系的なアプローチに従うべきである。

④ 　MRM プロセスは透明性があり，一貫しており完全に文書化すべきである。

⑤ 　リスク管理者は関係する利害関係者との効果的な協議を保証すべきである。

⑥ 　リスク管理者はリスク評価者との効果的な相互作用を保証すべきである。

⑦ 　リスク管理者はリスク管理オプション中のフードチェーンおよび地域における危害要因の違いから生じるリスクを考慮に入れるべきである。

⑧ 　MRM の決定はモニタリングおよび見直しに従い，必要ならば修正すべき

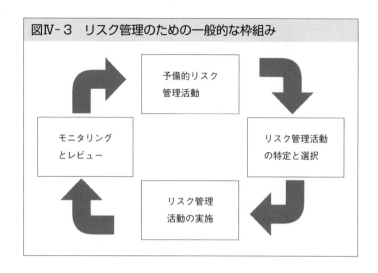

図Ⅳ-3 リスク管理のための一般的な枠組み

である。

これらの一般原則をふまえて，リスク管理は図Ⅳ-3に示すように，①予備的リスク管理活動，②リスク管理活動の特定と選択，③リスク管理活動の実施，④実施されたリスク管理活動のモニタリングとレビューを含む体系的な繰り返しの枠組みに従い，微生物リスクの一層の減少と公衆衛生の改善を目標として適時見直していくことが重要であるとしている。また，このガイドラインでは，①予備的リスク管理活動として作成する微生物学的食品安全問題を簡潔な形式で示すリスクプロファイルに含める要素を付属文書1として示し，付属文書2にはフードチェーンの各段階における新たな管理目標（メトリクス：数的指標）の考え方，すなわち従来のゼロ・リスクを追求する管理から，リスクに応じた管理を行っていくという「リスク管理」の方向性が示されている（Q62参照）。コーデックス委員会では，これらの管理目標であるメトリクスを満たすにはリスク分析（Risk analysis）の概念を取り入れて，フードチェーンのどの段階で危害要因が発生しやすいか，その危害要因を除去するのが確実なのはどの段階かを科学的根拠に基づいて明らかにする必要があるとしている。そのために，食品衛生管理の基本として「食品衛生の一般原則」を示し，この原則をフードチェーンに対して一貫して適用しなければならないとしている。さらに，この文書には一次生産および各段階における鍵になる食品の取扱い時の衛生管理事項に対してHACCPシステムの適用が必須であるとして，その適用のためのガイドラインが示されている。

2. ISO 22000（フードチェーンのあらゆる組織に対する食品衛生管理の要求事項）

ISO 22000では，フードチェーンについて一次生産から消費までの食品お

よびその材料の生産，加工，配送，保管および取扱いにかかわる段階および作業の順序と定義している。これには食品となる動物およびその飼料の生産や包材など食品と接触する材料の生産を含み，これらのフードチェーンのあらゆる施設を対象に食品衛生管理システムを運用する際の要求事項を示している。その構成要素には，①相互コミュニケーション，②システム管理，③前提条件プログラム（PRP），④HACCP原則の四つが含まれ，これら四要素を満たすために，PDCA（Plan-Do-Check-Act）の方法論に従って食品衛生管理システムを構築し，文書化し，実施し，改善し，維持・更新するという一連の要求事項である。管理システムの構築にあたっては，図Ⅳ-4に示したように危害要因分析を行って作業環境における危害要因はPRPにより，食品中の危害要因はHACCPプランにより管理するが，実際には両者の組合せにより効果的に危害要因は管理される。このように，ISO 22000を使用することにより，食品衛生管理の四原則をPRPとHACCPプランの組み合わせによって確実に満たすことができる。また，それが施設で実行されていることを自ら確認でき，また第三者がそれを確認審査して認証することもできる。最近では，ISO 22000に基づいたFSSC 22000などの民間認証基準が普及している。

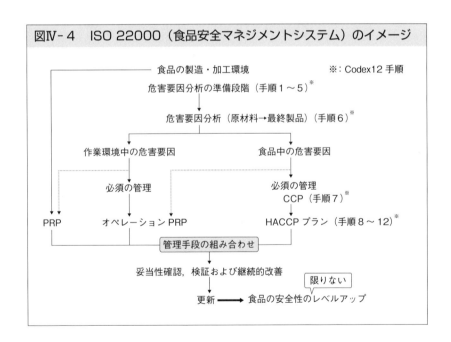

図Ⅳ-4　ISO 22000（食品安全マネジメントシステム）のイメージ

参考文献

1　Codex Alimentarius Commission：Principles and guidelines for the conduct of microbiological risk management (MRM), CAC/GL 63-2007.
2　ISO/TC34/WG8：ISO 22000：Food safety management systems—Requirements for any organization in the food chain, 2018.

Q33 食品衛生管理では，なぜ一般衛生管理 プログラムが必須なのですか？

Point

- 一般衛生管理プログラムとは，食品を衛生的に生産あるいは製造加工するために当然守らなければならない衛生管理要件であり，国際的規範として，コーデックス委員会から"食品衛生の一般原則"が示されている。
- 食品の衛生管理では，まず一般衛生管理プログラムを文書化した作業手順により汚染源を確実に除去し，食品中の危害要因はHACCP原則を網羅したHACCPプランで的確に管理していくというのが基本的な考え方である。
- 一般衛生管理プログラムはHACCPプランに対して"前提条件プログラム"と位置づけられ，ISO 22000ではPRPと略称されている。

1. 一般衛生管理プログラムとは何か

　一般衛生管理プログラムとは，消費者に衛生的で安全な食品を提供するために必要な原材料，施設・設備，食品取扱者などの食品取扱環境，食品自体の一般的な取扱いなどの食品取扱施設が当然守らなければならない要件である。すなわち，危害要因を持ち込まない，汚染させない，増やさないを主な目的とし，国際的に広く用いられている衛生管理全般を意味するGHP（Good Hygienic Practice：適正衛生規範），製造加工における環境整備の基準のGMP（Good Manufacturing Practice：適正製造規範），農場におけるGAP（Good Agricultural Practice：適正農業規範（農業生産工程管理））はいずれも同じ概念である。我が国では，食品衛生法に基づいて公衆衛生上必要な措置として，一般衛生管理プログラムと同じ意味合いを持つ14項目の"一般的な衛生管理の基準"を規定している。

2. コーデックス委員会の"食品衛生の一般原則"

　コーデックス委員会では，"食品衛生の一般原則"と呼称する規範を示し，この中で，あらゆる食品衛生システムの機能を成功させるための基盤は，食品企業組織内における"食品安全文化"を醸成させることであるとしている。食品衛生システムの基礎として，食品原材料の生産から最終消費に至るフードチェーンを通じて適用可能な安全で適切な食品を生産するための一般衛生管理プログラムの内容をGHPという表題で示し，以下の8項目の衛生管理要件について細かく規定している（表IV-3）。なお，食品衛生法に規定された公衆衛生上必要な措置の基準はこの文書に基づいており，一般的な衛生管理の基準およびHACCPの7原則からなる重要な工程を管理する基準が示されている。

表Ⅳ-3 GHP：適正衛生規範（CXC 1-1969, Rev.1997, 2003, 2020）の概要

1. 序論および食品の危害要因の管理
2. 一次生産（原材料）
   1) 環境の衛生
   2) 衛生的な生産
   3) 取扱い，保存および輸送
   4) 清浄化，保守および対人衛生
3. 施設－設備および装置の設計
   1) 設置および構造：施設の設置，食品施設の設計および配置，内部構造，移動施設および自動販売機
   2) 設備：排水および廃棄物処理設備，清浄化設備，ヒトの衛生設備および便所
        温度，空調および換気，照明，保管
   3) 装置：食品の管理およびモニタリング装置
4. トレーニングおよび能力
   1) 意識および責任
   2) トレーニングプログラム
   3) 指導および監督
   4) 再トレーニング
5. 施設の保守，清浄化と消毒および有害小動物管理
   1) 保守および清浄化：清浄化と消毒の方法および手順，有効性のモニタリング
   2) 有害小動物管理システム：予防，住処および群生，モニタリングおよび検出，有害小動物の群生の管理
   3) 廃棄物のマネジメント
6. 対人衛生
   1) 健康状態
   2) 疾病および傷害
   3) 要員の清潔さ
   4) 要員の品行
   5) 施設外部からの訪問者およびその他のヒト
7. 作業の管理
   1) 製品および工程の記述：製品および工程の記述，GHPs の有効性の考察，モニタリングおよび改善措置，
        検証
   2) GHPs のカギとなる側面：時間と温度の管理，特定の工程段階，微生物学的／物理的／化学的／アレルゲ
        ンの汚染，アレルゲン・マネジメント，搬入材料，包装処理
   3) 水
   4) 文書化および記録
   5) リコール手順－安全でない食品の市場からの除去
8. 製品情報および消費者の意識
   1) ロットの確認およびトレーサビリティ
   2) 製品の情報
   3) 製品のラベル表示
   4) 消費者教育
9. 食品の運搬
   1) 要求事項
   2) 用途および保守

1) 一次生産（原材料の生産）

　原材料は，食品がその意図する用途のために安全で適切であることを保証する方法で管理すること。

2) 施設の設備および装置の設計

　施設の設備や装置は，汚染を最小限にするように設計され配置されており，耐久性があり，適切な保守管理，洗浄・消毒ができること。

3) トレーニングおよび能力

食品にかかわる者は，知識と技術レベルを考慮して食品衛生を十分に理解するために適切な衛生トレーニングを受け，その効果を定期的に評価すること。

4) 施設の保守，清浄化と消毒および有害小動物管理

施設について適切かつ確実な保守管理および洗浄，有害小動物管理，廃棄物処理を実施し，それらの効果のモニタリングにより，環境に由来する食品への汚染要因を除去すること。

5) 対人衛生

食品取扱者は，直接的または間接的に食品を汚染しないように，健康で高い清潔度を維持し，適切なマナーを守ること。

6) 作業の管理

原材料，製造加工，保存，流通，消費について，効果的な衛生管理システムを設計，実施，モニタリング，改善措置，検証を行い，食品の安全性や適切性を損なうような微生物学的，化学的，物理的およびアレルゲンを含む要因を低減すること（管理の文書化を規定）。

7) 製品情報および消費者の意識

製品は適正な取扱い，保存，調理，陳列に関する情報およびロットやバッチの判定が容易にできる情報を有していること。一方，消費者は，これらの情報を正しく理解し，食品由来病原体の汚染や発育／生残を防止するための食品衛生上の十分な知識をもつこと。

8) 食品の運搬

食品の運搬に使用する車両や容器は，アレルゲンの交差接触を含めて潜在的な汚染源から食品を防御するように設計され，有害微生物の発育や毒素の産生を効果的に管理でき，適切な清浄性を有し，洗浄できる構造であること。

3. SSOP（Sanitation Standard Operating Procedure ：衛生標準作業手順）

一般衛生管理プログラムの作業手順は文書化しておく必要があり，特にサニテーション（汚染や混入防止）にかかわる作業手順をSSOPという。SSOPの文書内容としては，作業内容，実施頻度，作業時間，作業担当者，実施状況の点検および記録の方法を具体的に記載し，従事者に遵守させ，さらにその記録等により実施状況の確認ができることが必要である。

4. 一般衛生管理プログラムとHACCPシステム

コーデックス委員会では，食品の衛生管理は"食品衛生の一般原則"の内容が基本であり，GHPを基盤として，この規範だけでは確保できない食品その

ものの管理を HACCP でカバーするという考え方が，食品衛生管理の基本的手順であるとしている。すなわち，まず GHP で安全で良質な原材料の使用および清潔で衛生的な環境を確保して，「汚染を持ち込まない」，「汚染させない」，「増やさない」を確実に行うことが HACCP 適用の前提条件となることから，この内容を前提条件プログラム（Prerequisite Program）と称している。この意味する内容は，一般衛生管理プログラムと同じであり，前提条件プログラムでは満たされない食品の取扱いに直接関係する重要な事項に HACCP を適用して，食品中に存在するかもしれない有害微生物の増殖防止および減少／除去を HACCP プランにより確実に行うということである。

　たとえば，食品の製造加工に使用する設備や器具の洗浄・殺菌は安全な食品を生産するための基礎となる重要な衛生管理プログラムであるが，製品そのものの微生物による危害要因を直接制御する手段とはみなされず，一般衛生管理プログラムにより管理する。これに対して，加熱処理は食品中に存在するかもしれない有害微生物を直接的に死滅させるための重要な管理要件であるため，HACCP システムの 7 原則に基づく HACCP プランで管理するということである。一般衛生管理プログラムでは，たとえば清浄であるか否かを判断できても，その基準を設定することは難しいが，これに対して HACCP プランでは加熱温度／時間などの基準（管理基準）を必ず設定して，この基準に基づいて安全性を確保するための管理を実施していく。

　また，ISO 22000 では，前提条件プログラム（PRP）と HACCP 原則に基づく HACCP プランとを組み合わせることにより食品安全を保証することを求めている。この中で，PRP は食品に関連するフードチェーン全体での食品安全の維持に必要な基本的条件および活動と定義されており，特に危害要因の汚染または増殖の可能性を管理する不可欠なものとして，管理が適切であるか否かを判断する基準（処置基準）を設定するプログラムを「オペレーションPRP（OPRP）」と称している。なお，ISO 22000 では PRP の内容が具体的に示されていないことから，業種別に PRP を具体的に示した ISO 22002 シリーズが作成されている（Q32 参照）。

参考文献

1　Codex Alimentarius Commission：Codex Committee on Food Hygiene; Code of Practice, general principles of food hygiene, CXC 1-1969, Rev.2020.
2　食品衛生法：公衆衛生上必要な措置（食品衛生法施行規則第 66 条の 2）
3　ISO/TC34/WG8：ISO 22000：Food safety management systems−Requirements for any organization in the food chain, 2018.

Q34 食品現場での手洗いでは，何がポイントになりますか？

● 食品取扱者の手指には微生物が固着して存在し，上手に洗浄しないと洗浄後にも残存した微生物が増加し，食品の取扱いによる二次汚染の原因となる。

● 食品現場での手洗いは，「準備 → 予備洗い → 石けん洗い → すすぎ → 殺菌 → （すすぎ） → 乾燥」の手順で行い，爪ブラシや温水などを使用して十分な時間をかけて行うことが肝要である。

● 正しい手洗いに加え，手で触れなくても水を出せる自動式，足踏み式，腕式などの蛇口の設置や適正な手袋の着用，手荒れ予防用ローションの活用なども重要である。

1. 手洗いの重要性

　定期的な手洗いが病気の伝播を防ぐことを初めて証明したのは，ウィーンの病院に勤務していた Dr. Semmelweis で，100 年以上も前のことである。その後，感染症予防の観点から手洗いの重要性について，さまざまな検討や啓蒙活動が行われてきた。しかし，米国 CDC（Center for Disease Control and Prevention）によれば，食中毒の原因の中で，手洗いをしなかったり手洗い方法の不備によるものが 40％にまで達しているといわれている。我が国では，近年，腸管出血性大腸菌 O157：H 7 やノロウイルスによる集団食中毒の発生などを契機として，手洗いに対する国民の関心も高まっている。しかし，手洗いに関する実態調査では，平均従事年数 24.5 年の食品取扱者でも，手洗いに対する関心度は高いものの，その方法に関する理解度は一般市民と比較しても十分とはいえない結果となっている。

　手指にはもともと常在菌と外来性の付着菌とが混在し，明らかに化膿創がある場合は，食品の汚染源として特に注意すべきである。また，常在菌としての黄色ブドウ球菌や食品取扱者自身の腸管内容物に由来する食中毒細菌の存在は食品衛生上極めて重要であり，手指を介して食品取扱い環境から食品が汚染される例は非常に多い。

2. 食品製造現場での手洗いの手順

　食品取扱者の手洗いは，職場への入退出時，用便後，食品や食品以外の物（設備，器具，容器，包装資材等）に触れたとき，明らかに不潔なもの（排水溝，床等）に触れたときなどに行い，温水で石けんを用いて洗浄する。その際，爪ブラシを併用すると一層効果的である。流水での洗浄だけでは手指の表皮の微

表IV-4　食品現場での手洗いの実際例

1	準備	腕時計，指輪，ブレスレットなどの装飾品は事前に外し，作業場内に持ち込まない。マニキュアの除去，爪のカットも行っておく。
2	予備洗い	流水で5秒間程度，両手をこすり合わせながら肘から下の腕および手指全体をぬらす。 効果的な手洗いを行うために40℃前後の温水で行うことが望ましい。
3	石けんでの洗い	固形の薬用石けんや液体石けんなどを用いてよく泡立てる。「手のひらと甲」，「指の間，付け根」，「親指」，「指先」，「手首，腕，肘」をそれぞれ5回程度ずつ洗う。
4	すすぎ	予備洗いと同様，温水を使用し，20秒間以上行う。
5	殺菌	消毒用エタノールを使用する場合は，事前にペーパータオルで水気をよく拭き取っておく。 逆性石けん液（10％塩化ベンザルコニウム溶液）を使用する場合は，原液を滴下して30秒間もみ洗いを行うか，1％逆性石けん液に30秒間浸漬すると効果的である。この場合，溶液中に布入れをしない。
6	すすぎ	逆性石けん液を使用した場合，30秒間流水ですすぐ。ただし，手洗い後，プラスチック製の手袋を着用して作業を行う場合は，1％逆性石けん液浸漬後のすすぎは必要ない。
7	乾燥	ペーパータオルで拭き取る。なお，共用でタオルは使用しない。

上記手順の3～4を2回繰り返す。

生物を皮膚表面全体に拡散させるだけであり，必ず洗剤を使用すべきである。さらに，手洗い後に消毒用エタノールや逆性石けん液（塩化ベンザルコニウム溶液）を使用して殺菌することにより，手指からの汚染除去効果は一層向上する。逆性石けんを使用する場合，通常の石けんと区別して使うことがポイントである。通常石けんは水溶液中で陰イオンになり，その界面活性作用から洗浄力がある。一方，逆性石けんは陽イオンの状態で存在し，菌体表面に吸着して殺菌作用を示す。よって，通常の石けん液と逆性石けんを混合して使用したり，あるいは石けんで手洗いした後に水で十分にすすがないまま逆性石けんを使用したりすると，電気的に結合してしまい逆性石けんの殺菌効果が低下する。表IV-4に，谷口らの検討結果や（公社）日本食品衛生協会が提案している手洗い方法を参考に食品現場での手洗いの実際例を示した。ノロウイルスに対して逆性石けんや噴霧による消毒用エタノールは殺菌効果はないが，次亜塩素酸ナトリウムは効果がある。しかし，効果のある濃度では，手指への刺激が強く使用できない。一方，石けん（ハンドソープ）を使った手洗いで，10秒間のもみ洗いと15秒間の流水でのすすぎを2回繰り返すと，ノロウイルスの残存率が約0.0001％まで減らすことができたとの報告がある。これらをふまえ，ノロウイルスの手指からの汚染防止にも，手洗いを適正に行い，プラスチック製の手袋を着用し，作業を行うことが重要である。

3. その他，手指の衛生管理上のポイント

1）手洗い用設備

手洗い時の蛇口からの手指への交差汚染をなくすため，蛇口は直接手指で触れることのない自動式，足踏み式，腕式のいずれかにすることが望ましい。

2）手袋の運用

適正な手洗いを行ったとしても完全除菌はできず，表皮や毛孔などに微生物は残っている。そのため，食品に直接接触する場合は，使い捨ての手袋を着用しアルコール殺菌して作業することが多い。使い捨ての手袋は破れやすいものが多く，手袋が破れたりした場合は必ず交換する。手術用の手袋は手指へのフィット感はよいが汗をかきやすく，手袋をしない場合に比較して，体温，湿気などにより微生物の増殖を助長するため，一定の頻度を決めて手洗い，手袋交換を行う必要がある。また，手袋自体が異物の原因となることがあるので注意が必要である。

3）手荒れ予防

頻繁に手を洗うと，個人差はあるが皮膚が荒れてくる。この手荒れ現象は微生物汚染の原因になることが知られており，化膿創と同じ次元で考えるべきである。作業終了後，ハンドクリームやエモリエント配合のローションなどを活用して，手荒れを防ぐことも肝要である。

4）手指のチェック

品質管理担当者は食品取扱者の洗浄後の手指の清浄度を定期的に検査し，手洗いの個人差を把握して指導する。同時に，作業場に入場する食品取扱者の爪を点検し管理する。1週間に1回以上爪を切ることは食品取扱者の責務と考えたい。また，手洗いとは直接関係ないが，指輪は洗浄しにくく微生物の汚染源になることから，作業場には指輪を外して入場すべきである。このことは指輪が誤って外れた場合による異物混入の防止にもつながる。

参考文献

1　Lane, C. : Now wash your hands, Food Processing, 70 (9), 39, 2001.
2　谷口力夫ほか：食品取扱い業者と一般住民の「手洗い」実態調査，東京都衛生学会誌，NO.102, 76, 1999.
3　森田師郎ほか：各種手洗い法の洗浄効果の検討，日食微誌，16 (1), 65, 1999.
4　Taylor, A. K. : Food Protection : New Developments in Handwashing, Dairy, Food and Environmental Sanitation, 20 (2), 114, 2000.
5　（公社）日本食品衛生協会：手洗いの手順，平成24年度食品衛生指導員巡回指導資料，2012.
6　食品安全委員会：http://www.fsc.go.jp/sonota/dokukesi-norovirus.html

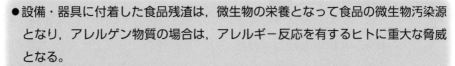

Q35 設備・器具の洗浄・殺菌の手順は
食品の種類によりどのように違うのですか？

Point

- 設備・器具に付着した食品残渣は，微生物の栄養となって食品の微生物汚染源となり，アレルゲン物質の場合は，アレルギー反応を有するヒトに重大な脅威となる。
- 食品製造加工設備は，表面が平滑で洗いやすい構造（サニタリー構造）とすべきである。
- 効果的な洗浄殺菌を実施するには，対象となる食品の種類によって適正な洗剤や洗浄方法を選択しなければならない。
- 食品と直接接触する設備器具は，作業終了後洗浄し清潔さを維持し，必要に応じて蒸気加熱や薬剤で殺菌することが必要である。

1. 概論

　洗浄により，微生物の栄養源となる食品成分を除去することは，微生物の増殖を防止するだけではなく，殺菌剤の効果の低下を防ぐことにもなる。また，近年，アレルゲン管理が重要視されていることから，アレルゲンを含む特定原材料のラインコンタミネーションの防止，その他異物混入防止の観点からも洗浄は食品工場において重要な作業である。

　洗浄の対象となる食品成分は食品の種類によって異なるため，汚れの特徴をよく把握して洗剤の種類や洗浄条件を適切に選択することがポイントになる。その際，洗浄による金属腐蝕，安全性および経済性なども考慮する。

　洗浄作業の基本は，予備すすぎ，洗浄，すすぎ，殺菌の四工程であるが，製造機械設備の仕様，環境（床，排水溝，壁など），空調機器などの対象物に応じて作業条件，洗剤濃度・温度を設定する。また，洗浄効果をあげる補助器具として，ブラシ，真空クリーナー，スチーム洗浄機，泡洗浄機などを利用する。洗剤の化学的作用や機械的作用を十分に発揮できるように設備のレイアウト，設備・器具の構造を，洗浄対象物に応じて整備することも必要である。

　以下に，設備・器具の洗浄・殺菌の手順を，乳・乳製品，食肉製品，めん類の三通りの食品を対象に述べる。

2. 乳・乳製品

　乳・乳製品製造工程の洗浄は，洗浄時間の短縮を図るために機器を分解せずに，そのままの状態で洗浄する定置洗浄（cleaning in place：CIP）が採用される。一方，CIP 洗浄では洗いにくい形状のもの，たとえば，バルブなどは

分解して手洗い洗浄が行われる。CIPの洗浄効果は，洗剤の化学的作用や洗浄液を流したときの物理的作用に影響されるため，汚れの特性や設備の構造に応じた洗浄を行うことが重要である。

1) 特徴的な汚れと性質

　乳・乳製品製造工程の主な汚れは，無機質，脂肪，炭水化物，たんぱく質，水分から構成される（表IV-5）。その他の成分として塵埃，潤滑油，微生物，洗剤，殺菌剤などがある。これらの成分が設備表面に膜状に重なり合って固着したものは乳スケールと呼ばれている。

　乳成分のうち，乳糖は水溶性のため容易に除去できるが，熱によってカラメル化すると除去が困難となる。乳脂肪は界面活性剤を含んだ熱水やアルカリ性溶液によって除去できるが，重合すると洗浄が難しい。乳たんぱく質もアルカリ性溶液でよく除去されるが，変性したたんぱく質は除去しにくい。灰分（無機質）は水で多少とも除去できるが，その程度は無機質の組成によって一様ではない。

　殺菌機などの加熱表面で生じる牛乳の焦げつきはいわゆる乳石と呼ばれ，CIPで最も除去が困難な汚れである。乳石は多孔質の形状のために微生物のすみかとなり，バイオフィルムを形成し汚染源となる（Q57参照）。乳石の成分は加熱温度によって特徴があり，130～140℃の加熱部位になるとリン酸カルシウムなどの無機質が多くなり，その割合は75％に達する。一方，70～80℃の高温短時間殺菌（HTST）で形成される汚れでは，変性たんぱく質等の有機物の割合が高い。熱交換機の乳石の除去には定期的な硝酸による洗浄がよい。また，汚れがひどく，洗剤濃度や物理的作用，時間を増大させても洗浄効果に限界がある場合，洗剤の種類の変更や洗浄方法の改善を図る必要がある。

2) 洗浄・殺菌の基本操作

　一般にCIP洗浄工程は，①予洗による乳成分の除去，②洗剤の汚れへの浸

表IV-5　乳・乳製品における汚れの特徴（文献1より引用）

汚れの成分	溶解性	洗浄性	加熱による変化
糖	水溶性	容易	カラメル化により洗浄が困難になる
脂肪	水に不溶	界面活性剤にて容易	重合により洗浄がより困難になる
たんぱく質	水に不溶 アルカリに溶解 酸には中程度	水では困難 アルカリ性溶液で除去が容易	変性すると非常に洗浄が難しい
灰分（無機質）	水溶性～不溶性 多くが酸に溶解	比較的容易（組成による）	乳石を形成すると洗浄が困難

表Ⅳ-6　牛乳製造ラインにおける CIP 洗浄のプログラム例（文献 4 より引用）

工程	時間（分）	温度・濃度
1. タンク内が空になっていることを確認		
2. 食品製造用水によるすすぎ	3～5	常温水または温水 60℃以下
3. 適切なアルカリ洗浄液による循環洗浄	5～10	0.2～2％溶液 60～80℃
4. 食品製造用水によるすすぎ	5～10	常温水または温水 60℃以下
5. 適切な酸洗浄液による循環洗浄	5～10	0.5～2％溶液 60～80℃
6. 食品製造用水によるすすぎ	5～10	常温水または温水 60℃以下
7. 蒸気，熱水または殺菌液による殺菌		
蒸気	15	80℃
熱水	5	80℃
殺菌液		塩素水 150ppm
8. 7. で殺菌液を使用した場合は，食品製造用水によるすすぎ		常温水

透と溶解，③汚れの洗剤液中への分散，④洗浄水による表面からの汚れの除去の順に進行する。界面活性力を有するアルカリ洗剤は汚れを湿潤させ，最終的に汚れの除去を容易にする。なお，洗剤の種類，特徴については参考文献を参照されたい。洗浄に使う水は，洗浄効果に大きく影響する。特にミネラル成分の多い硬水は，洗浄後の表面に再スケール化しないように，あらかじめ軟水化処理しておく必要がある。乳石中の無機質の多くは水由来のため，水の硬度管理は乳石防止の観点からも重要である。

　典型的な CIP プログラムを表Ⅳ-6 に示した。プログラム中，アルカリ洗浄でたんぱく質と脂肪，酸洗浄でリン酸カルシウムや他の塩類が除去される。また，蒸気殺菌は殺菌表面に蒸気を接触させてから 80℃ 15分間保持し，熱水による殺菌は装置出口で 80℃ 5分間保持する。薬剤殺菌法は薬剤が製品の接触する表面すべてに薬剤を接触させる必要がある。

　一方，CIP で洗浄・殺菌が難しい複雑な箇所は取り外し可能とし，適正な洗浄・殺菌ができるようにする。その際，表面を傷つけないような専用の洗浄器具を用い，手洗浄用洗剤または洗浄殺菌剤で表面を丁寧に洗い，食品製造用水ですすいだ後に汚染しないよう注意して組み立てる。

3）洗浄・殺菌にあたっての注意点

　洗浄・殺菌を効果的に行うには，洗剤の配合，濃度，温度，流速をきちんと管理し，設定どおり行われているかどうか注意する。アルカリの濃度，温度には最適条件が存在し，あまり過酷な条件では汚れ表面にあるたんぱく質が変性し，洗剤が浸透せずに除去効率の低下が生じる。汚れを設備表面に付着させないことも大切である。たとえば，洗浄開始まで汚れを乾燥させないことや，UHT 殺菌機内では乳中の空気量や酸度が高いと汚れの付着が多くなる。また，

ステンレス表面の不十分に研磨された状態やパッキン表面の亀裂などは，洗剤や殺菌剤から汚れや微生物を保護する危険性がある。これら表面の傷は細菌汚染の原因となるので，特に殺菌洗浄に対する耐久性の低いパッキン類は，定期的なチェックと交換が重要である。

前記以外の洗浄・殺菌における注意点として，洗浄が容易な設備機器のレイアウトや構造があげられる。たとえば，配管の液だまり，配管の勾配，バルブの取りつけ位置，配管の分岐，異径継手の使い方等に注意する。

4）洗浄度の評価

洗浄後は，機械器具に洗剤や汚れが残っていないかどうかを評価する必要がある。これを行わない場合，食品への洗剤や汚れの混入を見逃すだけでなく，汚れが微生物に保護的に働いたり，アルカリ洗剤による pH 上昇や有機物などにより殺菌剤の効果が低下するおそれがある。たとえば次亜塩素酸ナトリウム溶液（表Ⅳ-6の塩素水）や電解水（次亜塩素酸水）は有機物の存在で殺菌効果が激減する。また，電解水は，殺菌の主体である非解離型の次亜塩素酸（HClO）の存在比率がアルカリ側になるほど低くなり，それに伴って殺菌効果は低下する。

洗浄度の評価法としては，たんぱく質を呈色反応でみる方法，汚れの指標としてアデノシン三リン酸（ATP）を測定する方法，その他オンラインで吸光度や全有機炭素量（TOC）をモニタリングする方法がある。

3. 食肉製品

食肉・食肉製品製造工程の主な汚れの特性をよく理解し，これらの特性に応じた洗浄・殺菌を行う。また，不衛生な洗浄・殺菌作業や用具によって，機械器具を汚染させないことや洗浄剤，殺菌剤の取扱いについて適正な教育や在庫管理を行うことなども重要である。

1）特徴的な汚れと性質

食肉処理場や食肉製品の製造工程で，洗浄の対象となる汚れはたんぱく質，脂肪，炭水化物，スケールなどである。たんぱく質は食肉，乳たんぱく，卵たんぱくなどの動物性のものや大豆たんぱくといった植物性のものがある。これらたんぱく質の多くは60℃以上になると熱変性し，洗浄しようとする機械・器具の表面に付着し除去しにくくなる。また，アレルゲンを含む製品と含まない製品の製造に共用している機械・器具では，アレルゲン混入の原因にもなる。動物脂肪を効果的に除去するためには，融点以上にすることが必要であり，牛脂や豚脂などでは50℃以上に上昇させる必要がある。炭水化物は砂糖，ブドウ糖などの糖質甘味料やでんぷんなどに由来する。砂糖などは水溶性であり除去しやすいが，加熱されカラメル化すると除去しにくくなる。一方，でんぷん

1. 周辺の整理，整頓
　①残った原材料，製品，包装資材などを所定の箇所に保管。作業スペースを確保。
　②配電盤など移動できないものはプラスチックフィルムでカバー。
　③床に落とした肉片などは除去し，排水溝の目詰まりを防ぐ。また，ストレーナが取りつけられていることを確認。

2. 洗浄・殺菌作業中の事故を防止するため，原則として電源スイッチ OFF。

3. 洗浄する機械器具をパーツごとに分解。

4. 肉片などの除去
　機械に付着している肉片などを十分取り除き，洗浄・殺菌を効果的に行うとともに，排水溝の目詰まりを防ぐ。
　また，肉片などの流入による排水処理のコスト増や排水基準の逸脱を防ぐ。

5. 予備洗浄：50～55℃の温水を使用。
　温水により動物脂肪を溶かし，固着したたんぱく質やでんぷんを湿らせ軟らかくする。

6. 洗剤散布：洗剤散布も 50～55℃で行う。
　洗剤は，強アルカリ洗剤，弱アルカリ洗剤，塩素化アルカリ洗剤，酸洗剤などを使い分ける。

7. 擦り洗い：こびりついた汚れをバイカンブラシなどを使い，手作業で擦り落とす。

8. すすぎ：必ず散布した洗剤が乾かないうち（5～20分以内）に行う。

9. 洗浄後の確認：機械・器具に洗剤や汚れが残っていないことを必ず確認。
　確認を怠ると，食品へ洗剤や汚れが混入するだけでなく，殺菌剤の効果が低下する。

10. 殺菌
　殺菌には，次亜塩素酸ナトリウム，エタノール製剤などの殺菌剤や熱湯や蒸気などの加熱殺菌が活用されるが，殺菌剤は被洗浄体の水気を殺菌済みの乾燥したタオルなどでよく拭き取ってから使用。

11. すすぎ：殺菌剤を 5～10 分間作用させたら，必要に応じ低圧の流水ですすぐ。

12. 乾燥
　必ず殺菌済みのペーパータオルあるいはワイパーなどを使用し，水切り用具で汚染させないようにする。空調を作動させて機械器具および室内の乾燥を素早く行う。

13. オイル塗布
　腐食しやすい材質の機械器具は，錆などの発生を防ぐため食用オイルを塗布する。また，必要に応じ，機械用油の注入を行う。

は加熱直後は水で膨潤した糊化（α化）状態であるが，放置すると次第に水分を失うなどして老化（β化）状態となり除去しにくくなる。スケールにはカルシウム系スケール，鉄スケール，ケイ酸スケールがある。乳・乳製品工場と比較してスケールによる問題は少ないが，食品製造用水の硬度の高いことやボイラーの配管などに起因するスケールがみられる場合がある。

その他，塵埃，石，土，バイオフィルム（Q57 参照）などがある。

2）洗浄・殺菌の基本操作

　一般的に，機械・器具あるいは設備の基本的な洗浄・殺菌方法は表IV-7 に示したように 13 の手順からなっており，機械・器具の構造，汚れの種類や程度に応じて手順の簡略化や洗剤，殺菌剤の変更を行う。また，原材料，製品が接する機械・器具や設備の洗浄・殺菌の頻度は必ず 1 回／日以上とし，その他については清浄度の自主設定基準値や汚れの程度に応じて個別に頻度を設定す

る。なお，具体例については参考文献を参照されたい。

3）洗浄・殺菌にあたっての注意点

(1) 洗浄用具の管理

　汚れた洗浄用具で，被洗浄体を汚染させないように，衛生的な状態が維持・管理できる洗浄用具を選択し，洗浄用具の洗浄・殺菌も確実に行うことが重要である。

(2) 洗浄・殺菌作業による汚染防止

　洗浄・殺菌時に，汚染作業区域から清潔作業区域へ汚染が拡大することのないように，各区域専用の洗浄用具を使用することが必要である。また，専門のスタッフによって作業を行う場合，作業者を区分したり，汚染作業区域，清潔作業区域間の移動の際には，手洗い，衣服交換あるいは専用靴への交換などを行い，清潔作業区域への汚染の持ち込みを遮断することが重要である。また，アレルゲンを含まない製品を製造する区域では，アレルゲンを含む製品の製造工程からの混入防止のために，有害微生物管理と同様の対応が必要となる。

(3) 安全管理

　燻煙・蒸煮装置などの洗浄に使用される強アルカリ洗剤は，苛性ソーダが多く含まれており，使い方を誤れば発熱・突沸し，火傷などの原因となる。また，次亜塩素酸ナトリウムと酸性物質を混合すれば，有毒な塩素ガス発生の問題もある。そのため，洗剤や殺菌剤の取扱いに関してもマニュアル化し，問題のない取扱いをさせることが重要である。

　洗浄・殺菌を行う場合は，安全上配慮された清潔な服や，必要に応じ保護具（ヘルメット，カッパ，ビニール手袋，長靴，ゴーグルなど）を着用する。一方，洗剤・殺菌剤には，劇物なども含まれており，必ず取扱責任者を決め，施錠して保管するとともに，在庫管理を毎日行うことが肝要である。

4）洗浄度の評価

　洗浄の評価は，目視的方法，物理的方法，化学的方法あるいは生物学的方法など多くの方法があるが，最も簡便でかつ一般的な方法としては，目視による残留物の観察である。また，殺菌の効果判定には，細菌検査が必要となる。

　細菌検査は，機械・器具の表面の細菌数などを検査するが，食肉製品製造工程では，腐敗原因の多くを占める乳酸菌の検査を加えたり，制御すべき危害要因として指定された病原細菌などの検査も定期的に実施する。一方，細菌検査は結果の判定に時間がかかるため，ATP を汚染の指標として測定する方法も開発され，利用されている。なお，アレルゲンの確認には，イムノクロマト法を用いた食物アレルゲン検査用の簡易キットが活用されている。

4. めん類

1) 特徴的な汚れと性質

　製めん機はめん生地を整形し圧延する装置で，その汚れの主な成分は原材料の小麦粉，でんぷん，もしくはそば粉および副原材料の卵白，グルテンなどの食品成分と製めん機の摩耗粉が混ざった製めん生地の残渣である。特に，めん類ではアレルゲン物質としてグルテンを含有する共通の原料である小麦，そば，卵があり，手延べそうめんではごま油を使用することがある。その中で「そば」は重篤なアナフィラキシーショックを起こす可能性があるので注意が必要である。製めん機の隙間に残っためん生地を除去することはかなり困難であり，残留物がカビたり変色し，また乾燥して翌日以降の生産中に飛び出してめん生地を汚すことがある。

　一方，ゆで釜，水洗冷却槽，バケットなどの汚れの主成分はでんぷんで，次いでたんぱく質，食塩，ごくわずかではあるが原材料の小麦粉やそば粉の油分も含まれる。でんぷん，水溶性糖質および水溶性たんぱく質が熱により変性し，作業終了後すぐに除去しないと厚い層となって蓄積し，容易に洗い落とせない状態となる。また，Ca や Mg 成分の多い水では，白い沈殿物が釜や浸漬槽，バケットの表面に付着し，前述の汚れと複合的なスケールを形成し，容易には洗浄しにくくなる。これは水中の Ca，Mg およびケイ酸が煮沸により化合してケイ酸塩を形成し，それらと有機物の汚れが複合したものである。このようにならないように，使用水は軟水化処理を行うことが望ましいが，スケールを形成してしまった場合は，その程度が少ないうちにクエン酸や酢酸の添加，あるいは酸性の洗浄剤等で分解除去して蓄積を抑えることが大切である。いずれにしても，汚れの蓄積を最小限に抑えるための日々の洗浄が大切である。

2) 洗浄・殺菌の基本操作

　製めん装置の隙間に入り込んだ生地かすは，掃除機等で吸引除去するか，作業前に清掃用に生地の一部を流して，汚れの除去を行うかであるが，限界がある。製めん機は，めん生地を整形し大きな力で圧延する装置のため重量が重く，通常分解することができない。なお，めん生地が製造機械の表面に残留することは少なく，スクレイパー等で残留物を除去した後アルコール等で機械の表面を拭き取ることが一般的な清掃・殺菌方法である。このとき，油脂入りのアルコール製剤を使うと清掃殺菌効果が高くなり，防錆効果もある。

　一方，ゆで装置では小型の生産装置や細かい部品類はスポンジやブラシによるこすり洗いができるが，バケット方式の大型生産装置のゆで釜や冷却槽，ならびにバケットは高圧洗浄機による洗浄が主であり，発泡性の洗浄剤を散布し，その後に高圧洗浄機ですすぎ落とす方法もある。

表IV-8　洗浄・殺菌方法例一覧　（文献11より引用）

区分	基準
ミキサー	1. 作業終了後，周辺の整備およびミキサー内の残屑を除去すること。内部を水拭き後，エチルアルコールなどによる消毒作業を実施すること。 2. 作業開始前，エチルアルコールなどによる消毒作業を実施すること。
ロール 切刃	1. 作業開始前，清掃およびエチルアルコールなどによる消毒作業を実施すること。 2. 作業終了後，残屑を排除し防錆処理を行うこと。
ゆで槽	1. 作業終了後，ブラッシング・高圧水などを使用して残屑を除去すること。 2. 定期的に薬剤（アルカリ洗剤など）を使用して清浄化すること。
水洗槽 冷却槽	1. 作業開始前，煮沸殺菌処理を行う。 2. 作業終了後，こすり洗い，煮沸殺菌処理を行い，さらに清浄な高圧水を使用して，清浄化すること。 3. 定期的に薬剤（アルカリ洗剤など）を使用して清浄化すること。
冷凍装置	定期的に清掃をすること。洗剤を含ませた布拭き後，次亜塩素酸ナトリウムなどの薬剤殺菌処理などを行うこと。
その他の装置 および付属機器	作業終了後，製造に使用した機械，器具類は，原則としてすべて部品を外してこすり洗い後，煮沸殺菌処理や次亜塩素酸ナトリウムなどの薬剤殺菌処理などを行うこと。

　大型製造装置の人手による高圧洗浄などでは，多数のバケットの洗浄は容易ではなく（生産能力 6,000 食／時間，ゆで槽 10 トン以上で 2 時間程度），また構造上の制約から隅々までの効果的な洗浄を期待することはできない。この欠点を解決するために，製めん業界でも CIP 洗浄装置が徐々に採用されるようになってきた。この装置では，ゆで槽のみ，水洗冷却槽のみ，およびゆで水洗冷却槽一体型などがあり，時間はかかるが，あらかじめプログラムされた洗剤・洗浄方法で人手をかけずに洗浄が可能である。

　表IV-8 に，設備・器具別の洗浄・殺菌方法の基準例を示した。

3) 洗剤の種類

(1) 苛性ソーダ：アルカリ洗浄

　ゆで槽などの定期的な洗浄に使用するもので，でんぷん系汚れに対しては効果的であるが，強アルカリ性なので洗浄にあたっては厳重な注意が必要である。塩素系洗浄剤を事前に散布し，表面を分解・膨潤させてから，アルカリ洗浄を行うと効果的である。

なお，汚れが蓄積した後のアルカリ洗浄では，剥離した汚れのすすぎを十分に行わないと，翌日の生産時に残った剥離片が異物として製品に混入する原因となる。また，めんをゆでる際の最適 pH は 5.5 前後であるため，アルカリのゆで装置への残留は製品の品質を落とす（めん表面のゆで溶け）危険性があるのですすぎは特に注意すべきである。

(2) 塩素系洗浄剤

　塩素剤を含み，たんぱく質，油汚れに効果的である。日常的に使用すると汚れの蓄積が抑えられるが，装置の腐食に注意する必要がある。

(3) 中性洗剤

　広く一般に使用される洗剤である。取り外せる小型の部品や容器類では，中性洗剤を使ったスポンジなどによる手洗い洗浄により，安価で十分な効果が得られる。

4）殺菌

　製めん機械や包装機では，水溶性の薬剤の使用は錆等の点で好ましくなく，通常アルコールの噴霧または，アルコールを染み込ませたふきん等で拭き取る方法が一般的である。

　ゆで・水洗冷却工程では，薬剤に頼らずに洗浄後の装置を加熱することが最も殺菌効果がある。めん類のゆで装置は槽となっているため，バケット方式の大型生産装置では，水洗冷却槽の水を煮沸しバケットを 1 回転以上回すことによる加熱殺菌を行う。このときに，循環経路にも沸騰した湯を循環させる。反転釜方式では，洗浄後約 10 分程度槽を煮沸させればよい。

　なお，取り外せる部品や容器類は，洗浄後に部品が完全に水没できる大きさの水槽に入れ 85℃を超えるまで昇温させるか，あるいは 200ppm の次亜塩素酸ナトリウム液に 30 分程度浸漬することで殺菌ができる。

5）洗浄・殺菌にあたっての注意点

(1) 製品の安全管理

　洗剤・薬剤を残留させないように，すすぎを十分（1 回のすすぎの水量を多くせずに回数を多くすることが効果的）に行う。あらかじめすすぎ後の水について伝導率や pH，その他の検査により残留がないことを確認し，すすぎの方法についてマニュアル化しておく。

　洗浄剤や殺菌剤が食品を汚染することがないように，それらの原液は製造現場から離れた別の場所で厳重に管理するとともに，希釈した薬剤の容器に必ず表示を行い，表示を行った保管場所の限定や使用に際する教育が必要である。

(2) 交差汚染防止

　洗浄殺菌を行った部品類は，清浄区域に保管し，洗浄器具などの保管場所とは衛生区域を分けることが大切である。また洗浄器具自体が汚染源とならない

ように，洗浄器具等の殺菌方法を定めておき，清潔な状態で使用する必要がある。また，アレルゲンとなる原材料を含む製品の製造は，別の施設やラインを使用するのが望ましいが，それができない場合は問題となるアレルゲンを含む製品は1日の製造の最後に行う必要がある。複数製造ラインがある場合は，仕切りやカバーなどを設置し，アレルゲンを含む粉塵などの飛散を防止するとともに，各ラインは十分な洗浄により交差汚染を防止することが必要となる。

⑶　労働安全衛生管理

　洗浄剤は，強アルカリ性であったり，混合により有毒ガスを発生する場合があるので，作業者の安全のために，保護具の着用や取扱い方法をマニュアル化し，保管場所と保管方法や表示についても配慮する必要がある。

6）洗浄度の評価

　洗浄作業が適切に実行されたかの評価は，洗浄した後に綿棒などで拭き取りを行い，残存ATPを測定する，あるいはヨウ素ヨウ化カリウム溶液での呈色反応をみるなどの方法がある。また必要に応じて拭き取り微生物検査も併用してよい。また，アレルゲン検査キットが比較的安価に提供されているので，どのような清掃・洗浄を行ったらアレルゲンが残存しなくなるかあらかじめ検証しておくことが望ましい。

参考文献

1　IDF：Design and use of CIP system in the dairy industry, p.6, IDF BULLETIN 117, 1979.
2　井上哲秀：最近の洗浄と殺菌について，44，p.1，乳技協資料，1994.
3　Marriott, N. G. Gravani, R. B.：Principles of food sanitation, 5th ed., Springer-Verlag, 2006.
4　厚生省生活衛生局乳肉衛生課監修・動物性食品のHACCP研究班編：HACCP衛生管理計画の作成と実践 乳・乳製品，食肉製品実践編，p.80，中央法規出版，1998.
5　森 信二，田中 孝，豊田 活，遠藤光春：乳業工場の洗浄における管理ポイント，51，p.45，乳業技術，2001.
6　山本茂貴監修：現場必携・微生物殺菌実用データ集，p.113，サイエンスフォーラム，2005.
7　鮫島隆（山本茂貴監）：洗浄殺菌の実践ノウハウ―洗浄殺菌の基礎と実務ポイント（食肉製品），p.39，サイエンスフォーラム，2001.
8　田中慶司監修：食品事業者のための食物アレルギー対策，p.33，日本食品衛生協会，2017.
9　日本衛生技術研究会：食品工業の洗浄と殺菌，p.28，日本衛生技術研究会，1978.
10　Snyder, O. P.：HACCP-BASED SAFETY AND QUALITY ASSURED PASTEURIZED-CHILLED FOOD SYSTEMS, 25, p.1, Hospitality Institute of Technology and Management, 1994.
11　田渕満幸：洗浄殺菌の科学と技術（高野光男，横山理雄，西野 甫編），p.129，サイエンスフォーラム，2000.
12　日本冷凍めん協会編：冷凍めんのHACCPマニュアル，p.39，2004.

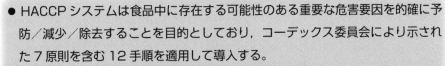

● HACCP システムは食品中に存在する可能性のある重要な危害要因を的確に予防／減少／除去することを目的としており，コーデックス委員会により示された7原則を含む12手順を適用して導入する。

● HACCP システムを適用することにより，食品の取扱い中に起きる人為的ミスを限りなく少なくし，一層安全な食品を消費者に保証することができる。

● 我が国では，食品衛生法において公衆衛生上必要な措置として HACCP システムを法制化し，すべての食品関連企業に自主衛生管理によるシステムの積極的導入を義務づけている。

　HACCP とは Hazard Analysis and Critical Control Point の略称で，「危害要因分析・重要管理点」と邦訳されており，危害要因分析（HA）を行って，最終製品に存在してはならない危害要因とその危害要因を管理するための方法（管理措置または管理手段という）を明確にして，危害要因分析に基づいて決定された重要管理点（CCP）で管理措置を適用して，食品中の危害要因を健康を損なわないレベルに確実に予防／減少／除去するシステムという意味である。HACCP システムという場合は，原材料管理および一般衛生管理プログラムを含むすべての食品衛生管理手順が系統的に網羅されていなければならず，一般衛生管理プログラムではどうしても解決できない食品そのものの取扱いにより食品中に存在する可能性のある危害要因を科学的根拠に基づいて作成された HACCP プランにより確実に管理することを目的としている。

　当初，HACCP システムは米国の宇宙開発計画（アポロ計画）で宇宙食の微生物学的安全性確保を目的に開発されたが，現在では最も合理的な食品衛生管理の手法として国際的に認められており，コーデックス委員会により国際規格化されている。我が国でも，多くの食品を輸入に頼っている一方で，国策として食品の積極的な輸出も推進されており，食の安全性を確保する食品衛生管理方式の国際的整合性の必要性，および食品の製造加工施設における衛生管理を行ううえで極めて有益であるとして，2018年に改正された食品衛生法の中に組み込まれて法制化され，すべての食品関連企業に本システムを適用した自主衛生管理の推進が義務づけられている。

1. HACCP システムの特徴とその適用のメリット

1) 食品の安全性に関係する問題の解決に有効

　HACCP システムによる管理対象は，食品衛生法に基づく成分規格違反など

による健康危害の発生防止であるが，特に有害微生物に対して有効である。しかも，ISO 9000 などの品質管理システムの考え方とも矛盾しないといわれている。

2）科学的根拠に基づいて危害要因の発生を予防

　対象食品について，疫学的かつ科学的に裏づけられたデータや情報により，発生する可能性のある危害要因およびその発生防止措置をあらかじめ明らかにしておき，これに基づいて作成された衛生管理計画（HACCP プラン）により管理を行う。そのため，危害要因の発生が予防でき，危害要因発生時の対応が容易になる等，食品衛生上のリスク管理に極めて有効である。また，衛生管理状況の検証とそれに伴う見直しと改善が継続されるため，製品の安全性が一層向上するようになる。

3）原材料から最終製品に至る安全性確保のために必須の工程を当事者自身が明らかにして重点的に管理

　その製品について最も熟知している当事者自身の判断で最も効果的な方法による管理が可能である。すなわち，HACCP システムでは原材料から最終製品に至る過程において，最終製品の安全性確保上必須の食品そのものの衛生管理工程（CCP）を当事者自身が決定し，そこで集中的かつ計画的にモニタリングして想定される危害要因の減少さらには除去するためのシステムである。危害要因の発生に対してリアルタイムで対処でき，安全性が向上するだけでなく製造加工時の無駄をなくすなど企業としてもメリットが大きい。日常の衛生管理は経験と勘でなく，誰でも容易かつ迅速に実施でき，結果を得るまでに時間のかかる培養法による微生物検査は馴染まず，原則として適用しない。

4）HACCP プランのマニュアル化と衛生管理状態の記録

　食品施設は従業員全員の協力の下に，誰でも容易に理解できる HACCP プランを作成し，それに沿って実施した衛生管理状況を記録する。この記録は自社製品が安全であることを証明する重要な証拠になり，リスク管理にも極めて有効であり，過去の時点にさかのぼって衛生管理の適否の判断を容易にして PL 法にも対応できる。また，行政側にとっても，記録は監視や指導を容易かつ効果的に行うための助けとなり公平な判断を可能にする。

2. HACCP システムの適用手順

　コーデックス委員会により作成されたガイドラインに示された 12 手順に沿って，食品そのものの衛生管理上必須の 7 基本原則を含む HACCP プランを作成し，それにより日常の衛生管理を実施する。具体的には表Ⅳ-9 に示したように，四つの段階がある。

表Ⅳ-9　HACCPシステムの適用手順

HACCPシステムの適用段階	コーデックス委員会のHACCPシステム適用のガイドラインの手順
段階1：HACCPシステム適用の前段階 ・一般衛生管理プログラムの確認 ・危害要因分析のための情報，データ収集	手順1：HACCPチームの編成 手順2：対象食品（含原材料）の明確化 手順3：意図する用途と対象消費者の確認 手順4：フローダイアグラム（製造加工工程一覧図）の作成 手順5：フローダイアグラムの現場確認
段階2：危害要因分析を行い，CCPを決定	手順6：【原則1】危害要因分析：重要な危害要因とその管理措置の明確化 手順7：【原則2】フローダイアグラムに沿って重要管理点（CCP）を決定
段階3：衛生管理計画（HACCPプラン）を作成し，その妥当性を確認	手順8：【原則3】各CCPについて妥当性確認された管理基準を設定 手順9：【原則4】管理基準のモニタリングシステムを設定 手順10：【原則5】管理基準から逸脱した時の改善措置を設定 手順11：【原則6】HACCPプランの妥当性確認および検証手順を設定 手順12：【原則7】システムにかかわる文書および記録保持規定を設定
段階4：衛生管理をシステムとして実施し，実施状況を定期的に検証して，衛生管理計画をさらに発展，維持，継続	

1）HACCPシステム適用の前段階：ガイドラインの手順1〜5

　食品施設自らがHACCPシステムを適用するという強い意識をもち，HACCPチームを編成し，一般衛生管理プログラムが的確に実施されているか否かを確認するとともに，危害要因分析に必要なデータや情報をできるだけ多く収集する。

2）危害要因分析，重要管理点（CCP）の決定：ガイドラインの手順6【原則1】および7【原則2】

　前段階で収集されたデータや情報に基づいて，原材料の搬入から最終製品の搬出に至るまでの全作業工程に沿って危害要因分析を行い，発生が予想される重要な危害要因（原因物質），およびその管理措置を一覧表にした危害要因リストを作成し（Q37参照），その結果をふまえてCCPを決定する。なお，CCPは危害要因が一般衛生管理プログラムで解決できない食品そのものから危害要因を予防／減少／除去するための必須の管理点であり，しかも管理を怠った場合に最終製品の安全性が確保されないときにのみ設定する。なお，CCPの決定樹を使用すると判断が容易になる。

3）HACCPプランの作成：ガイドラインの手順8〜12【原則3〜7】

　各CCPについて表Ⅳ-10に示したようなワークシートを満たしたHACCPプランを作成し，そのプランの妥当性を確認する。

4）HACCPプランによる衛生管理の実施およびプランの見直しの繰り返し

　HACCPプランに記載された管理事項を作業現場は機械的に実施し，それら

表Ⅳ-10　HACCP プランのワークシート

製品名称：

CCP No.	
段階／工程	
危害要因	生物的，化学的，物理的
発生要因	
管理手段	
管理基準（CL）	
モニタリング方法	何を： いかにして： 頻度： 担当者：
改善措置	措置： 担当者：
検証方法	何を： いかにして： 頻度： 担当者：（モニタリング／改善措置担当者とは異なる部署）
記録文書名	

の結果を記録する。一方，衛生管理がプランに従って適切に実施され，機能しているか否かを定期的に検証してプランの見直しを行う。この検証と見直しおよびその継続と維持がなされてはじめて HACCP システムを適用しているということになり，このことにより衛生状態を限りなくレベルアップさせ，食品の安全性が一層確実に保証されることになる。

　以上の手順を通じて最も重要なポイントは危害要因分析と検証であり，危害要因分析が的確に実施されなければ的確な衛生管理マニュアルは作成できず，的確な検証が行われなければ合理的な衛生管理と安全な食品の生産は保証できない。すなわち，PDCA サイクルといわれる P（HACCP プランの作成），D（プランによるモニタリング，改善措置の実施，記録とその管理），C（定期的検証），A（継続的改善および更新）の仕組みを回すことが欠かせない。

参考文献

1　Codex Alimentarius Commission：Codex Committee on Food Hygiene；Code of Practice, general principles of food hygiene, CXC 1-1969, Rev. 2020.
2　厚生労働省：食品製造における HACCP 入門のための手引書，2015.

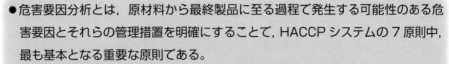

● 危害要因分析とは，原材料から最終製品に至る過程で発生する可能性のある危害要因とそれらの管理措置を明確にすることで，HACCP システムの 7 原則中，最も基本となる重要な原則である。

● 危害要因分析が基礎になって，CCP（重要管理点）が決定され，CCP における管理基準，モニタリング方法，改善措置，検証方法が設定されて，これらを総括した HACCP プランが衛生管理計画のマニュアルとして文書化される。

1. 危害要因分析とは

　危害要因分析とは，当該食品の原材料から最終製品に至る過程で，ヒトの健康に有害となる危害要因を明らかにし，その起こりやすさと重要度（重篤性）の両者から危険度（Risk）を評価し，その発生要因およびそれを制御するための管理措置を明らかにすることである。コーデックス委員会が示した HACCP システム適用のガイドラインでは，原則 1 の危害要因分析を行い管理措置を確認するための手順 6 は，「各段階で発生して関連する可能性があるすべての潜在的な危害要因を列挙し，重要な危害要因を確認するための危害要因分析を行い，確認された危害要因を管理するためのあらゆる措置を考える」と記載されている。これらの手順とその結果から CCP の決定までを集約した一覧表を“危害要因リスト”という。

　危害要因分析は HACCP システムによる衛生管理の適否の鍵になり，HACCP プランの作成にあたって最も重要かつ基本になるため，的確かつ十分に行う必要がある。すなわち，危害要因分析は HACCP システムに必須の 7 原則中の原則 1 に相当し，危害要因分析を行う際に収集した情報やデータおよび危害要因リストが基礎になって CCP が決定され，CCP における管理基準（許容限界），改善措置（修正措置）および検証方法が設定される。また，モニタリング方法は管理基準に対応して設定され，このようにして科学的根拠に基づく HACCP プランが衛生管理計画のマニュアルとして文書化される。

　危害要因分析にあたっては，現場の状況をふまえた科学的に裏づけられた関連情報やデータの収集・解析，ブレインストーミング（集団思考）の実施，適切なリスク評価が極めて重要である。危害要因分析に漏れがあった場合は重要な危害要因を見落とし，管理されずに安全でない最終製品が作られるおそれがある。

> **表Ⅳ-11　危害要因分析を実施するにあたって必要な情報・データ**
> **　　　　　（文献2より引用）**
>
> 1. 疫学的データ
>   - 過去の食中毒，苦情，腐敗・変敗事例
>   - 過去の疫学調査（サーベイランス）データ
>
> 2. 原材料，中間製品および最終製品に関するデータ
>   - 原材料の由来（入手先）
>   - 組成
>   - pH，水分活性，酸化還元電位
>   - 保存料などの添加物
>   - 包装材料および包装条件
>   - 製造加工条件
>   - 保存，流通条件
>   - 最終的使用および喫食条件
>   - 対象消費者
>
> 3. 製造加工データ
>   - 原材科の受入れから最終製品の搬出までの工程の流れ図（フローダイアグラム）
>   - 各工程における時間／温度の条件，pH，水分活性，塩分濃度などの推移
>   - 再処理品の取扱い
>   - 汚染区と清浄区の区分
>   - 製造加工用器具，機械および施設
>   - 洗浄および殺菌方法とその効果
>   - その他交差汚染の可能性
>
> 4. 微生物学的データ
>   - 原材料を汚染する可能性のある有害微生物（疫学的データも参照）
>   - 食品中における有害微生物の増加割合
>   - 製造加工条件下での有害微生物の減少割合

2. 危害要因分析の実施手順

1) 危害要因分析に必要な情報・データの収集

　危害要因分析を実施するにあたって必要と思われる主な情報やデータの種類を表Ⅳ-11に示した。表中の2欄の原材料，中間製品および最終製品に関するデータは，HACCPシステム適用の12手順のうちの手順2および3であり，3欄の製造加工データは手順4および5でそれぞれ得られる情報・データである。特に，原材料や各製造加工工程で汚染の可能性のある有害微生物の種類とその分布，汚染源，それら微生物の増殖や死滅に及ぼす製造加工処理の影響を的確に把握しておくことが必要である。これらの情報やデータの収集には多大な労力と時間を必要とするため，その収集にあたっては，どのような条件で危害要因が発生しやすいか，どのような場所や条件で取扱いミスが発生しやすいか，それは微生物の汚染，生残，増殖に寄与する要因となるかなどを考慮して

表IV-12　危害要因リストのワークシート，その記入内容

(1) 原材料／工程	(2) (1)で発生が予想される危害要因は何か？	(3) (2)は食品から減少／除去が必要な重要な危害要因か？	(4) (3)の判断根拠は何か？	(5) (3)で重要と評価(○)された危害要因の管理措置は何か？	(6) この工程はCCPか？
1.原材料	生物的： 化学的： 物理的：	○（Yes） または ×（No）	○と判断した場合： 危害要因の発生要因を示す ×と判断した場合： その理由を示す	管理措置を具体的に記入 （管理措置が後の工程にある時は，当該工程を明示）	CCP番号

（注）
(2)欄に列挙された作業環境に由来する危害要因は，通常，一般衛生管理プログラムで管理。その場合，(3)欄に×と記載し，(4)欄に対応する一般衛生管理プログラムの作業手順の内容を記入。

| 31.最終製品保管 | | | | | |

行う。この際，特に製造加工現場における聞き取り調査は極めて重要であり，的確な危害要因分析を実施するための決め手となる。また，有害微生物の種類とそれらの特性などをデータベース化したものや各種条件における有害微生物の挙動を予測する予測微生物学（Q59参照）を利用するとよい。

2）危害要因リストの作成

危害要因リストは，原材料から最終製品の搬出に至るまでの全作業工程（フローダイアグラム）について順を追って，以下の各項目の内容を表IV-12のワークシートに記入していく。なお，コーデックス委員会のHACCPシステムのガイドラインにも，同じような形式の危害要因分析のためのワークシートの例が示されている。

⑴　原材料および各工程における危害要因のリストアップ

(1)欄にフローダイアグラムに沿って原材料と工程を列挙し，(2)欄に原材料では汚染が予想され，最終製品の安全性を損なうおそれがある危害要因を生物的，化学的，物理的と分けてすべて明示し，生物的危害要因では有害微生物の種類を具体的にリストアップする。各工程についても同様にして発生する可能性のある生物的，化学的，物理的危害要因の内容を個別に明示し，微生物的危害要因では「微生物の汚染」，「微生物の増殖」，「微生物の生残」などと微生物の挙動を具体的に記入する。なお，該当する危害要因がなければ，「なし」と記入する。

表Ⅳ-13　重篤性による主な微生物の分類（文献 4 より作成）			
深刻な危害要因 （生命に脅威，重大な慢性後遺症，持続期間長い）		重大な危害要因 （生命に脅威でない，続発症はまれ，持続期間中程度）	中程度の危害要因 （生命に脅威でない，続発症なし，持続期間短い）
一般集団に対して	限られた集団に対して		
Brucella abortus ; suis ボツリヌス神経毒素 腸管出血性大腸菌 *Salmonella* Typhi ; Paratyphi A&B *Shigella dysenteriae* *Vibrio cholerae* 01 *Mycobacterium bovis*	*Campylobacter jejuni* 腸管病原性大腸菌 腸管毒素原性大腸菌 *Clostridium perfringens* C 型 *Clostridium botulinum* *Cronobacter sakazakii* *Listeria monocytogenes* *Vibrio vulnificus* A 型肝炎ウイルス *Cryptosporidium parvum*	*Salmonella* spp. *Yersinia enterocolitica* *Shigella* spp. *Listeria monocytogenes* A 型肝炎ウイルス *Cryptosporidium parvum* *Cyclospora cayetanensis*	*Bacillus cereus* *Clostridium perfringens* A 型 大腸菌（EPEC，ETEC） *Staphylococcus aureus* *Vibrio cholerae* non-01 *Vibrio parahemolyticus* ノロウイルス

⑵　リストアップされた危害要因の重要性を評価し，その根拠を示す

　⑵欄に列挙された危害要因について，その発生頻度と発生したときの重篤度から安全性の上で HACCP プランで管理する必要性があるか否かを評価し，その根拠を明らかにする。すなわち，一般衛生管理プログラムでは解決できない，しかも食品そのものの厳密な取扱いにより，いずれかの工程で食品中に存在する可能性のある危害要因を予防／減少／除去しないと最終製品の安全性が保証できないかもしれない重要な危害要因であるかを判断し，重要な危害要因

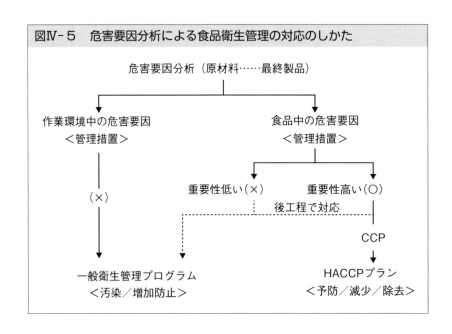

図Ⅳ-5　危害要因分析による食品衛生管理の対応のしかた

の場合は○，重要でない場合は(3)欄に×と記入する（YesまたはNoと表示してもよい）。HACCPシステムによる衛生管理では評価が低い重要でない危害要因は考慮する必要がないと考えられている。なお，ICMSF（国際食品微生物規格委員会）では，食品媒介病原微生物の重篤性を表IV-13に示したように三つのカテゴリーに分類している。なお，表中に列挙した微生物は代表例であり，詳細は原典を参照されたい。

(4)欄には，○または×の判断根拠を記入するが，○と評価された危害要因については，それがどのような要因により発生するかをできるだけ具体的に細かく記載する。また，×と評価された場合は重要でない理由を記入する。

なお，(2)欄に列挙された環境に由来する危害要因の汚染／混入／増加は，通常，一般衛生管理プログラムで管理すべきであり，その場合は(3)欄に×と記入して，(4)欄に対応する作業手順の内容を記入する。

(3) 管理措置の特定

(3)欄で重要（○）と評価された危害要因について，最終製品の安全性確保のための管理措置を特定して(5)欄に記入する。管理措置には，危害要因の発生を予防，除去または許容レベルに収めるための措置が含まれ，危害要因を制御するための科学的根拠に基づいた方法や条件をできるだけ具体的に細かい数値などで示す。この具体的な数値は管理基準となるパラメータの基礎となり，パラメータが決まれば，そのモニタリング方法が設定できる。さらに，改善措置や検証方法の設定などに幅広く利用できる。

(4) CCPの決定

(1)～(5)欄の記入がすべて終了後，その工程で管理しないと，最終製品の安全性が保証できない特に重要な危害要因（○と評価）の場合に，該当する工程をCCPと決定して(6)欄にその旨を記入する。該当する工程が後工程にある場合は，該当する後工程をCCPと決定する（Q36参照）。

なお，図IV-5は危害要因分析によって，HACCPプランによる衛生管理か，あるいは一般衛生管理プログラムによる衛生管理かを決定するための手順の概要を示したものである。

参考文献

1　厚生労働省：食品製造におけるHACCP入門のための手引き書，2015.
2　T. Mayes：Simple user's guide to the hazard analysis critical control point concept for the control of food microbiological safety, Food Control, Jan. 14-19, 1992.
3　National Seafood HACCP Alliance：Hazard Analysis and Critical Control Point Training Curriculum 5th edition, 2011.
4　ICMSF：Microorganisms in Foods 7. Microbiological testing in food safety management, 2th edition, Springer, 2018.（初版：食品安全管理における微生物学的検査－基準の設定と検査の考え方，中央法規出版，2013.）

Q38 食品の製造加工現場で異常が発見された時，食品の種類によりどのように対応したらよいのですか？

- 食品の種類や製造環境により微生物学的な異常は異なるため，異常の起きやすい工程や箇所をあらかじめ把握し，異常を判断できる感覚を日頃から訓練し，ただちに対処できる危機管理体制を構築しておくことが重要である。
- 異常の発生を認めたら，現場の状況や検査結果および過去の事例から原因微生物を推定し，原因微生物に応じた制御法を決定して再発防止に努める。
- 中間製品もしくは最終製品の異常範囲を特定し，危害要因のリスクを評価する。

1. 概論

　食品の製造加工現場で異常が発見された場合，①異常範囲を特定し，異常と正常を区別，②危害要因のリスク評価，③原因の究明と再発防止に努めることが重要である。これらの対応を迅速に行い，被害の拡大を最小限に抑えるためにHACCPシステムが適用できる。

　異常は，設備の不具合，検査結果の逸脱，消費者情報などから発見される。特に，設備の異常や検査結果の逸脱について，異常と判断できる感覚を日頃から磨いておくことが必要である。そのためには，製品特性や製造方法，食品衛生に関する基礎知識に加え，過去の食中毒や腐敗事例に関する情報をデータベース化しておく。実際に異常が発生した場合には，現場の状況や検査記録から危害要因の特定を行う。危害要因のリスク評価は，日頃から情報ルートの確保に努め，多方面から迅速に情報収集しないと難しい。原因微生物の特定を間違うと，誤った検査手法を選択することになり，的確な管理ができなくなる。また，発生する危害要因は食品によって異なり，同じ食品でも製造加工方法や施設によって違うことが考えられる。したがって，施設の製造加工ラインについて，検査に基づく危害要因分析を行うことが重要であり，原因遡及型の検査体制を構築することによって異常時の効率的な対応が可能になる。

　以下に3種類の食品を取り上げ，異常時の対応について紹介する。

2. 乳・乳製品

　乳・乳製品は食品衛生法において製造加工や保存条件，成分規格が種類別に規定され，多くの製造加工現場ではHACCPシステムを取り入れた衛生管理に基づき安全性や品質の確保が図られている。乳・乳製品施設には特定の菌が常在し，それらは施設の立地環境，製造設備，装置の洗浄・殺菌および製品特性によって変化すると考えられる。したがって，施設のミクロフローラとそれ

に起因する異常をデータベース化し，異常時に備えることが重要である。微生物学的な異常が発見された場合，製品特性や発生状況をデータベースと照合し，ある程度の汚染ルートや原因微生物が推定できれば，事故対応が迅速にできる。以下に牛乳の異常時の対応方法について紹介する。

1）牛乳の製造加工手順と異常発生が起きやすい工程

　牛乳の製造加工方法は，生乳を受け入れた後，ろ過，冷却後にストレージタンクに貯乳される。その後，均質化処理され，殺菌冷却工程を経てサージタンク内に貯乳され，パイプラインで充填機まで送液して充填包装される。

　国内市場では，10℃以下保存のチルド牛乳が大部分を占める。一方，常温流通可能なロングライフ牛乳（LL牛乳）の場合，生乳の微生物規格（総菌数30万/ml以下）や製造基準はチルド牛乳より厳しい。チルド牛乳，LL牛乳ともに，汚染の様式は生乳の受入れから殺菌工程までの一次汚染と殺菌工程以降の二次汚染に大別される。チルド牛乳では，殺菌工程以降の設備の洗浄不良防止や工程における二次汚染防止が衛生管理のポイントになる（図Ⅳ-6）。また，LL牛乳の場合は，高い充填精度が要求され，充填機が安定的に稼働して無理なく充填包装されることも二次汚染防止の観点から重要である。LL牛乳の事故例では，殺菌前に生乳中で低温細菌が増殖して耐熱性酵素が産生され，長期

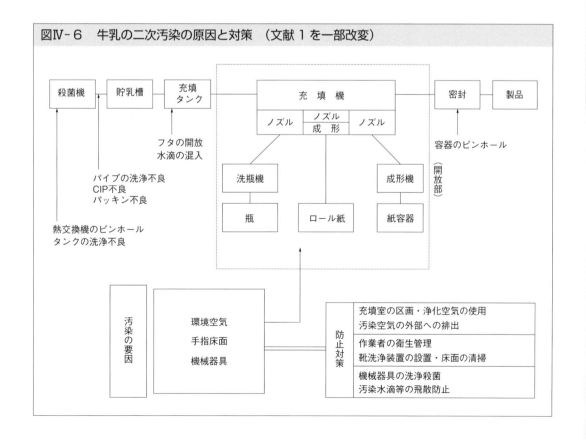

図Ⅳ-6　牛乳の二次汚染の原因と対策　（文献1を一部改変）

保存中に苦味やゲル化をみることがある。

2) 主な微生物学的異常とその対応

製造加工工程の監視ポイントにおいて，温度，時間などの管理値が異常を示した場合，HACCPプランに従い異常時の対応を行う。さらに，HACCPシステムの検証や異常時の対応を目的に中間製品や最終製品の検査を行う。異常が検知された場合，できるだけ早期に汚染原因となった配管系統，タンク，充填機等を特定できるように検査体制を整備しておく。対応後は，原因追及した結果に基づき，新たな管理基準を設定して事故防止に努めることが重要である。

(1) 生乳受入〜殺菌工程での汚染

生乳からセレウス菌や黄色ブドウ球菌が分離されることがあるが，菌数は高くても100cfu/mlレベルと考えられ，10℃以下で低温管理すれば工程で増殖して問題となる可能性は極めて低い。しかし，温度・時間管理が悪いと，まず優先的に *Pseudomonas* などの低温細菌が増殖し，低温発育性の乳酸球菌や大腸菌群なども増殖する。さらに，黄色ブドウ球菌の増殖によるエンテロトキシン産生の危険性も高くなる。未殺菌工程においては，基本的には生乳の受入れ時の品質検査と温度，時間管理をきちんと行い監視することが重要である。

(2) 殺菌機での汚染

牛乳は，殺菌条件により低温殺菌（LTLT），高温保持殺菌（HTLT），高温短時間殺菌（HTST），超高温殺菌（UHT）乳に分類される。このうち，UHT殺菌乳では，ほとんど無菌に近い状態になる。それ以外の殺菌法では，細菌芽胞や乳酸菌の一部は生き残り，低温での流通を厳守しなければ腐敗を起こす。殺菌機での汚染のケースとして，殺菌機プレート表面のピンホールや，殺菌機の圧力管理不適による冷却水や未殺菌乳の殺菌乳側への混入がある。殺菌機のピンホールチェック等，設備点検を定期的に行うことが必要である（Q24参照）。

(3) 殺菌機以降のタンク，配管，充填機における汚染

牛乳の微生物管理では，殺菌後に汚染する二次汚染微生物の存在が極めて重要であり，この二次汚染の防止が最重要課題となっている。二次汚染微生物で重要なのは，低温流通条件でも旺盛に増殖するグラム陰性の低温細菌であり，特に *Pseudomonas* がその代表的な菌種である。中間製品や最終製品の検査で，大腸菌群や *Pseudomonas*，乳酸球菌や *Micrococcus* などのグラム陽性球菌などの芽胞非形成細菌が検出された場合，殺菌機および殺菌後の二次汚染を疑う。

異常が発見された場合は以下に従い，ただちに製造設備を分解点検する。

ⅰ）設備に何らかの欠陥がないか

ⅱ）設備に洗浄不良箇所（洗い残し）がないか

ⅲ）特に手洗い箇所の洗浄は完全か

ⅳ）設備の殺菌が十分か（すべての箇所の温度が規定どおりになっているか）

ⅴ）設備の組み立ては基準どおりか

　充填機内は水を多く使用するため，駆動部からのミストや結露水が発生し，汚染源となる場合がある。また，充填機の構造が複雑なために，汚れが目に見えない場合が多い。そのような場合は，充填機メーカーと共同で原因追及を行う。また，設備表面の付着菌や空中浮遊菌などのミクロフローラを解析することも，汚染源特定のために重要な情報となる（Q35 および Q55 参照）。

3. 食肉製品

　食肉製品は，食品衛生法に基づいて法的に加熱製品，特定加熱製品，非加熱製品，乾燥製品の4種類に大別され，さらに加熱食肉製品は，「包装後加熱殺菌したもの」と「加熱殺菌後に包装したもの」に分類されており，それぞれの製品特性に応じた微生物学的な安全性の確保が図られている。

　ここでは，食肉製品製造現場での異常対応の具体例として，加熱食肉製品（加熱後包装）であるスライス後包装されたロースハムを取り上げて紹介する。

1）ロースハムの製造加工手順と異常発生が起きやすい工程

　通常，凍結輸入された豚ロース肉を解凍後整形し，ピックルを注入した後塩漬けする。ピックルには，食塩，発色剤（一般に亜硝酸ナトリウムを使用），糖質甘味料，調味料などが使用されるが，製品特性に応じ，植物性たんぱく，卵白，乳たんぱくなども利用される。塩漬け後，ケーシングに充填し，燻煙，蒸煮後冷却する。冷却後，テンパーリングした製品は薄切りし包装した後，金属異物，ラベルなどのチェックを行い箱詰めする。微生物学的異常の原因は，主に原料肉の解凍，塩漬け工程，冷却・包装工程で発生する。

2）主な微生物学的異常とその対応

　ロースハムの製造現場で発生する微生物学的異常は，①発色不良，ハニカム現象（ハムの断面に蜂の巣状の穴が発生すること），②加熱殺菌後の緩慢冷却による異常，③製品への病原細菌や腐敗微生物の汚染などがある。これらの異常は，主に原材料の過度な汚染，不適切な作業，設備機械の洗浄・殺菌不足，不適切な温度管理（加熱・冷却・低温保管）に起因している。それらの全般的な管理については，参考文献に記載した手引書に詳細に示されているので参照されたい。

⑴　発色不良，ハニカム現象

　微生物に起因する発色不良（ハムが安定した赤色を呈さない）は，塩漬け段階において，発色剤として使用される硝酸塩や亜硝酸塩を還元する細菌が異常増殖し，酸化窒素 Mb（ニトロソミオグロビン）が十分に生成されないために発生する。また，塩漬け中にヘテロ発酵型乳酸菌の異常増殖が起これば，砂糖，ブドウ糖などの糖質甘味料を資化し炭酸ガスを生成する。そのため加熱殺菌後

に，製品断面に発生するハニカム現象により商品価値を失う。これらの原因は，主に原材料，ピックルの菌数過多や不適切な塩漬け温度・時間が原因となっている。そのため，塩漬け条件の確認に加え，解凍前後の原料肉や副原材料の汚染状況を官能検査や細菌検査により確認する。同時に，解凍装置，ピックル作製装置，インジェクターなどの洗浄・殺菌状況を目視や細菌検査でチェックして汚染箇所の特定を行い，改善を図る。

(2) 加熱殺菌後の緩慢冷却による異常

　加熱殺菌により熱に弱い微生物は死滅するが，耐熱性芽胞は生残する。そのため，冷却が緩慢に行われると，芽胞は最適発育温度帯の30～40℃付近の温度を通過する際に発芽し増殖して食中毒や腐敗の原因となる。特定加熱食肉製品であるローストビーフでウエルシュ菌による事故例が報告されている。これは，緩慢な冷却が主因であり，急速冷却による冷却時間の短縮を図ることが重要である。食品衛生法に基づく特定加熱食肉製品の製造基準では製品の中心部の温度が25℃以上55℃未満の状態の時間を200分以内としなければならないと規定されている。同時に副原材料などに由来するクロストリジウム属やバチルス属の耐熱性芽胞（食品衛生法に基づく基準では芽胞数 1,000/g 以下と規定）の汚染菌量を減らすことを納入メーカーに実施してもらうことも予防策として重要である。特に，発色剤を使用しない無塩漬製品では，緩慢冷却による微生物学的なリスクは高くなる（Q43 参照）。

(3) 製品への有害微生物の汚染

　表IV-14に食肉および食肉製品の衛生管理上対象となる主な有害微生物を示したが，ロースハムの有害微生物の汚染は，一部の耐熱性芽胞形成細菌を除け

表IV-14　食肉およびその製品の衛生管理上対象となる主な有害微生物	
病　原　微　生　物	腐　敗　微　生　物
芽胞非形成細菌　サルモネラ 黄色ブドウ球菌 カンピロバクター 病原大腸菌 リステリア エルシニア	シュードモナス アクロモバクター ラクトバチルス ロイコノストック ストレプトコッカス ミクロコッカス
芽胞形成細菌　ウエルシュ菌 ボツリヌス菌 セレウス菌	ミクロバクテリウム バチルス クロストリジウム 酵母 糸状菌

ば，加熱殺菌不足や加熱殺菌後の二次汚染によって発生する。汚染が発見された場合，加熱殺菌装置の状況や運用記録，工程の細菌検査記録（機械設備の拭き取り，冷却水，空中浮遊菌，コンプレッサーエアー，中間製品，完成品など），包装作業や洗浄・殺菌の状況などを確認し，問題点の把握に努める。確認作業のためのデータなどが不足する場合は，追加の細菌検査などを行い，汚染箇所の特定を行う。加熱殺菌以降の二次汚染は，冷却・包装設備などの洗浄・殺菌不足に起因することが多い（Q35 参照）。

　汚染源の特定に微生物の同定が必要な場合もある。分子生物学的および免疫学的手法を使った検査キットなどさまざまな方法があり，問題解決の難易度や検査設備，人材の状況に応じて適切なものを選択すればよい（Q48 参照）。

4. ゆでめん類

1) ゆでめんの製造加工手順と異常発生が起きやすい工程

　ゆでめん類は，「ゆで」または「蒸し」という蒸煮工程があるため，耐熱性芽胞を除いて細菌，真菌類は死滅する。表Ⅳ-15に，ゆでめん類にみられる腐敗現象とその原因微生物を一覧にして示した。

　安全性という点からみると，蒸煮工程条件下でも黄色ブドウ球菌の毒素（エンテロトキシン）は分解されない。ゆで前の製めん工程では，作業形態から手を触れる機会が多く，ヒトから黄色ブドウ球菌の汚染が起こる可能性がある。製めん時間が短かければ菌の増殖のおそれは少ないが，熟成時間や温度が適切な管理状態から逸脱した場合は，菌の増殖に伴い毒素の産生のおそれがある。そのため，製めんの時間管理ならびに熟成管理に注意する必要がある。また，練り生地やめん帯を翌日など時間が経過した後に再利用するケースがみられるが，保存条件によっては黄色ブドウ球菌の増殖に伴う毒素の産生や，その他の有害微生物が増殖することがあるので，再利用はやめるべきである。

　包装後加熱殺菌処理を行わないゆでめん類から検出される微生物は，湿潤環境で増殖しやすいグラム陰性細菌，乳酸菌や酵母類であることが多い。これらの製品における微生物汚染の多くは，洗浄殺菌不良によって製造機械に発生または残留した汚染源から，製造中に水洗冷却槽を汚染させることによって発生する。さらに水洗冷却工程では，大量の水を使用するため跳ね水があること，またゆで工程から冷却工程への移し替え部は，環境の温度変化が大きいため，天井や機械を固定するアングルなどが結露し，周辺環境の微生物汚染源から水を媒体として製品へ汚染することがある。なお，包装機等の洗浄殺菌不良によって，直接的に包装工程で汚染することも考えられる。

　包装後加熱殺菌処理を行う製品においては，ゆで工程で生残または二次汚染した耐熱性芽胞が保存性に大きく影響を及ぼすが，常温流通製品は，製品の

表Ⅳ-15　ゆでめん類の腐敗現象と原因微生物

	腐敗現象	原因微生物	汚染経路
包装後加熱殺菌しないめん	表面が軟化し，粘りや着色することもある。	大腸菌群（*Enterobacter*, *Klebsiella*, *Citrobacter*），乳酸菌 *Serratia marcescens*（赤色） *Cytophaga* 群（黄褐色） *Pseudomonas*（水溶性褐色色素）	二次汚染
	着色斑点（コロニー）	酵母（乳白色，ピンク） *Flavobacterium*（黄色，橙色） *Chromobacterium*（鮮やかな紫色） *Micrococcus*（白色，黄色）	二次汚染
	外見は変化が少ないが，すえた臭い。	乳酸菌，大腸菌群（*Klebsiella*, *E. cloacae*）	二次汚染
	外見は変化が少ないが腐敗臭，やや黄色みを示す。	*Acinetobacter*, *Moraxella*, *Alcaligenes*	二次汚染
	アルコール・エステル臭	酵母	二次汚染
	菌糸，菌苔，着色	糸状菌	二次汚染
包装後加熱殺菌するめん	変色および軟化 　　　　褐色～赤褐色 　　　　黄色～橙色 クリーム（ピンク）～白色	*Bacillus* *B. licheniformis*, *B. coagulans* など *B. pumilus*, *B. subtilis* など *B. firmus*, *B. megaterium*, *B. subtilis* など	原材料汚染
	水溶化	*B. subtilis*	原材料汚染
	変色および軟化	糸状菌（耐熱性）	原材料汚染
	着色	*Serratia marcescens*（赤色） *Flavobacterium*（黄色，橙色）	二次汚染
	変色および菌糸，菌苔発生	糸状菌	二次汚染

pH を酸性にした後加熱殺菌処理を行い，耐熱性芽胞の発芽や増殖を抑制することで保存性を高めている。しかし，殺菌後包装材料に，製造または流通過程で発生する傷，あるいはシール工程での作業不良による非接着や，しわによる隙間，シール部分の溶融による穴ができると，殺菌後の冷却中や他の工程，あるいは流通中に易熱性菌の二次汚染が起こり保存期間中に増殖し腐敗事故を起こすことがある。そのため，加熱殺菌製品では殺菌条件とともに包装材料の傷や密封性について，管理することが大切である。

　一方，チルド流通製品では耐熱性芽胞形成細菌は増殖できないため，汚染があってもほとんど問題とならない。しかし，包装後加熱殺菌をしないため，製造中に易熱性細菌の汚染がある場合，流通や保存中の温度管理が悪いと増殖し，腐敗につながるおそれがある。これらの微生物は比較的低い温度でも殺菌されるため，加熱殺菌処理を確実に行い，製造装置や周辺装置の洗浄も確実に行うことが大切である。また，二次汚染防止のうえで，結露や跳ね水が起きにくい環境整備を行うことも必要である。特に複雑な構造の製造機械のアングル，あ

るいは製造機構については清掃しやすい材質（平滑であり腐食しにくい）・構造（必要に応じて分解や，清掃のための措置がとれる）であることが大切である。

　なお，製造機械を固定するアングルに角パイプを使用すると，溶接部の隙間にでんぷん質を含む水が入り込み，大腸菌群の汚染源となることがある。このようなケースでは製造装置をいくら洗浄・殺菌してもアングルから染み出た大腸菌群が製品を汚染し続けるので，水が貯まるような構造型材を使用することは避けるべきである。また，バケット方式の連続ゆで装置では，バケットを回転させるためのスプロケットを固定する台座とアングルなどの支持材隙間が微生物の汚染源となる場合があるので，設置方法や設置位置を工夫することが大切である。バケットを連結させるチェーンおよびそのガイドについても同様な注意が必要である。

2）異常の事前把握

　微生物学的な異常は突然起こることでなく，前兆があるものである。そのため洗浄・消毒の効果ならびに汚染状態の傾向を把握するため，製造ラインの洗浄度検査は毎日行う必要がある。清浄度の評価は，拭き取り微生物検査が主であるが，近年普及している比較的安価なATP拭き取り検査キットも有効である。ATP検査は迅速に清浄度を評価でき，その場で作業者に再洗浄を指示できるメリットがある。ただし，この検査法は微生物だけでなく食品残渣中のATPも測定するため，あらかじめ微生物検査結果との相関を調べておき再洗浄の判断基準を設定しておくことが大切である。なお，拭き取り検査結果が良くても製品検査で微生物数が多ければ，拭き取り箇所の追加や変更，ならびに検査タイミングの変更などが必要となる。

　製造ラインの洗浄度をモニタリングすることにより異常の前兆を早期につかみ，作業者への注意や洗浄・殺菌の方法の変更など早めにフィードバックすることが大切である（Q35参照）。

3）異常時の対応

　自社の製品検査，あるいはクレームなどによって微生物学的な異常が発生した場合の対処方法については，以下の手順を参考に，それぞれの施設の製品特性（原材料，製造品目，製造方法）を考慮し，あらかじめ想定しておくことが好ましい（図Ⅳ-7）。

　　①　原因微生物の特定（製品検査，クレーム品の検査）
　　②　特定された微生物の特性から汚染箇所の推定
　　③　製造過程を追った中間製品や水洗冷却水の微生物検査，製造機械類の拭き取り検査
　　④　汚染箇所の確定
　　⑤　汚染箇所の洗浄・殺菌方法の決定

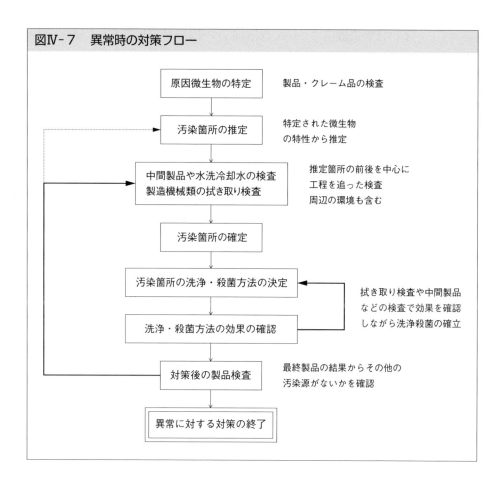

図Ⅳ-7　異常時の対策フロー

原因微生物の特定 — 製品・クレーム品の検査

汚染箇所の推定 — 特定された微生物
の特性から推定

中間製品や水洗冷却水の検査
製造機械類の拭き取り検査 — 推定箇所の前後を中心に
工程を追った検査
周辺の環境も含む

汚染箇所の確定

汚染箇所の洗浄・殺菌方法の決定 — 拭き取り検査や中間製品
などの検査で効果を確認
しながら洗浄殺菌の確立

洗浄・殺菌方法の効果の確認

対策後の製品検査 — 最終製品の結果からその他の
汚染源がないかを確認

異常に対する対策の終了

⑥　洗浄・殺菌方法の効果の確認

⑦　対策後の製品検査

　対策の結果，作業方法の変更や，製造設備を変更または改造した場合は，作業手順のマニュアル化，ならびにマニュアルに沿った作業者の教育が必要である。新たな汚染（危害要因）が判明し，モニタリングの必要が生じた場合は，HACCP システムをはじめとした自主衛生管理システムに，それらを組み込むことが必要である。

参考文献

1　伊藤勝男ほか：食品衛生研究，27，p.353，1977.
2　三河勝彦ほか：牛乳中の細菌由来耐熱性酵素，乳技協資料，34，p.1，1984.
3　（社）日本乳業協会，（社）中央畜産会：飲用乳の品質事故防止対策マニュアル，2002.
4　永井幹美ほか：乳処理工場における衛生指導について，食品衛生研究，52，p.55，2002.
5　厚生労働省：HACCP のための手引書（食肉製品編第 3 版），2018.
6　厚生労働省：HACCP の考え方を取り入れた衛生管理のための手引書（小規模なハム・ソーセージ・ベーコン製造事業者向け），2020.
7　森地敏樹監修：食品微生物検査マニュアル（新版），栄研器材（株），p.128，2002.
8　荻島太一：食品工場の衛生管理 生めん類の HACCP，食品と開発，VOL.28（5），p.10，1993.
9　荻島太一：有害微生物管理技術　第Ⅱ巻（芝崎 勲監修），フジ・テクノシステム，p.72，2000.

演習問題 A　次の各文について，正しければ○，間違いである場合は×をつけてその理由を述べてください。

1. ☐ 安全で衛生的な食品を消費者へ提供するには，①有害微生物の存在しない衛生的な原材料，②清潔な食品取扱い作業環境，③ HACCP システムの適用により食品中に存在するかもしれない危害要因をいかに確実に管理するかである。

2. ☐ 科学技術の進歩により，「遮断」，「除菌」，「静菌」，「殺菌」の個々の微生物制御技術単独の効果で食品の安全性を十分に確保できるようになった。

3. ☐ 63℃・30 分加熱殺菌法は一般的な有害微生物の殺菌が目的である。低温殺菌，商業的殺菌と呼ばれ，我が国の乳・乳製品や食肉製品などを対象とした法的殺菌基準となっている。

4. ☐ リスク分析は危害要因分析，リスク管理，リスクコミュニケーションの三つの要素から構成され，それらは相互補完的に位置づけられている。

5. ☐ リスク管理では，リスク評価の結果に基づき，一般衛生管理（Good Hygienic Practice：GHP）と HACCP システムを組み合わせて限りなくリスクを低減化することが重要である。

6. ☐ フードチェーンという概念は，ISO（国際標準化機構）が提唱した新しい概念である。

7. ☐ ISO 22000 を構成する四要素は①相互コミュニケーション，②システム管理，③前提条件プログラム（PRP），④ HACCP 原則である。

8. ☐ 一般衛生管理プログラムとは，食品取扱施設が消費者に安全な食品を提供するために当然守らなければならない要件で，我が国では食品衛生法に基づいて，公衆衛生上必要な措置として規定されている。

9. ☐ 危害要因分析とは，ヒトの健康に有害となる危害要因を明らかにし，その重要度から危険度（Risk）を評価し，その発生要因およびそれを制御するための管理手段（管理措置）を明らかにすることである。

10. ☐ HACCP システムとは，一般衛生管理プログラムではどうしても解決できない食品における衛生上の問題を科学的根拠に基づいて確実に管理することを目的としており，その導入により食品の取扱い中に起きる人為的ミスを限りなく少なくすることができる。

11. ☐ 食品取扱者の手指の消毒のために使用されている逆性石けんは，通常の石けんと混用するとその効果が相加的に増大する。

12. ☐ 次亜塩素酸ナトリウム溶液は，有機物と接触すると殺菌効果は急激に低下するた

め，使用前に食品の汚れをよく除去することが大切である。

13. ☐ 食品製造設備・器具，野菜，水道水などの殺菌に用いられる次亜塩素酸ナトリウム溶液の殺菌効果は，アルカリ性領域（最大 pH8 〜 9）での効果が大きい。

14. ☐ 加熱食品において微生物汚染が発生したので，殺菌工程直後の中間製品（A）と最終製品（B）の微生物検査を行った。その結果，AとBの結果が同様あるいは類似していて菌数レベルが高い場合は，殺菌工程後の冷却，充填，包装，保管などの各工程を検証する必要がある。

15. ☐ 前記 14 での検査の結果，AよりもBの菌数が多い，あるいはAには存在しない細菌がBに認められた場合は，原材料受入から殺菌工程前までの工程を適切に区分して各工程を検査しなければならない。

演習問題 B 次の文章は，食品の衛生管理におけるフードチェーンの考え方を記述したものであるが，【　】内にあてはまる適切な用語を下記の用語から選んで入れてください。

> 流通，設備・装置，有害微生物，食中毒，原材料，製品，製造加工環境，店舗環境，衛生意識，汚染防止，低温管理，増殖防止，フードチェーン，手洗い，SSOP，消費，HACCP システム，一般衛生管理プログラム，消費者教育，教育・訓練

　　フードチェーンとは食品原材料の生産から【　①　】に至るまで一貫した衛生管理が必要であるというのが基本的考え方である。

　　そのためには，まず第一に，衛生的で品質の良好な【　②　】を使用することが重要である。この品質を向上・維持する手段として，ヒトや動物などに由来する有害微生物等の【　③　】，保管時の適正な【　④　】などがあげられる。

　　第二に，食品製造加工施設においては，まず【　⑤　】に基づいて作業者を含めて清潔で衛生的な製造加工環境を確保し，次いで安全確保上必須の食品の取扱いは【　⑥　】に基づいて管理することにより，危害の発生を防止することが重要である。HACCPシステムは決して単独で機能するものではない。

　　一般衛生管理を実践する対象範囲には食品そのものの管理だけではなく，【　⑦　】の整備，設備・装置の保守管理などが含まれる。また，一般衛生管理を確実に機能させるためには，作業手順を具体的に示した【　⑧　】を作成し，それに基づき実行し，その結果を記録することが重要である。さらに，これらを実施する食品取扱者が高い【　⑨　】をもつことが重要であり，病気や外傷がないこと，【　⑩　】などを励行して高

い清潔度を維持すること，および適切なマナーを守ることを徹底させる必要がある。このために，食品取扱者に対しては，定期的に適切なレベルの【⑪】を受けさせ，その効果を評価することが必要である。

　第三に，食品が工場から販売店へ届けられるまでの流通段階における衛生管理と，量販店等における【⑫】が重要である。特に，食品の低温管理が大切であるが，その他にも破損防止策や遮光等の品質劣化防止策が必要である。

　第四に，消費者においては，購入した食品を家庭内で保存あるいは調理するときの取扱い方法や摂食方法を適切に行うための【⑬】が必要である。

　以上のとおり，食品の衛生管理が【⑭】の各段階で適切に実施されることにより，【⑮】を限りなく少なくすることができる。

Ⅳ 演習問題

解 答

演習問題A

1. ○

2. ×　理由：科学技術が進歩しても，微生物制御は遮断，除菌，静菌，殺菌の個々の技術が組み合わされて食品の安全性が確保されている。

3. ○

4. ×　理由：危害要因分析（Hazard analysis）でなくリスク評価（Risk assessment），リスク管理（Risk management），リスクコミュニケーション（Risk communication）の三要素で構成される。

5. ○

6. ×　理由：1955年にWHOが示した食品衛生の定義に明確に示されており，コーデックス委員会が食品衛生管理の基本として示した「食品衛生の一般的原則」の中でも食品の一連の流れ（food chain）という言葉で表現されている。

7. ○

8. ○

9. ×　理由：危害の起こりやすさと重要度（重篤性）の両者で評価する。

10. ○

11. ×　理由：逆性石けんと通常の石けんは水に溶けたときにイオン解離が逆になるため，混用すると逆性石けんの効果が大幅に低下する。

12. ○

13. ×　理由：次亜塩素酸ナトリウム溶液の殺菌効果は，酸性領域（最大pH4〜6）で効果が大きい。

14. ×　理由：この事例は殺菌不良と推定され，原材料受入から殺菌工程前までの各工程を検査するとともに，殺菌工程での殺菌条件等を検証する必要がある。

15. ×　理由：この事例は殺菌工程後の二次汚染の可能性が高い。したがって，殺菌工程後の冷却，充填，包装，保管などの各工程を検証する必要がある。

演習問題B

①消費　　　　　　　　⑥HACCPシステム　　⑪教育・訓練
②原材料　　　　　　　⑦製造加工環境　　　　⑫店舗環境
③汚染防止　　　　　　⑧SSOP　　　　　　　⑬消費者教育
④低温管理　　　　　　⑨衛生意識　　　　　　⑭フードチェーン
⑤一般衛生管理プログラム　⑩手洗い　　　　　⑮食中毒

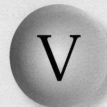

V

我が国における
食品を介して起こる
微生物被害と行政対応

本章の目的

　飲食を介して起こる健康被害の発生を防止するには，まず飲食を介して生じる食中毒や苦情等の疫学情報から，どのような食品により，どのような時に，どのような原因により健康被害が起こっているのかを正しく認識することが必要である。

　厚生労働省から公表される我が国の年間の食中毒事件数は1,000件前後，患者数は1万5,000〜2万人であり，最近では減少傾向にあるが，これらは届出のあった数値のみで，実際の発生ははるかに多いと思われる。事件数，患者数ともに約90％は数種類の食中毒細菌，ウイルス，寄生虫により占められ，なかでもノロウイルスによる食中毒は患者数のほぼ半数を占め，最近では寄生虫のアニサキスによる食中毒の発生件数の増加がみられる。また，原因食品は主に畜水産物を含むさまざまな食品であり，発生原因としては衛生的に問題のある原材料の使用，不衛生な設備・器具の使用，温度管理の不良，食品取扱者の衛生知識の欠如などである。本章では，これらの微生物被害の実態を，国の食中毒統計等に基づいて示し，さらに国としてまとめられてはいないが，食中毒の発症に至らない例や腐敗・変敗などの苦情事例について一部自治体の資料をもとに，それらの内容や発生原因さらには防止対策について述べる。

　以上の疫学的実態をふまえて，国や自治体では消費者の健康を守るために，安全で安心できる良質の食品を確保するためにさまざまな規制を設けて食品衛生行政を司っている。この柱となっているのが食品安全基本法とそれに基づく食品衛生法であり，食品衛生法に基づいて定められた同施行令，同施行規則，乳及び乳製品の成分規格等に関する省令，食品・添加物等の規格基準さらには都道府県知事により定められた施行細則がある。これらの法体系は食品の安全性を確保するために，飲食に起因する衛生上の危害要因の発生を防止し，国民の健康の保護を図ることを目的としており，ヒトの健康を損なうおそれのある不衛生な食品，添加物，容器包装などの製造加工，販売を禁止するとともに厳しく規制している。これらの中で，乳および乳製品ならびに一部の食品について規定されている製造加工基準，保存基準および成分規格からなる規格基準は，衛生上の問題が生じた際に消費者に対する影響が大きいとして，これら食品の取扱いを法的に規制したものである。また，2018年には，我が国の世帯構造の変化を背景とした食へのニーズの変化，輸入食品の増加や食品の輸出促進などの食品流通のグローバル化を見据えた国際標準の食品安全管理の必要性から食品衛生法が改正され，その中の主な施策として，すべての食品関係事業者に対してHACCPシステムに沿った衛生管理の制度が規定された。本章の後段では，これらの法体系について，微生物危害の発生防止に対応する食品衛生法を中心とする食品衛生行政の仕組みや内容，特にHACCPシステムの制度化の規定，さらには食品中の有害微生物に対応する微生物学的規格基準の内容について示す。

Q39　微生物による食中毒はなぜ起こるのですか？

Point

● 微生物による食中毒は，食品の生産から消費の過程で，食中毒予防の三原則といわれる食中毒微生物の「汚染させない」，「増やさない」および「除去する」のいずれかの原則が欠けたときに起こる。

● 食中毒予防の三原則に「持ち込まない」を加えた四原則とすることにより一層予防効果は向上し，これら四原則の確実な実施には，HACCPシステムの適用が不可欠である。

● 食品関係者の衛生教育が，食中毒の発生防止上極めて重要である。

1. 微生物による食中毒予防の三原則から四原則へ

食中毒を起こす微生物の「汚染させない」，「増やさない」および「除去する」は食中毒発生防止あるいは予防の三原則といわれる。これら三原則の中で最も基本となる原則は，食品を食中毒微生物に汚染させないことであるが，食中毒微生物は我々を取り巻く環境中に広く分布するため，汚染させないようにすることは極めて難しい。しかし，原材料に対する配慮および食品取扱者や器具・器材の清浄化の努力，さらには包装により食品への汚染を限りなく少なくするなど，食品製造加工施設内に汚染を「持ち込まない」を加えて，食中毒予防の四原則と考えることにより，食中毒予防の向上が可能である。特に，汚染即食中毒原因食品になるような小量菌量で食中毒を起こす微生物（第Ⅱ章参照）に対しては，このことが極めて重要である。これに対して，食中毒の発症に大量菌量が必要な感染型食中毒細菌や毒素型食中毒細菌では食品中で増殖させないことが一層重要になる。また，毒素型食中毒細菌では，加熱処理などにより生菌が存在しなくても，それ以前に増殖し耐熱性の毒素を産生していれば食中毒の発生に結びつく危険性があり，2000年に発生した乳製品中の黄色ブドウ球菌（エンテロトキシン）による大規模食中毒の発生は，この代表的な例である。

現在は，食べる直前の食品の衛生学的品質を完全に保証できる試験法が存在しないことから，食中毒予防の三原則，さらには四原則を確実に実行していくこと，そのためにはHACCPシステムの適用が不可欠であるというのが国際的な認識になっている。

2. 食中毒統計からみた食中毒の発生要因

我が国における主な細菌性食中毒の発生要因を2003～2012年の食中毒事件録に基づいてまとめた結果が表Ⅴ-1であるが，現在もこれらの傾向は変わら

表V-1　我が国における主な細菌性食中毒の発生要因（%）（文献1より作成）

	発生要因	腸炎ビブリオ	サルモネラ	カンピロバクター	病原大腸菌	黄色ブドウ球菌	ウエルシュ菌
汚染要因	原材料	35.3	22.0	30.2	13.1	4.2	4.4
	使用水，飲料水	0.1	0.1	4.6	9.9	—	—
	調理者（手指・保菌）	4.8	12.2	5.1	10.2	32.1	3.8
	調理施設・器具	20.2	16.2	13.9	20.2	11.4	9.0
	そ族・昆虫	—	0.2	—	—	—	—
	相互汚染	2.5	5.8	3.3	5.7	3.4	1.0
生残要因	加熱不十分	3.4	15.1	25.0	8.1	2.2	16.2
増殖要因	温度不適（製造・保存）	11.3	8.5	4.1	5.3	6.6	8.6
	長時間室温放置	12.9	12.8	3.5	11.8	30.3	38.8
	長時間保存	4.3	1.9	2.0	3.8	4.0	8.2
	調理能力オーバー	2.8	2.0	2.3	6.4	3.7	6.5
その他	従業員の知識不足	2.4	3.2	6.0	5.5	2.1	3.5

ない。菌種により特徴がみられ，カンピロバクター，サルモネラ，腸炎ビブリオでは主に原材料由来の食中毒細菌に汚染された食品を加熱しないで摂食したこと，さらにカンピロバクターやサルモネラではそれに関連して加熱不十分も主要な要因になっている。また，全般的に調理者や調理施設・器具からの汚染も発生要因につながることが多く，黄色ブドウ球菌では調理者の手指からの汚染が，病原大腸菌や腸炎ビブリオでは調理施設・器具からの汚染が発生要因として高いことがわかる。増殖要因である長期間室温放置や不適当な温度管理による黄色ブドウ球菌，サルモネラ，病原大腸菌，腸炎ビブリオの食中毒も多く，黄色ブドウ球菌では調理前・後の食品の温度管理が極めて重要なことが示されている。特に，耐熱性の芽胞を形成するウエルシュ菌では加熱後の室温放置などにより急冷が行われなかったり，摂食時の再加熱が不十分であるなどがそれぞれ発生要因となった例が多い。

　これらをまとめると，微生物による食中毒の発生は次の五つの原因に要約される。

① 不適切な保存温度：低温管理が不良で食中毒細菌が増殖した。

② 食品取扱者の衛生意識の欠如：食中毒予防の四原則が満たされなかった。

③ 不適切な加熱調理：加熱処理の温度と時間が不適切なために食中毒微生物が生残していた。

④ 安全でないところから得られた食品：食品原材料がもともと汚染されていた。

⑤ 汚染された設備・器具：設備・器具の洗浄が不完全で食中毒微生物が残存していた。

これらは，いずれも食中毒予防の四原則のいずれかと密接に結びついている。「②食品取扱者の衛生意識の欠如」は表V-1で示された値はそれほど高くないが，いずれの食中毒にも関連する極めて重要な発生要因と考えられ，その原因として特に食品微生物についての知識や認識不足が指摘されている。また，食中毒の発生には油断，思い違い，おごりが付きものであり，衛生管理上の基本的な取組みがおろそかになると食中毒に結びつく。これらの人為的ミスを限りなく少なくする衛生管理手法としても，HACCPシステムは極めて有効である。

3. 我が国で微生物による食中毒の発生が減少しない理由

近年，我が国における食品の製造加工技術の進歩は著しく，衛生状態も大幅に改善されたが，食品取扱者の衛生知識や意識は向上したとはいい難く，このことが食中毒の発生を減少させない主な理由と考えられる。この他にも次のようなさまざまな理由が考えられる。

① カロリーベースで60％以上を輸入に依存しており，特に農畜水産原材料および海外で製造加工された食品の輸入増加とそれに伴う食中毒微生物の持ち込み。

② 食生活の欧米化による畜産食品の大量消費，および「ジビエ」と称する捕獲された野生の鳥獣類を珍味として食する傾向の増加。

③ 便利で新しい製造加工食品の開発とそれらを販売するファーストフードの氾濫。

④ 学校，家庭などでの科学的で，わかりやすい教育の不足。

⑤ 各種イベントの大型化，食生活の多様化による調理済み食品（ready-to-eat食品）を利用した集団給食，仕出し弁当などを含めた外食産業の発展。

⑥ 食品流通の広域化。

⑦ 温暖化による地球環境の変化および暖房の普及による食中毒細菌に適した環境の増加。

⑧ 高齢社会による免疫力の低下，病弱者層の増加：老人福祉施設，病院食。

⑨ 経済性を重視するあまり，安全性がおろそかになる傾向の増加。

⑩ 間違った規制緩和：食品の安全性確保にはある程度の厳しさが必要。

⑪ 耐性菌の増加や強い病原性を有する微生物の出現，分布の変化など微生物側の問題。

参考文献

1 厚生（労働）省監修：全国食中毒事件録，日本食品衛生協会，2003～2012.
2 三瀬勝利著：食中毒はなぜ頻発するのか　病原大腸菌O-157事件の教訓，日本図書刊行会，近代文芸社，1997.

微生物による食中毒の発生状況は？

Point

● 我が国の年間の食中毒事件数は 1,000 件前後，患者数は 1 万 5,000～2 万人で減少傾向にあるが，いずれも高止まり傾向がみられる。この数値は保健所に届け出たもので，実際はこの 100～150 倍多いと考えられている。

● 我が国で発生する食中毒は約 90％が微生物に起因し，患者数のほとんどが数種類の食中毒細菌とウイルスによる。

● 原因食品は魚介類によるものが多いが，最近では非加熱の鶏肉が関係したカンピロバクター食中毒事例や，牛肉による腸管出血性大腸菌による食中毒事例の報告も多い。

● 原因施設として飲食店による発生が多く，今後高齢者の施設を中心とした大量調理施設なども衛生管理上の課題が多い。

1. 発生件数および患者数

　厚生労働省から公表された最近 10 年間の食中毒全般の発生状況の推移を図 V-1 に示した。これによると，年間の事件数は 1,000 件前後で推移し，2018

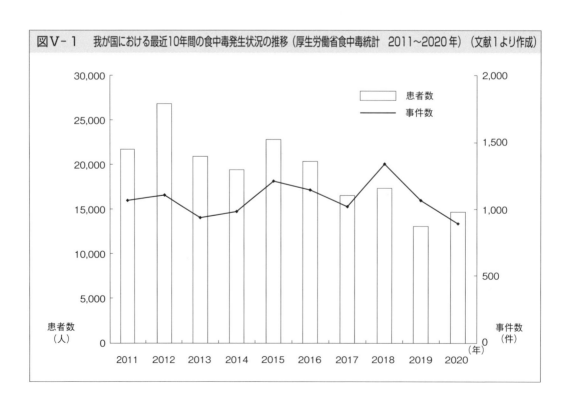

図V-1　我が国における最近10年間の食中毒発生状況の推移（厚生労働省食中毒統計　2011～2020 年）（文献1より作成）

年にやや増加したが，2020年には900件以下となった。一方，患者数は2016年まで2万人を超えることが多かったが，それ以降は減少し，2019年には1万5,000人以下となった。このように，年間のおおよその事件数は1,000件前後，患者数は1万5,000～2万人であり，いずれも減少傾向がみられる。しかし，これらの数値は，医療機関から保健所を経て厚生労働省に届けられた数値であり，実際はこれの100～150倍多いと考えられている。このように，社会環境の整備，医療技術や治療法の飛躍的な進歩，科学的な知識の普及や行政対応の努力により，食中毒に罹るリスクは減少傾向にあるものの，その発生防止は公衆衛生上の重要な課題であることに変わりない（Q39参照）。

2. 原因微生物

最近10年間に発生した病因物質別食中毒の事件数，患者数，死者数を表V-2に示し，病因微生物の種類別の発生事件数の推移を図V-2に示した。

発生件数の95％以上は病因物質が明らかにされており，そのうちの約90％は数種類の食中毒細菌，ウイルス，寄生虫によるもので，赤痢などの経口感染

表V-2　我が国における最近10年間の病因物質別食中毒発生数
（厚生労働省食中毒統計：2011～2020年）（文献1より作成）

病因物質	事件数（%）	患者数（%）	死者数
細菌：サルモネラ属菌	338（ 3.2）	10,821（ 5.6）	3
腸炎ビブリオ	78（ 0.7）	1,208（ 0.6）	0
カンピロバクター	2,899（27.1）	20,128（10.4）	0
病原大腸菌	271（ 2.5）	14,516（ 7.5）	26
ぶどう球菌	297（ 2.8）	6,288（ 3.3）	0
ウエルシュ菌	250（ 2.3）	15,563（ 8.1）	0
セレウス菌	61（ 0.6）	845（ 0.4）	0
ボツリヌス菌	2（ 0.0）	3（ 0.0）	1
エルシニア	8（ 0.1）	289（ 0.1）	0
赤痢菌	8（ 0.1）	151（ 0.1）	0
その他	36（ 0.3）	1,502（ 0.8）	0
小　計	4,248（39.7）	71,314（36.9）	30
ウイルス	3,032（28.3）	106,442（55.1）	1
寄生虫*	1,994（18.6）	3,588（ 1.9）	0
化学物質	135（ 1.3）	2,234（ 1.2）	0
植物性自然毒	522（ 4.9）	1,645（ 0.9）	18
動物性自然毒	285（ 2.7）	488（ 0.3）	7
その他	194（ 1.8）	1,294（ 0.7）	2
不　明	292（ 2.7）	5,814（ 3.0）	0
総　数	10,702	192,819	58

＊寄生虫の数値は，2013～2020年

症の発生は極めて少ない。毎月数十～数百件前後の食中毒の発生がみられ，こ
れを季節別にみると，夏季は細菌性食中毒，冬季にはノロウイルスを主な原因
とするウイルス性食中毒が多いという傾向がある。特にノロウイルスは，食中
毒事件数に占める割合は 2016 年まで毎年約 30％，患者数では 2019 年まで毎
年約半数を占めていたが，2017 年以降減少し，2020 年には事件数は約 10％
となり，患者数も 2020 年は 25％に低下した。一方，2020 年の病原大腸菌（腸
管出血性大腸菌以外）による患者数は 40％以上を占めた。また，最近では，1
事件当たりの患者数は少ないが，アニサキスなどの寄生虫による食中毒が増加
傾向にあり，2013 年から厚生労働省の食中毒統計に掲載されるようになった。

　細菌性食中毒では，カンピロバクター食中毒の発生件数が他を圧倒しており，
これは主に鶏肉や牛レバーなどの生食によるもので，現在は生食のための牛レ
バーの販売や提供は禁止されており，鶏肉は生食の自粛とともに汚染防止対策
が急がれている。また，従来細菌性食中毒の主体を占めた腸炎ビブリオやサル
モネラ食中毒はいずれも減少傾向にあるが，これは腸炎ビブリオに対しては生
食用鮮魚介類，サルモネラに対しては主な原因菌種である *S.* Enteritidis の汚
染源である鶏卵について，衛生管理の強化を求めた法規制が反映された結果と
思われる。2000 年に大規模発生のあった黄色ブドウ球菌食中毒の発生は，そ

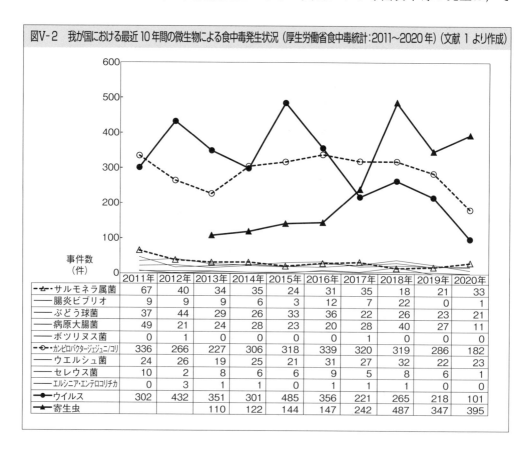

図V-2　我が国における最近 10 年間の微生物による食中毒発生状況（厚生労働省食中毒統計：2011～2020 年）（文献 1 より作成）

事件数
（件）

	2011年	2012年	2013年	2014年	2015年	2016年	2017年	2018年	2019年	2020年
サルモネラ属菌	67	40	34	35	24	31	35	18	21	33
腸炎ビブリオ	9	9	9	6	3	12	7	22	0	1
ぶどう球菌	37	44	29	26	33	36	22	26	23	21
病原大腸菌	49	21	24	28	23	20	28	40	27	11
ボツリヌス菌	0	1	0	0	0	0	0	0	0	0
カンピロバクタージェジュニ/コリ	336	266	227	306	318	339	320	319	286	182
ウエルシュ菌	24	26	19	25	21	31	27	32	22	23
セレウス菌	10	2	8	6	6	9	5	8	6	1
エルシニア・エンテロコリチカ	0	3	1	1	0	1	1	1	0	0
ウイルス	302	432	351	301	485	356	221	265	218	101
寄生虫			110	122	144	147	242	487	347	395

の後減少傾向にあるものの，食品をヒトが取り扱う限り常に一定の発生がみられる。その他，芽胞形成の食中毒細菌であるウエルシュ菌やセレウス菌の食中毒も継続的に発生しており，特にウエルシュ菌食中毒は1件当たりの患者数が多いという特徴がみられる。また，病原大腸菌についても2020年に大規模発生があり，特に腸管出血性大腸菌による食中毒は毎年継続的に発生し，死者数も多いことから日常的な注意が必要である。

3. 原因食品

　原因食品が明らかにされているのは約75％で，このうち魚介類によるものが事件数では最も多いが，腸炎ビブリオなどによる細菌性食中毒は少なく，最近ではその多くがアニサキスなどの寄生虫に汚染された鮮魚介類の生食に起因する。これに対して，食肉に関係する細菌性食中毒事例が増加しており，これは主に生食あるいは加熱不十分によるカンピロバクターや腸管出血性大腸菌O157・H7に起因する食中毒である。また，複合調理食品やその他雑多な食品による事例も多く，ノロウイルス，サルモネラ，ウエルシュ菌，病原大腸菌などとの結びつきが強いが，その他の菌種も関係している。卵類およびその加工品による食中毒の起因菌はほとんどが *S. Enteritidis* である。また，野菜類による事故も増加傾向にあり，生野菜と健康志向の結びつきが示唆される。これらに対して，乳・乳製品による事例は極めて少ない。

4. 原因施設

　事件数，患者数ともに主にノロウイルス食中毒と関連して飲食店，旅館，仕出し屋によるものが多く，これら三施設で全体のほぼ60％以上を占めている。この傾向は食生活の外食化傾向とも一致し，不特定多数のヒトに食品を提供する施設における安全対策の重要性を示唆している。また，学校給食における食中毒の大規模発生がしばしば問題となり，施設数に対する発生件数の割合では飲食店や仕出し屋よりも高く，最も食中毒が発生しやすい施設ということになる。このことは病院においても同様であり，最近では保育所，老人福祉施設での発生も多く，幼弱者を対象とする施設では一層の衛生管理の強化に努める必要がある。なお，家庭における食中毒発生件数も飲食店に次いで多いが，患者数の占める割合は低い。製造業が原因となった事例はあまり多くないが，食品流通の広域化により散発的集団例に結びつくケースが最近増加してきており，製造加工時の衛生管理には十分な注意が必要である。

参考文献
1　厚生労働省：食中毒統計，2011〜2020.

Q41 微生物による食品の苦情の原因は何が多く，それにどのように対応したらよいのですか？

- 食品の苦情原因のうちで最も多いものは異物混入で，例年発生件数の約20%に及ぶ。しかし，カビ発生や腐敗といった明らかに微生物によるものと有症苦情事例のうちで微生物に起因するものなどを合計すると全体の30%以上が微生物によることが推定され，微生物が苦情発生の大きな要因となっている。
- 微生物による苦情事例のうち，届出理由が「カビ発生」というものが全体の2.0 〜2.5%を占めるが，その理由は糸状菌の発生が容易に肉眼で識別可能な点が指摘できる。
- 細菌の生育によって食品の外観に肉眼的に異常が生じる例は少なくないが，苦情事例は腐敗臭の発生や異臭，異味などの理由で届け出られたものが多い。

1. 苦情食品はどのように扱われるのですか

　一般的に，外観，成分，臭気などに異常をきたした食品は，そのまま捨てられるか，あるいは販売店や製造元などにクレーム品として持ち込まれる。大多数の例では代替品との交換などにより解決し，業者とのトラブルにまで発展する例は少ない。こうした事例について製造者や流通業者は把握しているが，当然社外秘として扱われるため，その実態が外部に漏れることは極めてまれである。

　しかし，消費者がこのような異常食品を誤って食べてしまったときや，販売者・製造者の対応が悪く，トラブルとなった場合には，その食品が苦情届出品として保健所や検査機関に持ち込まれることになる。保健所では，こうした苦情届出品は①事情聴取，②検査，③原因究明と不良品の排除の順に処理され，最後に④調査結果の苦情者への説明が行われる。

　苦情原因が科学的に解明され，食品衛生法第6条第1号から第4号のいずれかの号に該当し，その原因が製造者または販売者にあると認められた場合には，製造・販売者に対しては同法第59，60，61条に従い，状況に応じて「食品の廃棄または回収命令，危害除去命令，営業の禁・停止や取消などの行政処分が実施される。また，処分に至らない場合でも，被害の拡大や再発防止を目的として，自主的に製品を回収する場合は，法第58条に基づき回収状況を行政機関に届け出ることとなる。さらに，法第69条により，行政機関は行政処分を受けた者の名称等を公表するよう努めることとしている。

　このような苦情事例の取扱件数は，東京都・区の保健所だけについてみても年間約5,000件に及び，近年の消費者の食品の安全・安心に対する関心の高さを反映している。

2. 苦情はどのような微生物により，どんな食品で多く発生しているのですか

東京都でまとめた要因別苦情件数（表V-3）をみると，有症例が最も多く，次いで異物混入，施設・設備および食品・器具の取扱い不良などが多い。苦情事例のうち微生物に起因する事例は，カビ発生や腐敗のように明らかに微生物によるもの以外に有症苦情，異物混入，異味・異臭が原因で届け出られたもの

表V-3	要因別苦情件数（東京都：2015～2019年）（文献1より引用）				
発生要因	2015年	2016年	2017年	2018年	2019年
異物混入	1,118	925	918	863	660
腐敗・変敗	70	77	89	68	65
カビの発生	102	97	126	77	70
異味・異臭	268	224	251	215	210
変色	54	38	48	23	44
変質	29	25	24	25	12
食品・器具の取扱い	587	644	621	614	580
従事者	228	227	219	199	263
表示	237	246	195	205	256
有症	1,478	1,527	1,380	1,478	1,489
施設・設備	639	540	625	628	625
その他	703	705	668	639	575
計	5,513	5,275	5,164	5,034	4,849

注：苦情要因が複数ある場合はそれぞれの項目に計上（届出件数よりも多い）

表V-4	食品別苦情件数（東京都：2015～2019年）（文献1より引用）				
食品の種類	2015年	2016年	2017年	2018年	2019年
水産食品とその加工品	349	326	280	296	242
畜産食品とその加工品	371	347	314	359	287
農産食品とその加工品	381	332	311	288	247
菓子類	406	380	380	304	288
飲料	179	153	196	167	161
油脂	15	8	7	1	8
調理済み食品	1,900	1,834	1,679	1,690	1,706
そう菜半製品	22	6	22	10	13
その他の食料品	117	121	100	93	85
食品添加物	4	5	4	1	1
器具容器包装／おもちゃ	35	39	32	21	18
食品類以外	999	1,018	1,075	1,021	1,046
不明	360	380	442	505	464
計	5,138	4,949	4,842	4,747	4,566

の中にも数多く含まれる。これらのうち,「カビ発生」が苦情原因となったものは全体の約2％を占めているが,他の事例と異なり届け出時に原因物質がすでに特定されている。また,微生物が原因となった異物混入事例の大部分もカビの生育によるものであるが,その理由としてカビの発生が容易に肉眼で識別可能な点が指摘できる。他方,細菌の場合は,食品表面における集落の形成が肉眼では判別しにくく,その生育に伴う食品の腐敗,変色または悪臭の発生が届け出理由となった例が多い。

食品別の苦情件数(表V-4)をみると,調理済み食品によるものが最も多く,水産食品,畜産食品,農産食品などの加工品および菓子類など多岐にわたっている。なかでも,カビが原因となった苦情食品は菓子類が最も多く約1／4を占め,次いでミネラルウォーター,惣菜類,清涼飲料水,乾燥食品の順である。苦情食品と原因微生物との間には相関性が認められ,乾燥食品や菓子類ではやや乾燥した条件を好む *Eurotium*, *Wallemia* などの好乾性のカビや *Cladosporium*, 清涼飲料などでは *Penicillium*, *Cladosporium* および *Hansenula*(酵母)などの発生例が多い。発生原因の多くは流通期間が長期間に及んだり,保管中の吸湿によるものであるが,脱酸素剤などを封入したものでは包装材料のピンホールや溶封不良が原因となっている。

一方,細菌による苦情は惣菜類や農産物加工品,畜産食品,水産加工品などのうち水分の多い食品で起きており,異臭や腐敗,ネトの発生などが苦情理由としてあげられる。原因微生物は極めて多種類にわたるが,変色や異臭は *Flavobacterium*, *Pseudomonas* など,ハムなどの食肉加工品や水産加工品などのネトは *Bacillus*, *Micrococcus*, 乳酸菌など,野菜類の軟腐は *Erwinia* の生育が原因となった例が多くみられる(Q4 および Q8 参照)。

3. 微生物による苦情の発生防止のポイント

食品を汚染する微生物は多種多様であり,食品の安全性を確保し微生物による危害を防止するには,汚染微生物すべてを対象にした対策が必要であることは言うまでもない。

微生物を増やさないための絶対条件は「時間」であり,特に加熱調理食品では調理してから食べるまでに長時間放置しないことである。しかし,大量生産された食品においては,消費されるまでの間の時間が長くなり,その間の微生物の増殖防止対策が不可欠となる。

微生物が食品で生育可能か否かは,汚染した微生物の数より,むしろ汚染した微生物の特性,食品側の水分活性,pH,保存料の有無,成分などの影響が大きいと考えられる。しかし,汚染菌量が増えることは生育可能な菌種の増加を招く場合が多く,早期の異常発生につながるため,汚染をなくす,または減

らす努力が不可欠である。

　微生物の増殖は主に食品成分（栄養源），水分活性，温度，酸素，pHの五つの因子に影響されるため，微生物の増殖を防止または抑制するには五つの因子中のいずれかを，その食品に対して危害を及ぼす微生物の生育できない条件にしておく必要がある。特に，食品の水分活性と微生物の生育との間には，高い相関性が知られている（図V-3）。一般に生鮮食品など水分活性の高い食品では細菌が優勢となり，比較的乾燥した半生菓子や佃煮類でカビ発生がみられるのはこのためである。0.65以下の水分活性の食品では微生物の生育は不可能であり，保存性を高める目的で乾燥や塩・砂糖を添加する方法が古来より行われてきている。一方，ブドウ球菌などのように耐塩性を有するものや，*Eurotium* や *Wallemia* などに代表される好乾性のカビが存在し，塩蔵品や半生菓子類などにも生育可能であるため，それらの生育による苦情や食中毒がしばしば発生している。

　これらの例からもわかるように，我々の周囲には極めて多様な微生物，すなわち低温性，中温性，高温性，好気性，通性嫌気性，偏性嫌気性などの微生物が存在し，それらが成育可能な条件もそれぞれ異なるため，食品加工においては，加熱殺菌，水分活性，温度，酸などの要因を複合的に組み合わせることにより，総合的に食品の保存効果を高める方法がとられている。

　食品を微生物の危害から守る基本対策は，微生物の「持ち込まない」，「汚染させない」，「増やさない」，「除去する」という食中毒予防の四原則の遵守に他ならない。対象となる食品の特性を考慮し，これら四原則のいずれか，あるい

図V-3　食品の水分活性の一例と生育可能な微生物　（文献2より引用）

水分活性 （最低Aw）	食品	生育可能な微生物
0.95	40％のショ糖または7％の食塩を含む食品 ハムなどの食肉製品，アジの開き，食パンの内部	グラム陰性桿菌, *Clostridium botulinum*, *Rhizopus*, *Mucor*
0.91	55％のショ糖または12％の食塩を含む食品 塩タラコ，ドライハム，チーズ，塩サケ，スポンジケーキ	*Staphylococcus*, *Bacillus*, *Lactobacillus*, *Cladosporium*, *Alternaria*, 大部分の酵母
0.87	65％のショ糖または15％の食塩を含む食品 シラス干し，長期熟成チーズなど	*Aspergillus*, *Penicillium*
0.80	ジャム，ママレード，フルーツケーキ，一部の穀粒，イカ塩辛など	*Wallemia sebi*
0.75	26％の食塩を含む食品，ジャム，半生菓子	*Eurotium* などの好乾性カビ
0.70	穀粒，蜂蜜など	
0.65		耐浸透圧酵母
0.60	ドライフルーツ，キャラメル	微生物は成育できない

は相互に組み合わせることが適切な防除対策の構築につながる。健全な食品を製造し，流通させるためにはHACCPシステムの概念が守られる必要があろうし，ハードル理論（Q60参照）の応用も有効であろう。

4. 苦情食品はどのように検査すればよいのですか

　苦情食品に対する微生物検査の流れを図V-4に示した。検査は，まず試料の実体顕微鏡または肉眼による観察で，当該品がどのような状況かを観察，併せて臭気などについても調べ，その性状を記録することから始まる。微生物が疑われる場合は異常部分を白金線や針などで取り出し，図V-5の方法で観察用スライドグラスを作成し，直接顕微鏡で観察することにより微生物か否かを確認する。この際，生理食塩水や蒸留水などを封入液として使用する場合も多いが，蒸発が早く観察しにくいこと，作成したスライドの保存が困難なことなどがあげられる。ラクトフクシン（組成：酸性フクシン0.1g，乳酸（85％または純品）100ml）などの封入液の使用により長時間の観察や作成したスライドの保存が可能となる。

　鏡検により微生物であることが確認された場合には，その部分を普通寒天平板などの選択剤を含まない分離培地に移植し，培養することにより生菌か死菌かを確認すると同時に原因微生物を推定する。

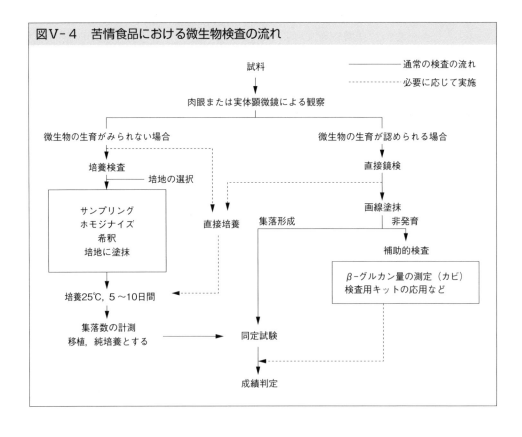

図V-4　苦情食品における微生物検査の流れ

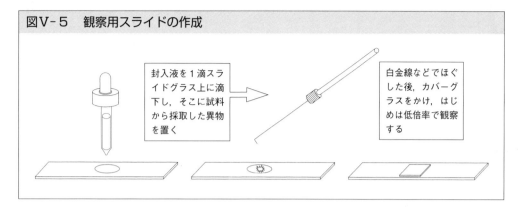

封入液を1滴スラ
イドグラス上に滴
下し，そこに試料
から採取した異物
を置く

白金線などでほぐ
した後，カバーグ
ラスをかけ，はじ
めは低倍率で観察
する

　原因と推定された微生物が分離できた場合，その菌株を苦情食品と同種の試料（参考品）に接種・培養し，苦情品と同様の変化の起こることを確認することで，原因微生物を特定する。

　また，異物として検知されるような場合には，原因微生物が限局的に増殖している。こうした場合，異常部位と正常部位について生菌数を測定し，検出菌数と菌相を比較検討することも判定の一助となる。

　なお，試料の培養にあたっては，通常の検査法だけでなく，検査対象となる食品の特性に応じた組成の培地を使用したり，流通・保管条件に近い温度条件で培養を行うなどの配慮も必要である。たとえば，乾燥食品や砂糖・食塩などを多量に含む食品の苦情は，その食品に生育可能な微生物，すなわち比較的乾燥した条件で生育可能な微生物が原因と考えられる。したがって，原因微生物の分離や特定にはブドウ糖（20〜25％），ショ糖（20〜40％）やグリセロールなどを添加した培地の併用が効果的である。

参考文献

1　東京都福祉保健局：食品衛生の窓，食品苦情統計（令和元年度）
2　Corry, E. j.：*Food and Beverrage Mycology*, Beuchat, L.R. ed., p.45-82, 1978, Avi Publishing Co., Coneticut.

V　我が国における食品を介して起こる微生物被害と行政対応

Q42 飲食を介した微生物被害から消費者を守るための法規制はどうなっていますか？

- 我が国では，「食品安全基本法」を制定して，食品の安全性の確保について関係者の責務と消費者の役割を明らかにするとともに施策の策定にかかわる基本的な方針を定めている。
- 「食品安全基本法」は食品安全のための基本的理念や方針を定めたものである。具体的な規制については食品衛生法施行令，同施行規則，乳及び乳製品の成分規格等に関する省令，食品・添加物等の規格基準さらには都道府県知事等が定める条例や規則により行われている。

　1947年に，我が国では飲食に起因する衛生上の危害の発生および拡大を防止し，公衆衛生の向上および増進に寄与することを目的として「食品衛生法」を制定した。本法律は，2003年に食品の安全性に関する施策を総合的に推進する目的でリスク分析の手法を取り入れて制定された「食品安全基本法」の基本理念や新たに判明した知見，他の法律との整合性，さらには国際的整合性をとりながら度重なる改正を経て今日に至っている。

1. 食品衛生法の意図する目的

　食品衛生法は，飲食を介した衛生上の危害から消費者を守るための法規制の中心的役割を担っており，次の事項についてさまざまな規制が示されている。
① 　場所：営業の施設および設備
② 　物：食品，添加物，器具および容器包装，洗浄剤，おもちゃ
③ 　取扱い管理：施設および設備の清潔保持，食品の衛生的取扱い，汚物・残渣等の衛生的処理

　法で示された理念や方針・方向性について具体的な実施は，内閣が定める施行令（政令）および厚生労働大臣が定める行政上の命令である施行規則（省令）によりなされる。たとえば，食品衛生法第13条は食品または添加物の基準および規格について規定した条文であるが，具体的な規格基準の内容については告示である「食品，添加物等の規格基準」，「乳及び乳製品の成分規格等に関する省令」で規定されている。また，法令や規則で定めたことについて，さらに細かく都道府県知事等で決める施行細則，各自治体で定める条例がある。たとえば，営業者が守るべき衛生上の基準である「管理運営基準」や営業許可の基準である「施設基準」等は，施行規則に基づいて都道府県等が条例で規定している。関係営業者は，これらの内容をよく理解し遵守しなければならない。

　なお，法の解釈や運用については各種通知により示されている。また，特定

食品については，営業者が衛生管理を行う際の目安となる「衛生規範」や「ガイドライン」が通知により示されている。

2. 食品衛生法の概要

　食品衛生法では，その第1条で「飲食に起因する衛生上の危害の発生を防止し，もって国民の健康の保護を図ることを目的とする」とこの法律の目的を明記し，この目的を達成するための法律として，表V-5に示したように全11章全89条から構成される条文が定められている。これらのうちで，微生物管理に関係すると思われる主な条文の概要を示す。

◎第2条は監視指導の実施や基準の策定など，食品の安全確保のために特に重要な事項を国や都道府県等の責務として列挙しており，第3条では食品等事業者の自主管理を促進するという観点から，事業者が自らの責任において販売食品等の安全性を確保するためにさまざまな取組みを行うよう努めなければならないという責務を明記している。

◎第5条および第15条は食品や器具等を取り扱う際の清潔の原則が述べられており，食品衛生法の精神ともいえる条文である。第6条は第5条の原則の具体的規定であり，食品衛生法の規制の柱の一つである。具体的には腐敗や変敗したもの，病原微生物により汚染された食品等の販売やそのための製造加工等の禁止である。

◎第13条は食品等の規格および製造・加工・保存等の際の基準に関する規定である。第6条が健康被害が直ちに起きる場合を想定しているのに対し，第13条の規格や基準は，事故の未然防止を図ることが主眼となっている。

◎第21条の2〜第21条の3は，広域的な食中毒が発生した際の，国および都道府県等の連携に関するもので，広域連携協議会の設置などを規定している。

◎第28条および第30条は，食品衛生監視員の規定およびその権限を定めた

表V-5　食品衛生法の目次

第1章	総則	1〜4条
第2章	食品及び添加物	5〜14条
第3章	器具及び容器包装	15〜18条
第4章	表示及び広告	19, 20条
第5章	食品添加物公定書	21条
第6章	監視指導	21条の2〜24条
第7章	検査	25〜30条
第8章	登録検査機関	31〜47条
第9章	営業	48〜61条
第10章	雑則	62〜80条
第11章	罰則	81〜89条
附則		

ものである。

◎第 29 条は国や都道府県等に検査のための施設を設けることを規定したもので、これにより科学的に裏づけられた食品衛生行政が確保されている。

◎第 31 条〜第 47 条までは「登録検査機関」について定めたものである。

◎第 48 条では、施行令に定められた食品を製造する施設に対して食品衛生管理者の設置を義務づけ、食品衛生管理者の資格や役割について規定している。

◎第 51 条では、営業者が守らなければならない公衆衛生上必要な措置を厚生労働省令で定めるとして、施設内外の清潔保持などの一般的な衛生管理に関する基準、および食品衛生上の危害の発生を防止するために特に重要な工程を管理するための基準を規定し、都道府県ではこれらの基準に反しない限り条例で必要な規定を定めることができるとしている。なお、これらの基準は、HACCP システムの制度化を目的としており、コーデックス委員会から示された「食品衛生の一般原則」に準拠した内容であり、その概要は次の 3 に示す。

◎第 54 条および第 55 条は営業に関する規定であり、政令で定める営業施設について、都道府県が条例で業種別に必要な「施設基準」を定めなければならないことおよび当該営業を営もうとする者は都道府県知事の許可を受けなければならないことが規定されている。

◎第 63 条〜第 66 条は食中毒に関する規定であり、医師の届出義務、保健所長が行う原因究明のための調査等が規定されている。また、大規模・広域食中毒が発生し、緊急を要する場合には、厚生労働大臣が関係する都道府県知事等に対し食中毒の原因の調査等を要請できることとされている。

3. 食品衛生法に基づく HACCP システムによる衛生管理の制度化とは

　HACCP システムによる衛生管理の制度化は、従来の一律に食品衛生管理基準の遵守を求める制度ではなく、国際基準である HACCP システムを導入して個々の事業者が自ら衛生管理計画や手順書を作成して計画通りに実施できているかを記録することにより、衛生管理を第三者にも明確に分かる形（いわゆる「見える化」）にする制度である。さらに、その記録内容を定期的に検証することで衛生管理のレベルアップを図ることを目的としている。原則としてすべての食品等関連事業者に公衆衛生上必要な措置について、一般衛生管理および HACCP に沿った衛生管理に関する基準を定めて実施することを求めている。その要点は以下の 4 点である。

　① 食品衛生法施行規則に規定された「一般衛生管理の基準」および「食品衛生上の危害の発生を防止するために特に重要な工程を管理するための基準」に基づき衛生管理計画を作成し、食品等の取扱い関係者はこれを遵守

表V-6　食品衛生法第51条に基づく公衆衛生上必要な措置の基準	
一般的な衛生管理に関する基準 （食品衛生法施行規則別表第17）	HACCPに沿った衛生管理に関する基準 （食品衛生法施行規則別表第18）
1.　食品衛生責任者等の選任 2.　施設の衛生管理 3.　設備等の衛生管理 4.　使用水等の管理 5.　ねずみおよび昆虫対策 6.　廃棄物および排水の取扱い 7.　食品または添加物を取り扱う者の 　　衛生管理 8.　検食の実施 9.　情報の提供 10.　回収・廃棄 11.　運搬 12.　販売 13.　教育訓練 14.　その他	1.　危害要因の分析 2.　重要管理点の決定 3.　管理基準の設定 4.　モニタリング方法の設定 5.　改善措置の設定 6.　検証方法の設定 7.　記録の作成 8.　小規模営業者等への弾力的運用

すること（表V-6）。

②　必要に応じて，施設・設備の清掃・洗浄・消毒や食品の取扱いなどについて具体的な方法を定めた手順書を作成すること。

③　衛生管理の実施状況を記録し，保存すること。

④　衛生管理計画および手順書の効果を定期的に，また，工程に変更が生じた際に検証し，必要に応じて内容を見直すこと。

　このうち，「一般衛生管理の基準」は，HACCP導入の前提として，施設・設備の衛生管理や使用水の管理，ねずみ・昆虫対策，食品取扱者の衛生管理等，一般的な衛生管理の内容を網羅したものである。また，「食品衛生上の危害の発生を防止するために特に重要な工程を管理するための基準」は，コーデックス委員会のHACCP 7原則に沿った衛生管理の基準であり，自ら危害要因分析を行い，その結果を踏まえて衛生管理計画を策定する「HACCPに基づく衛生管理」が求められる。しかし，食品取扱者が50人未満の小規模な製造加工や調理業，保管業，販売業などを行う事業者に対しては，同様の内容を課すことは現実的でないため，各食品等事業者団体が作成する手引書を参考にして衛生管理を実施するという簡略化されたアプローチによる「HACCPの考え方を取り入れた衛生管理」で対応することが規定されている（Q33，36参照）。

Q43 どのような食品にどのような微生物学的規格基準が規定されていますか？

- 食品衛生法第13条に基づき，食品の安全性確保のために，公衆衛生の見地から食品の製造，加工，使用，調理，保存につき基準が，また成分につき規格が定められている。
- 微生物学的規格基準が，具体的に「食品・添加物等の規格基準」ならびに「乳及び乳製品の成分規格等に関する省令」において食品の種類別に規定されている。
- 規格基準に適合しない食品は販売が禁止されており，違反した場合は罰則が適用される。

　我が国では，食品衛生法第13条に基づき「食品・添加物等の規格基準」ならびに「乳及び乳製品の成分規格等に関する省令」を定めて，食品一般および乳・乳製品を対象に成分規格，製造・加工基準あるいは保存基準から構成される微生物学的規格基準が規定されている。以下にそれらの概要を示す。

　なお，厚生労働省では，規格基準のような法的拘束力はないが，指導基準として，また営業者の指針として，弁当および惣菜，漬物，洋生菓子，生めん，セントラルキッチン・カミサリーシステムを対象に「衛生規範」を定めている。

1. 成分規格

　食品一般および乳・乳製品の種類別の微生物を対象とした成分規格は，表V−7および表V−8にそれぞれ示したように，衛生指標の生菌数と大腸菌群あるいは糞便系大腸菌群を意味するE.coliを組み合わせた規格が多い。食中毒細菌については，腸炎ビブリオが鮮魚介類およびその加工品，サルモネラ属菌が液卵や食肉製品の一部，黄色ブドウ球菌が食肉製品の一部，リステリア・モノサイトゲネスがソフト・セミハードのナチュラルチーズおよび非加熱食肉製品に規定されている。これらのうち，大腸菌群では「陰性」となっているが，検査試料量により定量的意味合いをもたせており，E.coli，腸炎ビブリオ，黄色ブドウ球菌，リステリア・モノサイトゲネスでは食品の種類によりMPN（最確数）法あるいは平板塗抹法による定量値が規定されている。なお，サルモネラ属菌は極めて重要な食中毒細菌であることから定性的に「陰性」（25g当たりと規定）となっている。

　この他に，食肉製品の一部にはクロストリジウム属菌数，未殺菌ミネラルウォーター類に腸球菌と緑膿菌，生食用牛肉で腸内細菌科菌群が衛生指標として採用され，発酵乳や乳酸菌飲料では取扱いの適切性を評価するために乳酸菌数が規定されている。常温保存可能食品の容器包装詰加圧加熱殺菌食品では，

表V-7　我が国における食品一般の微生物を対象とした成分規格（製造基準を含む）の概要

食品の種類	成分規格			
	細菌数（生菌数）	大腸菌群	E.coli	その他
清涼飲料水	—	陰性	—	—
未殺菌ミネラルウォーター類	—	陰性	—	腸球菌：陰性，緑膿菌：陰性
殺菌ミネラルウォーター類	—	陰性	—	—
ミネラルウォーター類以外	—	陰性	—	—
粉末清涼飲料	3,000/g 以下	陰性	—	—
乳酸菌粉末清涼飲料	3,000/g 以下（乳酸菌以外）	陰性	—	—
氷雪	100 以下/融解水 1ml	陰性	—	—
氷菓	10,000 以下/融解水 1ml	陰性	—	—
容器包装詰加圧加熱殺菌食品	—	—	—	発育微生物：陰性
豆腐（常温保存）	—	—	—	発育微生物：陰性
冷凍ゆでたこ・ゆでかに	100,000/g 以下	陰性	—	腸炎ビブリオ：陰性
ゆでたこ（未凍結）	—	—	—	腸炎ビブリオ：陰性
生食用ゆでかに（未凍結）	—	—	—	腸炎ビブリオ：陰性
生食用鮮魚介類（未凍結）	—	—	—	腸炎ビブリオ：100/g 以下
殻付き生食用かき	50,000/g 以下	—	230/100g 以下	—
むき身生食用かき	50,000/g 以下	—	230/100g 以下	腸炎ビブリオ：100/g 以下
冷凍食品：生食用魚介類	100,000/g 以下	陰性	—	腸炎ビブリオ：100/g 以下
無加熱摂取	100,000/g 以下	陰性	—	
加熱後摂取(加熱済)	100,000/g 以下	陰性	—	
加熱後摂取(未加熱)	3,000,000/g 以下	—	陰性	
魚肉ねり製品，鯨肉製品	—	陰性	—	
殺菌液卵	—	—	—	サルモネラ属菌：陰性
未殺菌液卵	1,000,000/g 以下	—	—	
砂糖，でんぷん，香辛料（食肉・鯨肉・魚肉製品用）	—	—	—	耐熱菌総数（芽胞数）：1,000/g 以下
生食用牛肉	—	—	—	腸内細菌科菌群：陰性/25g
食肉製品：乾燥	—	—	陰性	—
非加熱	—	—	100/g 以下	黄色ブドウ球菌：1,000/g 以下，サルモネラ属菌：陰性 リステリア・モノサイトゲネス：100/g 以下
特定加熱	—	—	100/g 以下	黄色ブドウ球菌：1,000/g 以下，サルモネラ属菌：陰性 クロストリジウム属菌：1,000/g 以下
加熱：包装後加熱	—	陰性	—	クロストリジウム属菌：1,000/g 以下
加熱後包装	—	—	陰性	黄色ブドウ球菌：1,000/g 以下，サルモネラ属菌：陰性

35±1℃で14日間保管後，容器包装の膨張や内容物の漏えいの認められなかったものは培養試験を行い，発育微生物の存在しないことを確認する。なお，常温保存の豆腐についても発育微生物は陰性と規定されている。また，成分規格ではないが，製造基準として食肉製品，鯨肉製品および魚肉ねり製品に使用する砂糖，でんぷん，香辛料では耐熱菌総数（芽胞数）が1g当たり1,000/g以下，未殺菌ミネラルウォーター類では芽胞形成亜硫酸還元嫌気性菌が陰性と規定さ

表V-8　我が国における乳・乳製品の微生物を対象とした成分規格

種　類	成分規格		
	細菌数	大腸菌群	その他
生乳，生山羊乳，生水牛乳			総菌数 4,000,000/ml 以下
牛乳，殺菌山羊乳，加工乳，成分調整牛乳，低脂肪牛乳，無脂肪牛乳	50,000/ml 以下	陰性	
特別牛乳，乳飲料	30,000/ml 以下		
クリーム	100,000/ml 以下		
加糖練乳，加糖脱脂練乳，全粉乳，脱脂粉乳，クリームパウダー，ホエイパウダー，バターミルクパウダー，たんぱく質濃縮ホエイパウダー，加糖粉乳，調製粉乳	50,000/g 以下	陰性	
無糖練乳，無糖脱脂練乳	0/g		
濃縮乳，脱脂濃縮乳	100,000/g 以下		
アイスクリーム	100,000/g 以下		
アイスミルク，ラクトアイス	50,000/g 以下		
バター，バターオイル，プロセスチーズ，濃縮ホエイ		陰性	
発酵乳，乳酸菌飲料（無脂乳固形分 ≧ 3%）			乳酸菌数または酵母数 10,000,000/ml 以上
乳酸菌飲料（無脂乳固形分　3%未満）			乳酸菌数または酵母数 1,000,000/ml 以上
ソフト・セミハードのナチュラルチーズ			リステリア・モノサイトゲネス 100/g 以下
常温保存可能品（牛乳，加工乳，乳飲料，成分調整牛乳，低脂肪牛乳，無脂肪牛乳，調製液状乳）	保存試験後 0/ml		調製液状乳 発育微生物：陰性

れている。

2. 製造・加工基準

　法的に「製造」とはその物の本質を変化させて別のものを作り出すこと，「加工」とはその物の本質を変えないで形態だけを変化させることである。また，食品の種類により，以下に示すさまざまな加熱殺菌条件が規定されている。

　加熱食肉製品および鯨肉製品は 63℃ で 30 分間，魚肉ねり製品では製品の違いにより 80℃ で 45 分間，80℃ で 20 分間あるいは 75℃ またはこれと同等以上の効果を有する方法でその中心部を加熱しなければならない。特定加熱食肉製品では加熱殺菌は中心部を 55℃ で 97 分間〜63℃ で瞬時の条件と定め，クロストリジウム属菌の制御を目的として，加熱の際は 35℃ 以上 52℃ 未満を 170 分間以内，冷却は 25℃ 以上 55℃ 未満を 200 分間以内に通過させる条件が規定されている。

　乳・乳製品ではほとんどが 63℃ で 30 分間またはこれと同等以上の効果を有する加熱殺菌が規定されており，無糖練乳および無糖脱脂練乳は 115℃ で 15 分間以上，調製液状乳では 120℃ で 4 分間またはこれと同等以上，さらにこれらの常温保存可能品についてはこまかい規定が示されている。また，アイスク

リーム類の原料（発酵乳および乳酸菌飲料は除く）は68℃で30分間加熱殺菌することになっている。

ニワトリの液卵は全卵，卵黄，卵白に分けて，加熱殺菌について連続式では56～61℃で3分30秒間，バッチ式では54～59℃で10分間，また加塩または加糖した卵黄および全卵では63～68℃で3分30秒間の加熱条件をそれぞれ細かく規定している。

食品原材料として使用する生乳，生山羊乳，生水牛乳では63℃で30分間，血液，血球，血漿は63℃で30分間，鶏卵（賞味期限内の生食用正常卵は除く）は70℃で1分間またはこれと同等以上の効果を有する方法で製造加工工程において加熱しなければならない。また，容器包装詰加圧加熱殺菌食品では中心部を120℃で4分間加熱することになっている。

この他にも，非加熱食肉製品では塩漬けやくん煙方法，生食用牛肉には加工，調理，表示方法の細かい規定がある。また，生食用生かきを含む生食用魚介類では鮮度が良好で使用水は食品製造用水であることなどの条件が規定されており，清涼飲料水では製品の製造に用いる水は水道法に適合する水または食品製造用水である必要がある。なお，食品の種類により，製造・加工中の微生物の汚染防止，増殖防止および除去を目的とした使用添加物，水分活性，pH，使用する容器や包装等についてさまざまな基準が規定されている。

3. 保存基準

保存基準では保存温度を定めている食品が多く，食肉，鯨肉，加熱食肉製品，鯨肉製品，魚肉ねり製品，生食用鮮魚介類，乳・乳製品等多くの食品が10℃以下に保存することになっており，加熱殺菌する製品では加熱後ただちに10℃以下に冷却して保存することが規定されている。また，血液，血球，血漿，一部の非加熱や特定加熱食肉製品は4℃以下，ナチュラルチーズ（ソフトおよびセミハードのものに限る）では6℃以下（2～4℃以下が望ましい），鶏液卵は8℃以下が採用されている。さらに，保存基準ではないが，生食用鮮魚介類は4℃以下，生食用殻付き鶏卵は10℃以下に保存することが望ましいとしている。

冷凍食品および冷凍した食肉製品，魚肉ねり製品，鯨肉製品，生食用鮮魚介類，液卵等は－15℃以下に保存することが規定されている。

この他，清潔で衛生的な容器包装の使用が規定されている食品もある。

参考文献

1　厚生労働省：乳及び乳製品の成分規格等に関する省令
2　厚生労働省：食品，添加物等の規格基準

演習問題 A 次の各文について，正しければ〇，間違いである場合は×をつけてその理由を述べてください。

1. ☐ 我が国で発生が報告されている食中毒は，事件数，患者数ともに約90％は数種類の食中毒細菌，ウイルスおよび寄生虫により占められており，患者数はウイルスによるものが一番多い。

2. ☐ 微生物による食中毒予防の四原則は，食中毒微生物を「持ち込まない」，「汚染させない」，「増やさない」，「除去する」であり，最も基本となる原則は「除去する」である。

3. ☐ 食中毒予防の四原則の確実な実行にはHACCPシステムの適用が不可欠である。

4. ☐ 我が国では，「食品衛生法」により食品の安全性の確保について基本的な方針が定められており，「食品安全基本法」はこれを補助するための法律である。

5. ☐ 食品衛生法は，飲食に起因する衛生上の危害の発生を防止し，国民の健康の保護を図ることを目的とした法律である。

6. ☐ 食品衛生法第3条では食品等事業者の自主管理を促進するという観点から，事業者が自らの責任において販売食品等の安全性を確保するためにさまざまな取組みを行うよう努めなければならないという責務を明記している。

7. ☐ 食品衛生法第13条に基づいて，すべての食品を対象に製造加工基準，保存基準，成分規格からなる規格基準が規定されており，これに適合しない製品は販売が禁止されている。

8. ☐ 我が国における食品の成分規格において対象としている微生物は，衛生指標の生菌数および大腸菌群あるいはE.coliであり，食中毒細菌は対象にしていない。

9. ☐ 我が国では，食品衛生法により，すべての食品製造加工施設でHACCPシステムの適用が義務づけられている。

10. ☐ 乳・乳製品や食肉製品は，HACCPシステムによる衛生管理のもとで製造加工していれば，成分規格は適用されない。

11. ☐ 食品の衛生規範や指導基準は法的拘束力がないので，違反しても罰則の対象にならない。

12. ☐ 食品衛生法において規定されている加熱食肉製品と牛乳の加熱殺菌条件はどちらも63℃で30分間あるいはこれと同等以上の効果を有する条件と定められている。

13. ☐ 食品衛生法における保存基準として，食肉製品，魚肉ねり製品，乳・乳製品など多くの食品は5℃以下に保存することになっている。

14. ☐ 微生物が原因と疑われる苦情食品の検査においては，まず第一に試料を肉眼ある

いは実体顕微鏡により観察するとともに，臭気など官能的な点についても調査する。微生物の生育が疑われる場合は，スライドグラスを作成し直接顕微鏡による観察で確認する。

15. ☐ 微生物を原因とした苦情食品の検査において試料を培養する際には，普通寒天培地を使用した通常の検査条件で十分である。

演習問題 B 次の文章は，日本における食中毒や苦情の動向および微生物を対象にした成分規格について示したものですが，【 】内にあてはまる適切な用語を下記の用語から選んで入れてください。

微生物，生菌数，腸内細菌科菌群，耐熱菌総数（芽胞数），サルモネラ，黄色ブドウ球菌，カンピロバクター，最確数（MPN），寒天培養，異物混入，飲食店，家庭，陰性，魚介類，食肉，原材料，調理施設・器具，温度管理不良，加熱後の急冷，調理者の手指

---

1. 日本での食中毒と苦情の発生動向

　　日本で過去10年間に発生した細菌性食中毒のうち，発生件数が最も多いのは【 ① 】であり，約3割を占めている。次いで【 ② 】，黄色ブドウ球菌の順である。それらの食中毒の原因施設別で最も発生が多いのは【 ③ 】で，次いで仕出し屋，旅館と続き，家庭による食中毒発生件数も多い。また，原因食品群では，欧米諸国で多い【 ④ 】が関係する事例が多い。主な食中毒細菌について発生要因をみると，腸炎ビブリオ，サルモネラ，カンピロバクターでは発生要因のトップはいずれも汚染された【 ⑤ 】であり，病原大腸菌や腸炎ビブリオでは【 ⑥ 】，黄色ブドウ球菌では【 ⑦ 】，ウエルシュ菌では【 ⑧ 】が不適切であったことがそれぞれ上位を占めている。

　　食品の苦情届出件数のなかで最も多いものは有症例で，次いで【 ⑨ 】が多い。これらの苦情発生原因の多くは【 ⑩ 】が要因となっている。

2. 微生物を対象とした成分規格

　　食品一般および乳・乳製品の微生物を対象とした成分規格は，汚染指標の【 ⑪ 】と大腸菌群あるいは糞便系大腸菌群を意味するE.coliを組み合わせた規格が多い。このうち，大腸菌群は【 ⑫ 】となっているが，検査試料量により定量的意味合いをもたせており，E.coliでは食品の種類により【 ⑬ 】法による定量値が採用されている。また，【 ⑭ 】が生食用牛肉の成分規格として規定されており，成分規格ではないが，食肉製品などに使用する砂糖，でんぷん，香辛料では【 ⑮ 】が製造基準として規定されている。

Ⅴ 演習問題

解　答

演習問題 A

1. ○
2. ×　理由：食中毒予防の四原則中の最も基本となる原則は「汚染させない」である。
3. ○
4. ×　理由：我が国では，食品安全基本法により，食品の安全性の確保について基本的理念を規定し，それに基づいて食品衛生法が制定されている。
5. ○
6. ○
7. ×　理由：製造加工基準，保存基準，成分規格からなる規格基準が規定されているのは，乳および乳製品，食肉製品や冷凍食品など一部の食品である。
8. ×　理由：腸炎ビブリオが生食用鮮魚介類に，サルモネラが液卵や食肉製品の一部に，黄色ブドウ球菌が食肉製品の一部に，また，リステリア・モノサイトゲネスがソフト・セミハードのナチュラルチーズと非加熱食肉製品にそれぞれ規定されている。
9. ○
10. ×　理由：制度化された HACCP システムによる衛生管理のもとで製造加工された製品でも，従来通り成分規格が適用される。
11. ○
12. ○
13. ×　理由：10℃以下保存である。
14. ○
15. ×　理由：検査対象となる食品の特性に応じた組成の培地を使用したり，流通・保管条件に近い温度・時間で培養を行うなどの配慮や工夫が必要である。

演習問題 B

①カンピロバクター	⑥調理施設・器具	⑪生菌数
②サルモネラ	⑦調理者の手指	⑫陰性
③飲食店	⑧加熱後の急冷	⑬最確数（MPN）
④食肉	⑨異物混入	⑭腸内細菌科菌群
⑤原材料	⑩微生物	⑮耐熱菌総数（芽胞数）

有害微生物を
対象とした食品検査

本章の目的

　食品の生産者には自主衛生管理が強く求められており，これに対応する管理手法として HACCP システムが食品衛生法で制度化が規定されている。この適用にあたっては，あらかじめ当該食品の生産から消費に至る全過程について危害要因となる有害微生物の汚染や発育の可能性を把握し，これらの管理手段を明らかにするための詳細な危害要因分析を行わなければならない。また，衛生管理の適否を生産者自らが検証し，その結果をふまえて衛生状態を一層向上させていくことが極めて重要である。これらを行う際に，微生物の汚染状況を把握するための検査が必要となり，検査を行うことにより，食品の衛生管理の是非や効果を客観的に評価するための情報を集め，それらの情報，すなわち検査データを解析して評価し，その結果を生産工程にフィードバックして，生産工程の改善，安定を図るのである。すなわち，得られたデータに基づいて抜本的な対策を立て，それを実施することによってはじめて検査の目的が達成される。

　この目的に沿って実施される有害微生物の検査では，対象微生物，対象サンプルおよびそのサンプリング法，検査頻度，検査手順，結果の評価法等についてあらかじめ明確にしておくことが必要であり，同時に検査精度の高いこと，簡易・迅速であること，経済的であることおよび意義があることが満たされていなくてはならない。これらのことについて，国際的整合性を図ることを目的として，ICMSF（国際食品微生物規格委員会）や ISO（国際標準化機構）などの国際機関により，サンプリングの考え方，各種の微生物試験法などが示されている。

　有害微生物検査は，危害要因の発生ならびにその拡散を予防するという見地から，具体的に次の四項目の確認のために実施される。

① 国の成分規格や都道府県で指導基準の定められている食品について，それらの基準に適合するか否かを確認するため。

② 衛生上の危害を生じるおそれのある有害微生物が汚染しているかどうか，汚染があれば，どの程度の量に汚染しているかなどを確認するため。

③ 食中毒の発生時に，その原因食品またはその疑いのある食品を対象に原因となる微生物の追求と確認のため。

④ 食品工場において，工程管理すなわち汚染源の追求，欠陥箇所の指摘，生産の安定化，製品管理等のいわゆる自主管理の適否の確認のため。

　以上のことをふまえて，本章では自主衛生管理における有害微生物を対象とした食品検査を中心に，その基本的な考え方，検査の評価に最も影響を与えるサンプリングおよび精度管理の問題を取り上げ，また最も理解が必要な衛生指標菌検査，簡易・迅速検査法についても示した。

Q44 自主衛生管理ではどのような微生物検査を
行ったらよいのですか？

- 自主衛生管理における微生物検査は，自主衛生管理に不可欠なHACCPシステムにおける危害要因分析および検証の目的を達成するために行われ，日常のモニタリング検査では，簡易・迅速性が求められる。
- 微生物検査結果は管理の適性度を評価して管理の問題点を明らかにするために，直ちに現場にフィードバックして，適正な管理措置を講じる必要がある。
- 微生物検査には，菌数測定および特定菌種の検出・同定のための検査がある。

1. 微生物検査の目的と意義

　微生物検査の目的は，原材料および製造加工，保存，流通などの各段階における取扱いを反映する食品中の微生物の数，種類あるいは微生物が産生する毒素や酵素を調べる等，食品ならびに食品を取り巻く環境中の病原微生物あるいは腐敗微生物に関するさまざまな情報を収集し，それらを危害要因の発生防止および衛生管理に利用して役立てることである。

　検査には，時間，労力，経費を考慮しない従来法または標準法といわれる規格検査や食品衛生検査指針などによる検査，あるいは食中毒の発生時に行政機関が行う汚染や感染ルート調査のための原因微生物の分離同定などがある。一方，食品企業が日常の食品の生産，流通，販売の流れの中で実施する検査では，操作が簡便で迅速に結果が得られるような方法の採用が望ましい。このことにより，データをただちに生産ラインにフィードバックして，適正な改善措置を講じることができ，最終製品について在庫期間を短縮するという経済的メリットもある。そのためには，経済性を考慮した検査手法の機械化による自動化，能率化あるいは簡易・迅速化が強く望まれる。当然のことながら，これらの簡易・迅速検査法の採用にあたっては，標準法と同等の信頼性が求められる。

2. 検査に求められる要件

　食品の微生物検査に求められる要件は，信頼度の高い検査法の採用，有用な培地の使用，手頃な設備，解釈が容易，所要時間と費用が適当であるとされている。自主衛生管理における検査には，次の三つのケースが考えられる。

1) 自主衛生管理計画（HACCPプラン）を作成するための検査

　HACCPプランの作成にあたっては，科学的根拠に基づいて危害要因分析を行い，危害要因となる微生物とその管理手段（管理措置）を明らかにする必要がある。このためには，食品原材料から最終製品に至る各工程で汚染，増殖の

おそれのある有害微生物の種類, 菌数の消長などを微生物検査により詳細に調べることが必要となる。この際, 食品企業が行う検査では, 広範囲の汚染状況を把握できる指標微生物を検査対象にしたほうが合理的と思われる。

2) CCP（重要管理点）におけるモニタリング検査

日常のモニタリング検査では, 特に迅速性が必須の要件となる。工程管理であるHACCPシステムでは, 従来の微生物検査は結果を得るまでに時間がかかるため, CCPでは微生物の挙動と相関性の高い物理的または化学的測定や官能検査が採用される。しばしば採用される手法としては, 温度と時間, pH, 水分含量, 水分活性, 滴定酸度, 肉眼的検査などがある。

3) 自主衛生管理の適切性を評価するための検査

自主衛生管理では, 自ら衛生管理状態を検証して評価する必要があり, 微生物を対象とした管理では微生物検査は極めて重要である。すなわち, 加熱殺菌の適否, 製造加工用の機械・器具や容器および従業員の手指などの洗浄, 消毒などの効果の確認, 製品について定期的に行う法的な規格基準や社内基準に合致しているか否かの確認検査である。

3. 食品微生物検査の一般的手順

食品を対象とした微生物検査では, ①検査対象微生物, ②検査対象サンプル, ③サンプリング法, ④検査頻度, ⑤検査法, ⑥結果の評価法について考慮する必要がある。ISOでは, 微生物検査法の国際的整合性を図ることを目的として, 信頼性の確認されたサンプリング法, 試料の調製法, 培地の調製法, 各種の指標微生物や病原微生物試験法を示しており, これらの手法はコーデックス委員会から公表される食品規格の検査法としても採用されている。

検査法には, 菌数を測定する定量検査と特定微生物の存在の有無を知るための定性検査がある。いずれの場合も, 損傷微生物の存在を常に意識する必要があり（Q53参照）, 通常は図VI-1に示したような手順により行われる。

1) 菌数測定のための検査（定量検査）

主に衛生指標細菌検査に採用され, 一定量の試料について10倍試料原液を調製し, その10倍段階希釈液をペトリ皿中で寒天培地と混釈培養する手順が一般的である。この他, あらかじめ作製した寒天培地平板上に希釈試料液を塗抹, あるいは菌数の少ない場合は各段階希釈試料液を3本または5本の液体培地試験管で培養し, 発育あるいはガス発酵などの所見を示す陽性試験管本数から, 確率論的に試料中の菌数を推定するMPN（最確数）法が採用される。

2) 特定菌種の検出・同定のための検査（定性検査）

主に病原微生物の検査に採用され, 一般的には増菌 → 分離 → 確認培養の手順により目的とする菌種を検出・同定していく。最近では増菌培養液について

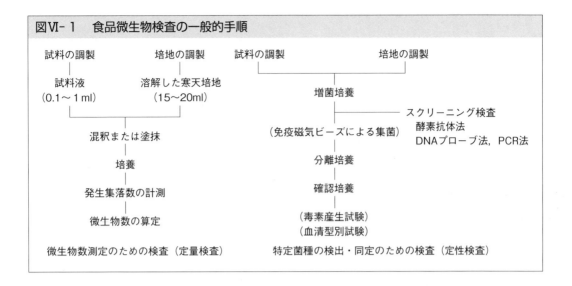

図Ⅵ-1　食品微生物検査の一般的手順

試料の調製	培地の調製
試料液 （0.1〜1 ml）	溶解した寒天培地 （15〜20ml）

混釈または塗抹

培養

発生集落数の計測

微生物数の算定

微生物数測定のための検査（定量検査）

試料の調製	培地の調製

増菌培養　　　　　　スクリーニング検査
　　　　　　　　　　　酵素抗体法
（免疫磁気ビーズによる集菌）　DNAプローブ法，PCR法

分離培養

確認培養

（毒素産生試験）

（血清型別試験）

特定菌種の検出・同定のための検査（定性検査）

免疫磁気ビーズを用いて目的とする菌体を集菌して分離効果を高めるという手法の導入あるいは酵素抗体法などの免疫学的手法や DNA プローブ法，PCR 法などの分子生物学的手法によるスクリーニング検査を実施することにより，あらかじめ目的菌の存在の有無を簡易・迅速に推定することが行われるようになってきている。現場の自主管理のための検査では，これらのスクリーニング検査は極めて有効であるが，費用がかかるという問題点も指摘されている。

3）環境中の微生物検査

　環境中の微生物の存在を知るための主な検査法として，大気中に浮遊する微生物検査（空中落下微生物試験）と拭き取り検査がある。このうち，空中落下微生物試験はペトリ皿の寒天平板培地を一定時間（5〜30 分間）開放した後培養し，寒天平板上に発育する集落数から大気中の清浄度を判定する。衛生規範では，NASA 基準を参考に落下細菌数 100 個以下を汚染作業区域，50 個以下を準清浄作業区域，落下細菌数 30 個以下で真菌数 10 個以下を清浄作業区域としている。また，拭き取り検査は，使用機械・器具などの表面の一定面積（一般的に 10cm × 10cm）をガーゼタンポンや綿棒で拭き取り，それを滅菌生理食塩水で洗い出したものを試料として，生菌数などの微生物数を測定する。

参考文献

1　春田三佐夫：HACCP における微生物検査の意義，日本食品保全研究会報，3 (2) 25-28，1997.
2　ICMSF：Microorganisms in Food 7. Microbiological testing in food safety management, 2th edition, Springer, 2018.（初版：食品安全管理における微生物学的検査―基準の設定と検査の考え方，中央法規出版，2013.）
3　ICMSF：Microorganisms in Food 8. Use of data for assessing process control and product acceptance, 2011.（＝食品微生物の検査データと活用法―工程管理と製品評価のために，中央法規出版，2015.）

Q45 微生物検査において，サンプリングはなぜ重要なのですか？

- ●微生物は食品中に均一に分布しないことから，ばらつきを考慮したサンプリングが必要であり，国際食品微生物規格委員会（The International Commission on Microbiological Specifications for Foods：ICMSF）では，そのためのサンプリングの国際的標準の考え方を示している。
- ●通常，食品の衛生学的品質評価のための微生物検査では，サンプリングはあるロットから所定の検体個数を無作為に抽出する，いわゆる「抜き取り検査法」が採用される。
- ● ICMSF の考え方はコーデックス委員会の「食品の微生物学的基準の設定と適用の原則およびガイドライン」にも採用されている。
- ●サンプルの運搬方法および温度と時間等の条件は検査結果に極めて影響する。

　一般的に，食品の微生物検査では，検査対象物の選定，サンプリング，検査の実施，結果の解釈という手順で行われる。このうち，サンプリングは食品の安全性評価を左右する極めて重要な手順であることから，以下に留意点を示す。

1. サンプリング対象の選択および確認

　サンプリングにあたって，食品名，形状，包装状態，保管状態，製造年月日および場所，サンプリング日時および場所，実施者名等を確認して記録する。これらの事項は検体固有の基本情報であり，当該検体の識別事項となり，検査結果の評価の基礎になる。

2. ICMSF の考え方に基づくサンプリング法

　サンプリングにあたっては，必ず滅菌した器具および容器包装を用いて無菌的に採取し，異物の混入や汚染があってはならない。また，抜き取る検体数あるいは検体量，1検体当たりの検査量により，検査結果の評価の妥当性が大きく左右されることから，ICMSF では理論的かつ科学的なサンプリング方式を提案している。

　この方式では，1ロット当たりの統計学上必要最小量の検体数として n ＝ 5 を採用し，表VI-1 に示したように「検査対象微生物のリスク」と「食品の取扱いおよび摂食までに予想されるリスクの変化」を組み合わせて，食品中の微生物がヒトに及ぼすリスクの程度を 15 の case に分類し，そのリスクに対応したサンプリング数や合格判定方法を変動させるという考え方である。この考え方ではリスクの高い微生物や食品ほど厳しい合格判定基準が適用される。すな

表Ⅵ-1 ICMSF による検査対象微生物のリスクと食品の取扱いおよび摂食までの
リスクの変化による case 分類（文献 2 より引用）

検査対象微生物のリスクの程度		対象微生物の例	食品の取扱いと摂食までのリスクの変化		
			減少	無変化	増加の可能性
三階級法	1. 品質の指標	一般的汚染，初期腐敗	case1 n＝5：c＝3	case2 n＝5：c＝2	case3 n＝5：c＝1
	2. 衛生指標 （軽度，間接的）	腸内細菌科菌群， 一般的大腸菌	case4 n＝5：c＝3	case5 n＝5：c＝2	case6 n＝5：c＝1
	3. 軽度 （生命に脅威でない， 後遺症はまれ，自己限定的，短期間）	S. aureus, V. parahaemolyticus, B. cereus, C. perfringens	case7 n＝5：c＝2	case8 n＝5：c＝1	case9 n＝10：c＝1
二階級法	4. 重度 （生命に脅威でない， 後遺症はまれ，中程度の期間）	サルモネラ属菌， C. sakazakii, L. monocytogenes, Y. enterocolitica	case10 n＝5：c＝0	case11 n＝10：c＝0	case12 n＝20：c＝0
	5. 深刻 （生命に脅威，後遺症，長期間の発病）	腸管出血性大腸菌 O157：H7, C. botulinum, V. cholerae, S. Typhi, L. monocytogenes（限定的集団）	case13 n＝15：c＝0	case14 n＝30：c＝0	case15 n＝60：c＝0

＊ n＝1 ロット当たりのサンプル数，c＝合格判定数（不良個数）

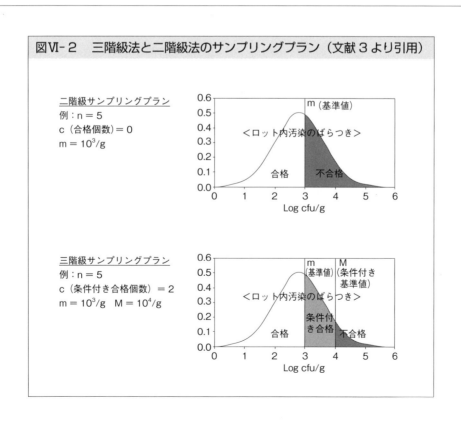

図Ⅵ-2 三階級法と二階級法のサンプリングプラン（文献 3 より引用）

わち，リスクが高いほど1ロット当たりの検体数が多くなる。さらに，リスクが高い病原微生物が検出されないことを義務づける食品では合格基準値「m」のみを設定する二階級法，比較的リスクが低く生菌数や大腸菌群等の指標細菌で評価すればよい食品では「m〜M（条件付き合格基準値）」を設けた三階級法を適用する。すなわち，ロット内の検体の微生物汚染は各検体の汚染データを対数変換すると正規分布を示す。二階級法のサンプリングでは，正規分布の一点に合格判定基準値「m」を設定し，これを超えるサンプルは不合格となる。これはゼロリスクの考えに近いもので，リスクの高いボツリヌス菌や病原大腸菌O157などの検査結果の評価に採用される。これに対して，三階級法では合格判定基準値として「m」と「M」が設定され，「M」を超えれば不合格であるが，「m」と「M」の間の範囲内で定められた「c」個の数ならば不良品は許容できるという考え方である。すなわち条件付き合格ということであり，指標微生物やリスクの低い検査対象微生物に採用される（図Ⅵ-2）。

この考え方は，従来の二階級法による評価の考え方に加えて，リスクの程度により柔軟性をもたせた三階級法という概念を取り入れた点に特徴がある。我が国ではこの考え方が食肉製品の微生物学的指導基準に採用されている。

3. サンプルの運搬

サンプリング時の食品の特性をできるだけ変化させないように運搬し，運搬中における異物の混入や汚染，破損，取り違え等が生じないように注意する。特に微生物検査用サンプルにあっては原則として4℃以下に保持し，サンプリング後4時間以内に検査を実施する。冷凍品はドライアイス等で凍結して運搬する。

4. コーデックス委員会の「食品の微生物学的基準の設定と適用の原則およびガイドライン」に示されたサンプリング計画，方法および取扱い（要約の抜粋）

サンプリング計画には，サンプリング手順および規定された検体数と1検体当たりの分析量を決めておくことが必要である。適切なサンプリング計画であっても，特定の病原微生物が存在しないことを確実に保証するとは限らないことを心に留めておかなければならない。サンプリング計画は行政上および経済的に実行可能でなければならないが，ICMSFにより示された二階級法あるいは三階級法による考え方は次の点が考慮されており，有益であることが証明されている。

①　危害要因に結びつく公衆衛生上のリスク
②　ターゲット集団中の消費者の感受性

③　一定しないサンプリング計画を採用したときの微生物の分布の不均一性

④　許容できる品質レベルおよび要求された不適合なロットの許容の統計的確率

また，サンプリング計画には，不適合なロットを許容する可能性を評価するための情報を含む必要があり，それをサンプリング計画に明確にしておかなければならない。現場で検体を採取し分析するまでの時間は適切にできるだけ短くするべきであり，検査室への運搬の条件（例：温度）は，そのロットの微生物学的状態がサンプリング計画の規格内にあることを反映するように，標的微生物数を増加または減少させてはならない。

なお，コーデックス委員会では，1997年に公表した「食品の微生物学的基準の設定および適用の原則（1997年）」が現在のリスク管理の考えに適応しなくなったことから，2013年に「微生物学的リスク管理の実施原則およびガイドライン（2007）」（Q32参照）に基づく概念に沿って改正し，その中に食品安全管理システムの連続的な微生物学的達成をチェックする実用的で経費のかからない方法として"Moving window"という考え方を示している。この考えは，すでに米国の食肉を対象とした"病原体減少：HACCPシステム"規則の中でも採用されている。この概念は，十分な数のサンプル単位（n）を一度に採取するのではなく，一定のサンプリング期間（window）を定めて採取する。その期間の最後のサンプル単位の結果を新たなサンプル単位の結果と比較し，古い結果は順次新たな結果にかえていくことにより（Moving window），新たな期間の評価を行うというものである。

参考文献

1　厚生労働省監修：食品衛生検査指針　微生物編，p.9，日本食品衛生協会，2018.

2　ICMSF：Microorganisms in Foods 7. Microbiological testing in food safety management, 2th edition, Springer, 2018.（初版：食品安全管理における微生物学的検査―基準の設定と検査の考え方，中央法規出版，2013.）

3　ICMSF：Microorganisms in Foods 8. Use of data for assessing process control and product acceptance, 2011.（＝食品微生物の検査データと活用法―工程管理と製品評価のために，中央法規出版，2015.）

4　Codex Alimentarius Commission ： Codex Committee on Food Hygiene；Principles and guidelines for the establishment and application of microbiological criteria related to foods, CAC/GL 21-1997, 2013.

Q46 試験・検査において，精度管理はなぜ必要なのですか？

- 精度管理（Quality Control：QC）とは，試験・検査における検体の採取から検査結果の報告に至るまでのすべての作業工程の操作が正しく行われ，得られた結果の品質が適正であることを保証する手段である。
- 精度管理のうち，検査機関や検査室において独自で計画し，実施・評価・検証する「内部精度管理」，第三者の公的機関などが主催した精度管理調査に参加する「外部精度管理」がある。

1. 精度管理とは

　精度管理は，工業製品の生産現場で行われている製品の品質管理の概念を，検査における精度の維持・管理に導入したものである。品質（精度）の高い製品（検査結果）を得るためには，原材料（検体の採取）から最終製品（検査結果の報告）まで一定の方法に従った正しい手順で行われなければならない。検体の秤量ミス，培養装置の温度，検査成績の記載ミス等，少しの不注意や機器の故障が検査結果に大きく影響する。したがって，適正な検査結果を得るには，検査手順，検査機器や試薬類の適正管理などに加え，検査を行っている職員の分析能力の維持向上も欠かすことができない。具体的には，検査項目ごとに適切な作業方法を明記した標準作業書を作成し，それに従って検査が実施されること，管理面では機器の稼働状況や試薬の使用が適正であったこと，検査担当者の研修記録や後述の内部・外部精度管理が行われたことなどを記録し，検査が正しく行われたことを確認できるようにしておく必要がある。

　試験・検査において，正確で迅速な検査体制の確立は重要であり，その検査結果の精度を保証するために，内部精度管理および外部精度管理（技能試験）があり，それらの結果の確認が必要である。

2. 食品検査の精度管理にかかわる法規

　我が国では，食品検査の精度管理について「食品衛生検査施設における検査等の業務管理要領」（平成9年1月16日衛食第8号）により規定され，実施されてきた。平成9年の通知は国際的な標準規格であるISO/IEC Guide 25に基づくものであり，その後，食品衛生法施行規則の一部を改正し，食品衛生検査施設における事務の管理の基準について見直しを行い，「食品衛生検査施設における検査等の業務管理について」（平成20年7月9日食安監発第0709004号）および「（別紙）登録検査機関における製品検査の業務管理要領」（平成

19年7月10日食安監発第0710006号）に改正された。なお，食品衛生検査施設とは都道府県，保健所を設置する市または特別区が設置する施設を指す。

「（別紙）登録検査機関における製品検査の業務管理要領」における内部精度管理では，検査部門から独立した立場の信頼性確保部門を設置し，その部門が検査員の技能評価を定期的に行い，必要に応じて改善措置を検査部門に報告し，検査部門は信頼性確保部門からの報告に対して必要な改善措置を講じることを定めている。

「（別紙）登録検査機関における製品検査の業務管理要領」における外部精度管理調査では，信頼性確保部門は外部精度管理調査を検査部門が定期的に受けるための事務を行い，外部精度管理調査の結果を取りまとめ，改善措置が必要な場合は，検査部門に報告し，検査部門は報告に対する改善措置を講じることを定めている。

また，「別添　精度管理の一般ガイドライン」（平成9年4月1日衛食第117号）には，内部精度管理を実施する際の標準的な手順が理化学的検査と微生物学的検査に大別し，示されている。

なお，法規に示した「食品衛生検査施設における検査等の業務管理要領」は，試験検査のプロセスや校正プロセスを国際的に認定するための規格「ISO/IEC 17025」を取り入れた改正案の作成が現在進められている。規格「ISO/IEC 17025」は，信頼性のある結果を出す能力を示すために必要な管理上の要求事項と技術的要求事項をまとめたものである。

3. 内部精度管理と外部精度管理

内部精度管理について，「別添　精度管理の一般ガイドライン」では，微生物学的検査用精度管理試料の試験品として，検査対象微生物を含まない試験品に「基準値程度の濃度となるように検査対象微生物を添加・調製した試料」および「基準値の1／5程度の濃度となるように検査対象微生物を添加した試料」の計2種を用いること。これらは，少なくとも5回以上（可能であれば10回）繰り返し検査を行い，回収率が70〜120％（別途回収率が定められている場合を除く）の範囲となることが確認されたものであること。また，通常検出されない微生物の検査（大腸菌群の検査等）のように「陰性基準が設けられているものについては，検出下限値の5倍程度の濃度となるように検査対象微生物を添加・調製した試料」を試験品として用いること。さらに，検査対象微生物を含まない試験品・未使用の培地および希釈液を陰性対照として必ず用いること等が定められている。これらの試験品を用いて分析値の精度が保たれているかを統計的に評価する。その結果，既知の微生物を含む試験品が不検出となった場合，ならびに陰性対照の試験品および培地対照から微生物が検出された場合

は検査を中止し，原因を究明して改善措置を講じなければならない。

　これに対して，外部精度管理では，第三者機関（技能試験を提供する機関）が作製した精度管理用試料を調査対象の検査室に配布し，それぞれ標準作業書に従って検査を実施し，得られた検査結果から統計学的解析により検査結果を評価する。評価により問題が認められた場合は，原因分析を行い，必要に応じて改善措置を講じる。

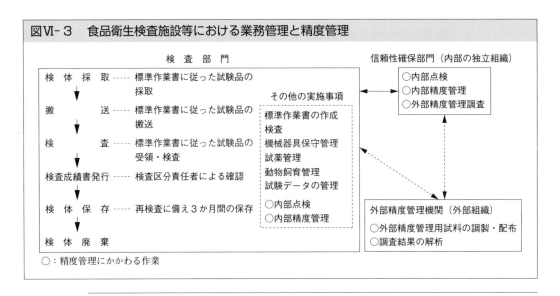

図Ⅵ-3　食品衛生検査施設等における業務管理と精度管理

参考文献

1　厚生省生活衛生局食品保健課監修：食品検査施設の業務管理ハンドブック，中央法規出版，1996.
2　厚生法制精度管理研究会監修：検査における精度管理関係法規（第3次改訂），新企画出版社，2004.
3　橋本秀樹ら：平成15年度東京都衛生検査施設GLP内部点検調査報告，東京都健康安全研究センター年報，55，367-371，2004.
4　日本分析化学会編：分析および分析値の信頼性　信頼性確立の方法，丸善，1998.
5　ISO/IEC 17025：General requirements for the competence of testing and calibration laboratories, 2017.
6　新藤哲也：東京都における試験検査の信頼性確保業務への取組，東京都健康安全研究センター年報，70，23-30，2019.
7　厚生労働省監修：食品衛生検査指針 微生物編，日本食品衛生協会，2018.
8　渡邊敬浩・松田りえ子：食品分析結果の正しさ～信頼性保証の実践とその意味～，林純薬工業（株），2011.

食品の汚染指標菌（衛生指標菌）とは
どのような菌をいうのですか？

Point

●汚染指標菌または衛生指標菌とは，食品の製造加工および保存時の衛生管理の
適否を客観的に評価するための一群の微生物で，その存在あるいは量的多少を
知ることにより，病原微生物の汚染あるいは品質劣化の程度等を間接的ではあ
るが，より広い範囲で推定することができる。
●代表的な指標菌として，衛生学的品質全般を評価する生菌数および安全性を評
価する大腸菌群と大腸菌，および腸内細菌科菌群がある。
●我が国の食品の成分規格に規定された検査対象微生物の多くは指標菌である。

　汚染指標微生物は厳密ではないが，表Ⅵ-2に示したように，主として品質
を評価するものと安全性を評価するものに分けられる。指標細菌と病原細菌な
どの相関を示すと図Ⅵ-4のようになる。また，それらの一般的な検査法の概
要を表Ⅵ-3に示したが，法的に規定がある場合はそれに従う。

1. 生菌数（細菌数）

1)定義

　食品の全般的な微生物汚染の程度を示す代表的な指標で，菌の発育温度特性
の違いにより低温細菌，中温細菌，高温細菌の三つに区別される（Q23参照）。
一般的には中温細菌が対象になり，一般生菌数，好気性平板菌数あるいは標準
平板菌数（Standard plate count：SPC）ともいわれ，我が国の成分規格に規

Ⅵ

有害微生物を対象とした食品検査

表Ⅵ-2　主な汚染指標微生物とそれらの評価の対象

品質を評価する指標菌	
生菌数（好気性平板菌数）	低温細菌：7℃以下で発育 中温細菌：25～40℃に発育適温 高温細菌：50～60℃に発育適温
好気性芽胞数 乳酸菌数 糸状菌・酵母	

安全性を評価する指標菌		対象とする病原菌
大腸菌群 糞便系大腸菌群 大腸菌 腸球菌 腸内細菌科菌群 緑膿菌	糞便汚染指標菌	腸管系病原細菌
クロストリジウム属菌		ボツリヌス菌，ウエルシュ菌
ブドウ球菌		黄色ブドウ球菌
ビブリオ属菌		腸炎ビブリオ等の病原ビブリオ

定されている生菌数もこの菌数を対象にしている。

2)検査の意義

　一般的に採用されている生菌数の検査法では，偏性嫌気性，微好気性あるいは好塩性や栄養要求の厳しい細菌などのあらゆる種類の菌数が測定できるわけではない。しかし，その多少は食品およびそれらが生産された環境全般の微生物汚染の状況を反映し，生菌数そのものは安全性との関係は低いが，食品の安全性，保存性，衛生的取扱いの適否などを総合的に評価する際に極めて有力な指標になる。通常，発酵食品以外の菌数の多い食品はその製造加工，輸送，保存などの過程で衛生的かつ適切な取扱いがなされなかったり，温度管理が不適切であったことを意味する。

3)検査法

　通常，調製した試料液を標準寒天培地と混釈後 32〜35℃で 48 時間培養後の発生集落数から菌数を算定する。なお，国際的に ISO（国際標準化機構）や IDF（国際酪農連盟）では中温細菌と低温細菌の両者を同時に測定できる30℃で 72 時間の培養条件を採用している（Q51 参照）。

2. 大腸菌群（coliforms）および大腸菌（*E. coli*）

1)定義

　安全性を評価する代表的な衛生指標菌で，大腸菌群はグラム陰性の無芽胞桿菌，乳糖を分解して酸とガスを産生する通性嫌気性の一群の細菌で，この名称

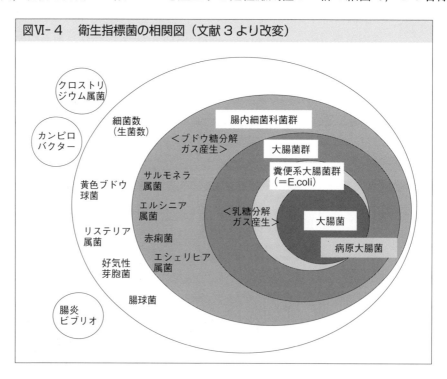

図Ⅵ-4　衛生指標菌の相関図（文献 3 より改変）

は医学細菌学上の分類に基づくものではない。大腸菌群中の44.5℃で発育する菌群を糞便系大腸菌群といい，この中でインドール産生能（I），メチルレッド反応（M），Voges-Proskauer反応（Vi）およびシモンズのクエン酸塩利用能（C）の4種類の性状によるIMViC試験のパターンが「＋＋－－」のものを大腸菌という。なお，糞便系大腸菌群は高い割合で大腸菌を含むことから，煩雑な確認試験を行わずに大腸菌の存在を推定しようとする意図で考えられた菌群である。我が国の成分規格における「E. coli」は，この菌群を意味する。

2）検査の意義

　食品中のこれら菌の存在は，ヒトや動物の糞便汚染があったとみなされ，サルモネラ属菌や病原大腸菌などの腸管系病原細菌の存在の可能性のある不潔な食品と判定される。

　大腸菌群はもともと飲料水の衛生上の適否判定のために提案された衛生指標菌であり，必ずしもヒトや動物の糞便と結びつかず，未加熱の食品では衛生的にあまり意味がないといわれている。したがって，加熱処理された食品に適用し，そのような食品から大腸菌群が検出される場合は加熱処理が不十分であったり，加熱後の二次汚染など製品の取扱いや保存の悪さを示し，安全性の指標というよりも環境衛生管理上の衛生指標菌と考えるのが妥当とされている。

　これに対して，大腸菌はヒトおよび動物の糞便に存在する確率が高く，食品中の存在は，直接または間接的に比較的新しい糞便汚染があったことを意味し，大腸菌群の場合よりも一層不潔な取扱いを受けたことが推測され，それだけ腸管系病原細菌の汚染の可能性が高いといえる。一般的に自然界からの汚染がそのまま反映される生肉，魚介類，生野菜などの未加熱食品に適用される。

　国際的には，安全性の指標として大腸菌を重視する傾向にある。米国における法規制の"病原菌減少；HACCPシステム"では，と畜場の衛生管理の効果を確認するための指標として大腸菌検査をと畜場施設に義務づけている。この理由として，大腸菌は，①腸管系病原細菌の存在およびと畜・解体処理中の糞便汚染と強く結びつく，②サルモネラ属菌よりも検出頻度が高く，と畜場の工程管理における検査対象として迅速かつ適切性が高い，③腸管出血性大腸菌O157：H7やサルモネラ属菌などの腸管系病原細菌と生残性や発育性状が類似，④生産者にとって検査がサルモネラ属菌よりも容易，⑤腸管系病原細菌の指標として国際的にも広く認められていることをあげている。

　我が国では，大腸菌群が乳・乳製品全般，清涼飲料水，氷雪，包装後加熱食肉製品，魚肉ねり製品および多くの冷凍食品に，糞便系大腸菌群を対象としたE. coliが乾燥食肉製品，非加熱食肉製品，特定加熱食肉製品，加熱後包装食肉製品，生食用かきおよび凍結前未加熱の加熱後摂取冷凍食品の成分規格にそれぞれ採用されている。

表Ⅵ-3　主な指標菌検査の概要

指標菌名	使用培地	培養方法		追加（確認）試験	判　定
		試料接種法	培養条件		
生菌数	標準寒天培地	平板混釈	35℃-48 時間	——	発生集落数から試料 1 g（ml）当たりの菌数算定
好気性芽胞数	標準寒天培地	平板混釈[1]	35℃-48 時間	——	発生集落数から試料 1 g（ml）当たりの菌数算定
大腸菌群（平板法）	デソキシコレート寒天培地	平板混釈	35℃-24 時間	赤色集落→EMB 寒天培地→LB 培地，普通寒天培地斜面	大腸菌群集落数から試料 1 g（ml）当たりの菌数算定
大腸菌群（試験管法）	BGLB 培地（LB 培地）	試験管 MPN	35℃-24〜48 時間	ガス発生試験管→EMB 寒天培地→LB 培地，普通寒天培地斜面	大腸菌群陽性試験管数から MPN 値を算定
糞便系大腸菌群	EC 培地	試験管 MPN	44.5℃-24 時間	ガス発生試験管→EMB 寒天培地→LB 培地，普通寒天培地斜面	大腸菌群陽性試験管数から MPN 値を算定
大腸菌	EC 培地	試験管 MPN	44.5℃-24 時間	ガス発生試験管→EMB 寒天培地→IMViC 試験	大腸菌陽性試験管数から MPN 値を算定
腸内細菌科菌群	緩衝ペプトン水	試験管 MPN	37℃-24 時間	VRBG 寒天培地→オキシダーゼ，ブドウ糖発酵	腸内細菌科菌群陽性試験管数から MPN 値を算定
	VRBG（バイオレッド胆汁ブドウ糖）寒天培地	平板混釈	37℃-24 時間	紫赤色集落→オキシダーゼ，ブドウ糖発酵	腸内細菌科菌群集落から試料 1 g（ml）当たりの菌数算定
腸球菌（平板法）	AE（アザイド・エスクリン）寒天培地	平板混釈	45℃-24 時間		褐色ハローの集落数から試料 1 g（ml）当たりの菌数算定
腸球菌（試験管法）	AC（アザイド・クエン酸）ブイヨン培地	試験管 MPN	35℃-48 時間	菌発育試験管→AC ブイヨン培地	腸球菌陽性試験管数から MPN 値を算定
クロストリジウム属菌	クロストリジア測定用培地	嫌気性フィルムパウチ[2]	35℃-24 時間	黒色集落→卵黄加 CW 寒天培地	偏性嫌気性集落数から試料 1 g（ml）当たりの菌数算定
乳酸菌数	BCP 加プレートカウント寒天培地	平板混釈	35℃-72 時間	——	黄色の集落数から試料 1 g（ml）当たりの菌数算定

1）試料原液は煮沸水浴中で 10 分間加熱処理
2）未加熱材料は試料原液を 70℃-20 分間加熱処理して生残芽胞を検査

3）検査法

　大腸菌群は寒天培地を用いて菌数の実測値を求める方法または液体培地を用いて発酵試験管の数から最確数（MPN）として菌数を求める方法のいずれかにより行う。また，試験管法により，一定量の検体中に 1 個以上の菌の存在の有無を定性的に知ることもできる。我が国では寒天培地による場合はデソキシコレート寒天培地，液体培地法では通常 BGLB 培地を使用し，いずれも確定試験さらには完全試験の三段階のステップを踏むことが法的に規定されている。一方，国際的には一般的に寒天培地法はバイオレット・レッド胆汁酸塩寒天培地，液体培地法ではラウリル硫酸塩培地を使用し，確認は BGLB 培地によりガス産生をチェックするという二段階である。

　また，我が国では EC 培地試験管に試料液を直接接種して 44.5 ℃で 24 時間培養する方法が採用されているが，国際的にはラウリル硫酸塩培地→EC 培地

という手順が一般的である。いずれもガス発生が認められた EC 培地試験管について大腸菌群が確認されたならば，我が国では E. coli 陽性としているが，国際的にはさらにインドール試験を行い，陽性のものを大腸菌として陽性試験管数から最確数を求めている。

また，合成酵素基質を用いて大腸菌群が産生する特異酵素 β-galactosidase あるいは大腸菌が産生する特異酵素 β-glucuronidase を迅速に測定するための培地が開発されている。我が国でも，この方法が水道法の水質基準検査で採用され，食品検査においても広く用いられている。この方法は検査結果が 1 日で判定できるので迅速性に優れ，手間のかかる IMViC 試験を実施せずに色調の変化により大腸菌の菌数が測定できる利便性がある。寒天培地に大腸菌群用と大腸菌用の酵素基質を一緒に添加した寒天培地を使用すれば，食品中の大腸菌群と大腸菌の実測値を同時に知ることができる。このような検査法の開発により，糞便系大腸菌群という概念は，今後その役割を終えることになると思われる。しかし，いくつかの問題点も残されており，食肉や生鮮魚介類検査における酵素基質加液体培地の使用は偽陽性反応に注意を要する。

3. その他の汚染指標菌

1) 腸内細菌科菌群 (*Enterobacteriaeceae*)

腸内細菌科菌群はヒトや動物の腸管内に常在しており，ブドウ糖の発酵を指標として乳糖非分解のサルモネラ属菌や赤痢菌などの腸管系病原細菌も含まれる。そのため，腸管系病原細菌さらには糞便汚染の指標菌として，食肉製品やその他の食品およびその製造加工環境を対象に，EU などでは大腸菌群に代わって汎用されており，コーデックスでも乳幼児用調製粉乳の微生物基準として採用されるなど国際的にも認知されている。

我が国でも生食用牛肉の成分規格として規定されている。また，分類学的位置づけが明確であり，将来的に遺伝子試験法にも対応可能であることから，安全性の指標として大腸菌群や糞便系大腸菌群に置き換わる可能性がある。その試験法は，妥当性確認されている ISO 法では MPN 法と寒天平板法が規定されており，我が国の生食用牛肉の成分規格試験法もこれに準拠しているが，25g を増菌培養する定性試験が採用されている。

2) 好気性芽胞数 （Q50 参照）

バチルス属菌の芽胞が対象になる。芽胞は加熱後の製品中にも生残し，品質低下さらにはセレウス菌による食中毒の発生に結びつく危険性がある。芽胞は自然界，特に土壌中に広く分布することから，植物性の粉末原材料が汚染される機会が多く，我が国では食肉製品や魚肉練り製品などに使用される香辛料，砂糖，でんぷんについて基準値が規定されている。

3) 乳酸菌数 （Q9 参照）

乳酸菌は，生菌数と同様に食品の衛生的かつ適切な取扱いの有無を判断するための指標になる。特に食肉製品や魚肉製品の緑変などの変色，退色あるいはネトの原因菌として主導的役割を演じることから，これら食品に多量の乳酸菌が認められた場合は長い貯蔵期間による腐敗などの品質低下が推測される。一方，発酵食品では，その管理が適正に行われていたか否かを判断する指標となり，発酵乳や乳酸菌飲料の成分規格において，規定菌量以上の乳酸菌が含まれていなければ適正に製造，流通されなかった製品と評価される。

4) クロストリジウム属菌数 （Q50 参照）

芽胞を形成する偏性嫌気性菌群で，腐敗活性の強い菌種が多いと同時にウエルシュ菌やボツリヌス菌などの食中毒細菌が含まれる。本菌群は土壌，海や湖底の泥などの自然界に広く分布し，ヒトや動物の消化管にも常在し，その芽胞はバチルス属菌の芽胞と同様に加熱に対して抵抗性を示す。特に食肉や魚介類を主原材料とする食品では，加熱後にも生残した芽胞にとって発芽後発育に好適な条件となり，また脱酸素された包装食品でも増殖できる。したがって，加熱前および加熱後の製品に多量のクロストリジウム属菌が認められた場合は，安全性と同時に保存性の面からも好ましくない品質と判断される。我が国では特定加熱および包装後加熱食肉製品の成分規格に本菌群が規定されており，その試験法は嫌気性培養を必要としない嫌気性パウチを使用する方法が採用されている。未殺菌のミネラルウォーター類の原水に規定されている芽胞形成亜硫酸還元嫌気性菌も同じ菌種を意味する。

その他，腸球菌および緑膿菌が未殺菌のミネラルウォーター類の成分規格に規定されている。また，リステリア属菌 (特に *Listeria innocua*) が *L. monocytogenes* 汚染の指標菌として環境モニタリングなどの検査対象に，ブドウ球菌が黄色ブドウ球菌，ビブリオ属菌が腸炎ビブリオなどの病原ビブリオの汚染指標として，それぞれ取り上げられている。糸状菌や酵母なども，瓶詰やフィルム包装された果実，ジュース，ソースのたれなどの pH や水分活性の低い食品の苦情の大半を占めていることから，特に企業サイドで品質評価を行ううえで重要な指標菌とされている。

参考文献

1　小久保彌太郎：食品の衛生細菌学的品質評価を目的とした指標菌検査, モダンメディア, 43(4), 107, 1997.
2　食品衛生検査指針　微生物編, 日本食品衛生協会, 2018.
3　浅尾 努：腸内細菌科菌群の試験法, フードケミカル, 28(5), 23, 2015.

Point

- ●自主衛生管理では，特殊な技術を必要とせず，できるだけ安価で資材・器具が節約でき，簡易で結果が早く得られるような検査法を採用する。
- ●菌数測定や特定微生物の検出を目的とした簡易・迅速キット製品が多数開発され市販されている。
- ●簡易・迅速検査法の使用にあたっては，それぞれの特徴や使用範囲に限界のあることを認識し，使用目的に合った信頼性の確認されている方法を採用する。

A

　現在，自主衛生検査の簡易・迅速化を目的として，サンプリング，計量，培地調製，希釈，試料接種，培養，集落測定，菌種同定のためのさまざまな製品が開発されている。これら簡易・迅速検査法であっても信頼できる検査法でなければならない。そのため，基準となる試験法である標準試験法（FDA BAM法，USDA MLG法，ISO法）と科学的に同等の信頼性を有しているとの妥当性確認（バリデーション：validation）を行い，その認証を得た製品が増加している。現在，国際的に通用する認証は，AOAC OMA（Official Method of Analysis），AFNOR（フランス），NordVal（北欧），MicroVal（オランダ）である。また，AOAC PTM（Performance Tested Method）は，自主検査や独自の試験法のための認証という位置づけであり，米国内では，AOAC OMAの認証を得た製品だけがFDA BAM法やUSDA MLG法の代替法として認められている。表Ⅵ-4には食品微生物の検出を目的とした簡易・迅速検査のための主な手法，また表Ⅵ-5に国際的なバリデーション機関により認証された生菌数測定用培地類と機器・機材を示した。

1. 従来法の簡易・省力化を目的とした菌数測定法

　基本的に従来の培養基を使用しており，最近では大腸菌群や大腸菌，病原細菌検査に発色酵素基質を利用することにより，一層の迅速化と判定の確実性が図られている。

1) 乾式フィルム培地法

　プラスチックフィルムあるいは不織布などに培地成分を乾燥状態でコーティングしてあるため培地の調製が不要である。試料液を接種後培養して発育集落数を数える。ペトリフィルム（3M）はAOAC OMAに認証されるなど国際的にも高く評価されており，国産製品のコンパクトドライ（日水製薬）やMC-Media Pad（JNC）などがAOAC PTMとして認証されている。

2) 表面付着菌検査法（スタンプ法，レプリカ法）

　既製の寒天培地面を検査材料表面に圧着して汚染微生物を培地面に移し取り，それを培養して発育集落を数える。キット化された製品では，培地の調製や試料調製などが不要で極めて手軽であることから，調理台やまな板などの調理器具の汚染度検査に広く採用されている。検査材料の表面が平滑で湿潤していないことが必要であり，再現性は拭き取り法の1／5〜1／30といわれている。

3) 試験紙法（ペーパーストリップ法）

　紙面に培地成分を乾燥状態で含ませてあるため培地の調製が不要である。試料を一定量染み込ませて培養後発生した着色スポットを数える。

表VI-4　食品微生物検出を目的とした簡易・迅速検査のための主な手法

食品中の微生物数の簡易・迅速・自動化測定法

　従来法の簡易化・省力化を目的とした菌数測定法
　　表面付着菌検査法（スタンプ法），アガーソーセージ法，ディップスライド法
　　乾式フィルム培地法，試験紙法（ペーパーストリップ法）
　　スパイラルプレート法
　　ハイドロホービック・グリッド・メンブランフィルター法（HGMF法）
　　マイクロコロニー検出法

　微生物代謝産物の生物物理学的測定法
　　① 電気的測定法：インピーダンス法，コンダクタンス法，キャパシタンス法
　　② 放射分析（ラジオメトリー）
　　③ 微量熱量分析（ミクロカロリーメトリー）

　超迅速法
　　① 顕微鏡学的測定法：直接落射蛍光フィルター法（DEFT），フローサイトメトリー法
　　② 生物化学的測定法：バイオルミネッセンス法，リムラス・テスト

特定微生物および産生毒素の検出，同定法

　生物化学的方法
　　① 菌種同定システム
　　② 光学的方法
　　③ 酵素反応

　生物物理学的方法
　　① 電気泳動法
　　② ガスクロマトグラフィー

　分子生物学的方法
　　① DNAハイブリダイゼイション（DNAプローブ法）
　　② 遺伝子増幅法（PCR法）

　免疫学的方法
　　① 凝集反応：逆受身ラテックス凝集反応（RPLA）
　　② 化学的ルミネッセンス免疫法
　　③ 酵素結合抗体免疫法（ELISA）
　　④ 蛍光・酵素免疫法（FIA）
　　⑤ 同位元素標識免疫定量法（ラジオイムノアッセイ）
　　⑥ 免疫学的運動抑制試験
　　⑦ 磁気ビーズ法

　質量分析法による同定法
　　① MALDI-TOF MS法

表VI-5　国際的なバリデーション機関により認証された生菌数測定用培地類と機器・機材 （文献5より引用）

培地類	形状・システム	販売店または製造元	認証
3M ペトリフィルム*	フィルム状培地	スリーエムジャパン(株)	AOAC OMA, AFNOR, 他
Medi・Ca AC	フィルム状培地	大日本印刷(株)	AOAC PTM
コンパクトドライ	乾式簡易状培地	日水製薬(株)	AOAC PTM, MicroVal, NordVal
MC-Media Pad	シート状培地	JNC(株)	AOAC PTM
シンプレート	乾燥培地と専用プレート	(株)セントラル科学貿易	AOAC OMA
Hygicult TPC	スライド状培地	Orion Diagnostica	NordVal
機器・機材（培地を含む）	形状・システム	販売店または製造元	認証
テンポ*	自動化 MPN 法	ビオメリュージャパン（株）	AOAC OMA, AFNOR
DOX 60F/30F	酸素電極法	(株)バイオ・シータ	AOAC PTM
ISO-GRID システム	疎水性格子膜法	(株)セントラル科学貿易	AOAC OMA
スパイラルプレート法	スパイラルプレーター	(株)セントラル科学貿易	AOAC OMA
GREENLIGHT TVC	酸素消費量測定	Luxcel Biosciences Ltd.	MicroVal

*製品により認証機関が異なる。

4）スパイラルプレート法

　従来の寒天平板法を機械化および自動化した方法で，実施するためには専用機器が必要である。試料液は，希釈しながららせん状に中心部から周辺部に向かって等比級数的に減少しながら自動的に塗抹され，寒天平板1枚で理論的には500〜500,000個の菌数が測定でき，得られた菌数は従来の寒天平板法と極めて相関性が高いことが確認されている。

5）HGMF（ハイドロホービック・グリッド・メンブランフィルター）法

　AOAC 法にも採用されており，疎水性格子状に特殊加工されたメンブランフィルターを使用して試料液をろ過して捕集された菌数を培養法により測定する。1枚のフィルターで1,600個の菌数まで測定できる。

2. 自動化・迅速化を目的とした菌数測定法

1）バイオルミネッセンス法（ATP 法）

　生細胞中に含まれる ATP（アデノシン三リン酸）をルシフェラーゼにより発光させ，その反応をルミノメーターで測定し，あらかじめ作成した検量線から汚染菌量を求める。極めて感度が高く短時間で結果が得られる。なお，ATP は微生物以外に食品や食品残渣中にも存在するところから，食品取扱い設備の洗浄や消毒後の清浄度を知るのに適しているといわれる。

2）インピーダンス法およびコンダクタンス法

　微生物の発育と代謝により生じる電気的変化により菌数を測定する。かなり高価な機器を必要とする自動化法である。検査時間は汚染菌量に左右され，一般的に培養法より短い。

3）フローサイトメトリー法

蛍光染色された微生物を流体中に分散させて，蛍光粒子として微生物を直接計数する方法で，培養操作を必要としないため迅速に菌数を測定できる。

3. 特定微生物の検出

表Ⅵ-4に示したように多くの手法があるが，分子生物学的および免疫学的手法を取り入れた各種の検査キットが主流を占めており，これらはスクリーニング法として極めて有効であるが，ある程度の経費，資材，熟練度が必要である。

1）分子生物学的方法

目的とする病原細菌の特異遺伝子を検出することにより，その汚染を証明する方法で，増菌培養液からDNAハイブリダイゼイション（DNAプローブ法）およびPCR法により特異遺伝子を検出する。極めて特異性は高く，検査そのものに要する時間も短い。

2）免疫学的方法

目的とする病原細菌の抗原に対する抗体あるいは病原細菌の毒素に対する抗体（抗毒素）を用いて，増菌培養液から目的とする病原細菌や毒素を検出する。

酵素結合抗体免疫法（ELISA），免疫拡散法，ラテックス凝集反応，抗体捕捉法（免疫磁気ビーズ法），酵素免疫法を簡易化したイムノクロマト法などがあり，これらを組み合わせてキット化した製品もある。

3）質量分析法による同定法（MALDI-TOF MS法）

MALDI-TOF MS（Matrix Assisted Laser Desorption/Ionization-Time of Flight Mass Spectrometer）は，マトリックス支援レーザー脱離イオン化法と飛行時間型質量分析法を組み合わせた方法である。本法による同定は，微生物由来たんぱく質の質量スペクトルパターンが菌種ごとに特徴をもつことに着目し，データベースとのパターンマッチングによって行われる。この方法は，一般的なrRNA遺伝子の塩基配列による同定法と比較し，①圧倒的に迅速，②試験操作が簡便，③ランニングコストが安価である，などの特徴がある。

参考文献

1　HACCPのための検査・モニタリング関連機器一覧，月刊フードケミカル，20 (11)，53，2004.
2　特集：簡易・迅速微生物検査技術と食品の安全管理，食品と開発，37 (1)，2，2002.
3　伊藤 武監修：食品微生物の簡便迅速測定法はここまで変わった！，サイエンスフォーラム，2002.
4　守山隆敏：微生物試験法におけるAOACインターナショナルのOMA,PTMの取得，月刊フードケミカル，351(7)，39，2014.
5　浅尾 努，小久保彌太郎：2 衛生指標菌 1. 細菌数，食品衛生検査指針 微生物編，p.162，日本食品衛生協会，2018.
6　川崎浩子：MALDI-TOF MSを用いた微生物の新しい同定法，生物工学会誌，90(9)，592，2012.

演習問題 A 　次の各文について，正しければ〇，間違いである場合は×をつけてその理由を述べてください。

1. ☐ 食品微生物検査の目的は，食品衛生管理の是非や効果を客観的に評価し，その結果に基づいて生産工程の改善を図ることによって，はじめて達成される。

2. ☐ 自主衛生管理として HACCP システムを導入した時に，CCP におけるモニタリング検査としての微生物検査の重要性は高い。

3. ☐ 食品企業が行う自主衛生管理のための検査では，法的に定められた検査法があっても，必ずしもその検査法で行う必要はなく，それと同等の精度が確認されている簡易・迅速で安価な検査法を採用すればよい。

4. ☐ 食品工場内に一定間隔で一定時間（通常 5～30 分間）寒天平板培地入りのペトリ皿を静置することにより，工場内の空中落下微生物を測定することができ，この結果により，工場内で空気清浄度の不良な箇所を推定することが可能となる。

5. ☐ ICMSF によるサンプリング法に基づく合格判定基準には二階級法と三階級法があり，どちらを採用するかは，検査機関の判断による。

6. ☐ ICMSF による合格判定基準で，n = 5, c（条件付き合格数）= 3, m（合格判定値）= 100/g, M（条件付き合格判定値）= 1000/g と設定されていた場合，検査結果が 500, 80, 50, 200, 300（/g）であったロットは不合格である。

7. ☐ 試験・検査における精度管理は，工業製品の生産現場において行われている製品の品質管理の概念を，検査における精度の維持・管理に導入したものである。

8. ☐ 精度管理の基本的考え方は，①信頼性確保部門と検査部門の分離独立，②標準作業手順書の作成，③記録の管理・保管（試験検査結果，保守結果など）である。

9. ☐ 精度管理には内部精度管理と外部精度管理があり，このうち内部精度管理には検査機関や検査室において独自に行うものと他の公的機関との間で行う検査結果のクロスチェックなどが含まれる。

10. ☐ 衛生指標菌の存在あるいは量的多少を知ることにより，病原微生物の汚染あるいは品質劣化の程度などを間接的ではあるが，より広い範囲で推定することができる。

11. ☐ 糞便系大腸菌群は高い割合で大腸菌を含むことから，IMViC 試験などの煩雑な確認試験を行わずに大腸菌の存在を推定する意図から考えられた菌群である。

12. ☐ 最近，食品検査において大腸菌群や大腸菌を迅速に測定する培地に，合成酵素基質を用いる方法が広く採用されているが，これは大腸菌群では β-glucuronidase, 大腸菌では β-galactosidase の産生を指標としたものである。

13. ☐ 我が国の生食用牛肉の成分規格として規定されている腸内細菌科菌群は，主として食肉を対象とした糞便汚染の指標として新たに指定された衛生指標菌である。

14. ☐ 最確数（MPN）法は，平板培養法では検出できない程度の微量の菌数を定量的に評価する場合に用いられる方法である。

15. ☐ 簡易・迅速検査用キットの操作に慣れてきたならば，これまで使用していた標準検査法と比較検証する必要はない。

演習問題 B 次の文章において，【　】内にあてはまる適切な用語を下記の用語から選んで入れてください。

発生集落数，35，37，HACCP システム，陰性，陽性，二次汚染，危害要因分析，検証，乳糖，ブドウ糖，ガス，中温細菌，好気性平板，一般生菌数，加熱食品，非加熱食品，検査，糞便汚染，腸内細菌科菌群

1.　食品の生産者には自主衛生管理が強く求められており，これに対応する管理手法として【①】の適用が法制化されている。この適用にあたっては，科学的な根拠に基づいた詳細な【②】を行わなければならない。この際に【③】が必要となり，このことにより衛生管理状態を客観的に評価できる。

2.　生菌数検査は，一般的には【④】を標準寒天培地を用いて好気的に培養して測定することから，【⑤】菌数あるいは標準平板菌数（SPC）ともいわれ，我が国の規格検査ではいずれも，この菌数を対象にしている。しかしながら，あらゆる種類の菌数が測定できるわけではなく，食品衛生検査指針では調製した試料液を標準寒天培地と混釈後【⑥】℃で 48 時間培養後の【⑦】から菌数を算定する。通常，【⑧】とも呼ばれている。

3.　大腸菌群は，グラム【⑨】の無芽胞桿菌で，【⑩】を分解して酸と【⑪】を産生する通性嫌気性の菌群で，もともと飲料水の衛生上の適否判定のために提案された衛生指標菌である。必ずしもヒトや動物の糞便とは結びつかないことから，【⑫】に適用し，このような食品から検出された場合は加熱処理の不十分，加熱後の【⑬】を意味する。これに対して，大腸菌はヒトや動物の腸管の常在菌であり，食品中の存在は比較的新しい【⑭】があったことを意味し，未加熱食品に適用され，我が国では生食用かきや非加熱食肉製品などの規格検査に採用されている。なお，【⑮】が大腸菌群に代わる衛生指標菌として国際的に重要視されており，我が国でも生食用牛肉の成分規格に採用されている。

解 答

演習問題 A

1. ◯

2. ✕　理由：微生物検査は結果を得るまでに時間がかかるため，菌の増殖および死滅に相関性の高い物理的または化学的測定や官能検査が採用される。

3. ◯

4. ◯

5. ✕　理由：二階級法と三階級法のいずれを採用するかは，検査機関の判断ではなく，リスクが高い病原微生物では二階級法，生菌数や大腸菌群等の指標菌では三階級法を適用する。

6. ✕　理由：m 〜 M の間に該当する検体数が 3 個なので合格である。

7. ◯

8. ◯

9. ✕　理由：内部精度管理とは，検査機関や検査室において独自に行うものをいい，国や都道府県などが実施している精度管理調査や他の公的機関との間で行う検査結果のクロスチェックなどは外部精度管理と呼ばれる。

10. ◯

11. ◯

12. ✕　理由：大腸菌群検査では，本菌群の産生する β-galactosidase，大腸菌検査では β-glucuronidase をそれぞれ指標としている。

13. ✕　理由：腸内細菌科菌群は，乳糖非分解のサルモネラなどの腸管系病原細菌も含まれることから，食肉のみでなく広範囲の食品を対象とした大腸菌群に代わる重要な衛生指標菌として国際的にも広く採用されている。

14. ◯

15. ✕　理由：簡易・迅速検査法の操作に慣れてきても，定期的に標準検査法との比較検証は必要である。

演習問題 B

① HACCP システム	⑥ 35	⑪ ガス
② 危害要因分析	⑦ 発生集落数	⑫ 加熱食品
③ 検査	⑧ 一般生菌数	⑬ 二次汚染
④ 中温細菌	⑨ 陰性	⑭ 糞便汚染
⑤ 好気性平板	⑩ 乳糖	⑮ 腸内細菌科菌群

VII

その他の
知っておきたい用語等

グラム染色とは？

　細菌の分類上，極めて重要な染色法である。スライドグラス上に菌を塗抹 → 熱固定 → クリスタルバイオレットなどの塩基性色素で染色 → ヨード・ヨードカリ溶液で処理（媒染）→ アルコールで脱色 → フクシンなどのはじめの染色液とは異なる色の色素で染色する。これを顕微鏡で観察し，最初の染色色素で染まった菌をグラム陽性細菌といい，後染色で染まった菌をグラム陰性細菌という。なお，グラム染色菌体の顕微鏡写真は巻末の資料に示した。

　染色にあたっては，古い培養菌では，本来はグラム陽性でも陰性に染色されることがあるので，新しい培養菌で染色する必要がある。また，被検菌を塗抹したものと同じスライドグラス上に対照としてグラム陽性細菌であるブドウ球菌とグラム陰性細菌である大腸菌を一緒に塗抹して染色し，技術の正しいことを証明するとよい。Hucker 氏の変法，Kopeloff-Beerman 氏の変法がよく知られている。

　グラム反応の機構は十分にわかっていないが，細胞壁の構成成分と構造の違いから染色の違いが生じると考えられている。グラム陽性細菌の表層は厚いペプチドグリカン層からできており，乾燥や浸透圧の変化にも強い。一方，グラム陰性細菌のペプチドグリカン層は薄く，外側に脂質の二重層である外膜が存在し，さらに外膜から外側に向かってリポ多糖（リポポリサッカライド）が伸びているという。

　グラム反応は，かなり安定した細菌細胞の特徴的な性状であり，ほとんどの球菌，芽胞形成細菌，乳酸菌，酵母，糸状菌はグラム陽性に染色されるのに対して，腸内細菌，ビブリオなどはグラム陰性に染色される。

　染色によらないでグラム鑑別を簡易・迅速に行う方法もあり，劉氏の方法ではスライドグラス上で3％水酸化カリウム溶液に菌塊をよく混ぜるとグラム陰性細菌は溶けて粘性を示すが，グラム陽性細菌は溶けずに粘性を示さない。また，濃硫酸に菌塊を混ぜるとグラム陰性細菌は透明となる。酵素化学的な鑑別法もあり，グラム陰性細菌の細胞壁に存在するアミノペプチダーゼ活性を試験することにより行う。

芽胞とは？

　微生物の中には発育あるいは休眠のために胞子を形成するものがみられるが，細菌の胞子は，発育を目的とする糸状菌の胞子と区別して芽胞ということが多い。芽胞は限られた種類の細菌にみられ，その形成位置，形態なども菌種によって特徴がみられるため，分類性状としても役立つ。食品衛生の面から重要な芽胞形成細菌としては，好気性細菌の *Bacillus* および嫌気性細菌の *Clostridium* がある。

　芽胞は，分裂増殖時の栄養細胞（vegetative cell）に比較して，高温，凍結，乾燥，紫外線，放射線，殺菌剤等に対して強い抵抗性を示し，自然環境中で長期間生き延びることができる。特に，加熱に対して強い抵抗性をもつことは，食品の衛生管理上注目すべき特性であり，細菌芽胞を完全に殺すには126℃で20分間という温度と時間の組み合わせが必要であるといわれている。これに対して，糸状菌の胞子は細菌の芽胞ほど抵抗性は強くない。

　芽胞を形成する条件は，温度，水分，栄養素などに変化が起こり，増殖できなくなったときと考えられている。また，芽胞は適当な環境条件になると，発芽して栄養細胞に戻り，分裂増殖を開始する。この際，加熱のような刺激を与えると発芽が促進されるといわれる。

　食品衛生管理上，芽胞は通常の製造加工条件で死滅させることが困難なことから，発芽して増殖することを抑制することが重要であり，この意味から加熱後の食品は発芽後増殖を抑制するように短時間内に低温にすることが重要である。また，芽胞数の検査を行う場合，公定法では試料原液を煮沸水中で10分間加熱することになっている。この条件では死滅する芽胞が多いため，自主検査では70℃20分間など，実際の食品製造上の加熱条件を考慮して行うことが重要である。

　芽胞は，グラム染色などの通常の方法では染色されないことから加温しながら染色する。Möller 氏の方法，マラカイトグリーン法がよく知られているが，位相差顕微鏡を使用することにより，染色せずに芽胞を観察する手法が現在一般的に採用されている。なお，巻末の資料には Möller 氏法によるウエルシュ菌の芽胞染色写真を示した。

Q51 低温細菌とは？

　低温細菌（psychrotrophic bacteria）とは細菌分類学上の名称ではなく，低い温度でも発育可能な菌群の総称である。低温の基準については研究者によりさまざまであるが，一般的には IDF（国際酪農連盟）が実用的な立場から提唱している「発育適温に関係なく 7℃ またはそれ以下の温度でも発育しうる細菌を低温細菌と称する」という考え方が広く支持されている。これに対して，0℃ でも増殖できる細菌をしばしば「好冷細菌」と称しているが，IDF では好冷細菌は発育至適温度が 20℃ 以下にある細菌に対して使用し，低温細菌とは区別している。食品衛生上，問題となるのは低温細菌であり，好冷細菌という名称は実際的でない。低温細菌に含まれる菌種には，*Pseudomonas* のようにプロテアーゼやリパーゼなどの酵素を産生する菌が多く，特に乳肉水産食品のような主に低温で取り扱われる食品の品質評価では，低温細菌を対象としたほうが中温細菌よりもむしろ妥当であり，低温細菌数の多い場合は長期間冷蔵され，品質が低下していることが推測される。また，低温細菌数は低温でも発育できる *L. monocytogenes* や *Y. enterocolitica* などの病原細菌の汚染指標にもなり，菌数が異常に高い製品では品質が悪いと同時にこれら低温発育性病原細菌の汚染も疑われる。

　低温細菌の検査は，調製した試料液を各希釈段階ごとに 2 枚のペトリ皿を使用して標準寒天培地と混釈後 7℃ で 10 日間培養する。なお，国際的に ISO（国際標準化機構）や IDF では品質面を重視するときの生菌数の培養条件として 30℃ で 72 時間培養を採用し，低温細菌と中温細菌の両者を同時に測定することにより，生菌数の測定意義が高くなるとしている。また，低温保存された乳・乳製品では低温細菌に属するグラム陰性細菌が乳質変化を起こす原因菌の大部分であるということから，グラム陰性細菌の選択培地である CVT（Cristal Violet Triphenyl-tetrazolium Chloride）寒天を用いて 20〜25℃ で 48〜72 時間培養により TTC 還元菌数を測定する方法が知られている。

Q52 バイオプリザベーションとは？

　古くから，我々が食してきたチーズ，ヨーグルト，味噌，醤油，漬物，発酵ソーセージなどの発酵食品では，乳酸菌などの微生物によって生産される有機酸やいくつかの抗菌物質などにより，有害微生物の活動が制御され，食品の微生物学的保存性が確保されていることが知られている。経験的に利用されてきたこのような保存技術をバイオプリザベーションと称し，食品の微生物制御の手段の一つとして利用しようとする考えが近年提唱されてきた。松田は，バイオプリザベーションを「食品保存，あるいは食品の有害微生物の制御を目的とし，長期間食品として，あるいは食品とともに人が摂取してきた無害な乳酸菌，あるいは乳酸菌体，およびそれらの生産するバイオプリザバティブを総合的，有機的，ならびに組織的に利用する技術」と定義しており，主なバイオプリザバティブとして，有機酸（乳酸，酢酸，蟻酸，プロピオン酸），アルコール（エチルアルコール），ケトン（ジアセチル），アルデヒド（アセトアルデヒド），抗菌性たんぱく質（バクテリオシン），その他の物質（ロイテリン），乳酸菌体細胞（酵素系による過酸化水素生産など）などをあげている。

　これらを利用して，酸の生成によるpHの低下，過酸化水素生成による殺菌作用，ナイシン等のバクテリオシン生成による静菌作用などにより有害微生物の活動や増殖を抑制，さらには死滅させることができる。発酵食品の保存性や安全性が高いとされる理由は，バイオプリザベーションに基づいているからである（Q28参照）。

　なお，バイオプリザバティブは微生物由来のものだけでなく，植物由来（ペクチン分解物，わさび抽出物，甘草，茶等）や動物由来（プロタミン，キトサン等）の天然物質にも認められている。

参考文献

1　松田敏生：食品の非加熱殺菌技術の開発とバイオプリザベーション，月刊HACCP，5 (11)，p.58，1999.

VII その他の知っておきたい用語等

損傷微生物とは？

　損傷微生物とは，加熱，乾燥，冷凍，薬剤処理などにより細胞構造が直接ダメージ（損傷）を受けた場合あるいは代謝系に死滅しない程度（非致死的）のダメージを受けた状態の菌をいう（図Ⅶ-1）。微生物が損傷状態になると，栄養要求性が一時的に複雑化し，環境因子に対する感受性が増大する。さらに生育のための温度や pH 範囲が狭くなり，無傷のときには影響を受けなかった微量の阻害物質や選択培地の選択剤で生育が抑制されるようになる。そのため，損傷微生物は「生きている」が，選択培地などでは「死んだ」とみなされ，検出されないこともあることから，微生物試験において食品の安全性を評価する際に誤った結果を招くことになる。

　損傷微生物数は，標準寒天培地などの栄養分の豊富な非選択培地で得られたコロニー数と選択培地や栄養性の乏しい最小培地で得られたコロニー数との差である。損傷微生物は選択剤を含む培地ではコロニーを形成しないことから，加熱，乾燥，冷凍，薬剤処理などを受けた製品を検査する際には，検体中に損傷微生物が存在することを前提に細心の注意が必要である。

　損傷微生物を直接検出する方法として，カタラーゼやピルビン酸ナトリウムを培地中にあらかじめ添加し，加熱損傷微生物にとって有害な過酸化水素を分解して検出率を高める方法がある。

　直接検出法のほかに，非選択培地中で損傷を回復させてから選択培地を組み合わせて目的とする細菌を検出する方法がある。この場合，損傷の回復方法に液体培地を用いる場合と寒天培地を用いる場合がある。液体培地の例では，大腸菌群をトリプチケースソイブロスで 25℃ 1 時間保持して損傷を回復させ，

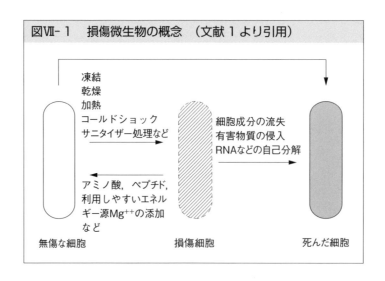

図Ⅶ-1　損傷微生物の概念　（文献 1 より引用）

凍結
乾燥
加熱
コールドショック
サニタイザー処理など

細胞成分の流失
有害物質の侵入
RNAなどの自己分解

アミノ酸，ペプチド，利用しやすいエネルギー源Mg⁺⁺の添加など

無傷な細胞　　　　損傷細胞　　　　死んだ細胞

選択培地に接種・培養して検出する。サルモネラ属菌や腸管出血性大腸菌O157：H7の検査では，損傷微生物の検出率を向上させるため，最初に非選択性の液体培地で前培養し，損傷微生物を回復させてから選択増菌する手順を踏むのが普通である。一方，寒天培地による方法は，トリプチケースソイ寒天培地や標準寒天培地などの非選択培地上で数時間培養して損傷を回復させ，その後に選択培地を重層して通常どおり培養する。また，メンブランフィルター法による水や環境試料中の大腸菌群，糞便系大腸菌群検査では，試料水をろ過したフィルターを非選択培地上に数時間保持して損傷を回復させ，その後フィルターを選択寒天平板上に移して通常どおり培養する方法が採られている。

損傷微生物の回復条件は菌種によって異なり，回復時間によっては損傷が完全に回復しなかったり，目的とする微生物の非損傷菌や他の微生物が増殖する可能性がある。希釈水の組成，培養温度，培地 pH や温度，接種方法（混釈培養時の培地温度）なども損傷微生物の検出率に影響することがある。

近年，損傷微生物とともに問題視されているのが VNC（Viable but nonculturable）状態の細菌である。VNC は，「生理活性を有するが，通常の培養条件では培養できない休眠状態の細菌」と定義されており，ビブリオは低温下に置かれると VNC 状態に陥ることが知られている。今のところ損傷細菌とVNC の関係はあいまいであり，厳密に区別することは難しい。VNC 細菌の検出法には，直接検出する蛍光染色法や生物発光法の応用が考えられる。

参考文献

1 春田三佐夫ほか編：最新食品微生物制御システムデータ集，p.151，サイエンスフォーラム，1983.
2 木暮一啓：損傷菌と培養不能細菌について，防菌防黴，30 (2)，p.82，2002.

マイコトキシン（カビ毒）とは？

　マイコトキシン（mycotoxin）は糸状菌が産生する有毒な二次代謝産物の総称であり，その摂食により起きるヒトおよび家畜の食性疾患は真菌中毒症（mycotoxicosis）と呼ばれている。マイコトキシンの多くは低分子化合物で，熱などに対して安定性の高いものが多いため，調理・加工などでの除去は困難な場合が多い。

　現在，マイコトキシンの範疇に入る物質は100種類以上に及ぶ。その中には食品汚染糸状菌のリスクの評価や，抗生物質の開発に伴って行われた各種の糸状菌代謝産物の毒性試験で有害性が明らかになったものも含まれる。一部のマイコトキシンはヒトおよび動物に対して強い毒性や発がん性を有することが明らかにされており，麦角アルカロイド，アフラトキシン，フザリウム毒素などによるヒトの中毒事例も報告されている。表Ⅶ-1に主要マイコトキシン，その産生カビおよびヒト・動物に対する障害性を示す。

　このうち，最も強い急性毒性と発がん性を示すアフラトキシンは *Aspergillus flavus, Aspergillus parasiticus* など数種類の糸状菌により産生され，関連化合物まで含めて約20種類ほどが知られている。本物質による急性中毒はヒトをはじめ，七面鳥，イヌ，ブタ，ニジマスなどでも報告されており，しかも，ナッツ類，トウモロコシなどの穀類から比較的高頻度に検出され，また，アフラトキシン B_1 の代謝物質で，乳中に排出されるアフラトキシン M_1 の存在は乳・乳製品の安全性から重要視されている。

　アフラトキシンは遺伝毒性が関与すると判断される発がん物質であることから，その健康被害を防ぐため世界各国において規制値が設けられている。1997年のJECFA（FAO/WHO合同食品添加物専門家会議）での評価では，耐容摂取量は示されず，「摂取は合理的に達成可能な値にまで低減されるべき」とコメントされている。我が国のアフラトキシンの規制は，全食品を対象として総アフラトキシン（アフラトキシン B_1，B_2，G_1 および G_2 の総和）が 10μg/kgを超えないことと設定されており，アフラトキシン M_1 が 0.5μg/kgを超えて検出される乳は違反するとして取り扱われる。また，その他のマイコトキシンでは，パツリンについてもリンゴの搾汁および搾汁された果汁のみを原料とするもので0.050mg/kgの規制値が，フザリウム毒素の一つであるデオキシニバレノールについても小麦を対象に1.1mg/kgの暫定的な基準値がそれぞれ設けられている。

表Ⅶ-1　主要マイコトキシン，その産生カビおよびヒト・動物に対する障害性

マイコトキシン	主要産生菌	障害性
アフラトキシン B_1，B_2，G_1，G_2，M_1	*A. flavus* *A. parasiticus*	肝臓がん，肝硬変，肝炎，Reye's 症候群，Kwashiorkor
オクラトキシン	*A. ochraceus* *P. viridicatum*	腎・肝障害，肝臓がん，腎臓がん（マウス）
ステリグマトシスチン	*A. versicolor* *A. nidulans*	肝障害，肝臓がん（ラット）
パツリン	*P. expansum* *A. clavatus*	腎障害，角質増殖症，臓器出血
黄変米毒素 　シトリニン	*P. citrinum* *P. viridicatum*	ネフローゼ症候群（実験動物）
ルテオスカイリン 　シクロクロロチン	*P. islandicum*	肝硬変，肝臓がん（ラット）
シトレオビリジン	*P. citreo-viride*	神経毒性（実験動物）
フザリウムトキシン類 　ゼアラレノン	*F. graminearum* *F. equiseti* *F. culmorum* *F. tricinctum*	発情性症候群，流産
トリコテセン 　（T-2 トキシン，ニバレノール， 　デオキシニバレノールなど）	*F. graminearum* *F. nivale* *F. equiseti* *F. tricinctum* *F. sporotrichioides* *S. chartarum*	赤カビ中毒症，ATA 症（食中毒性無白血球症）
フモニシン	*F. moniliforme* *F. proliferatum*	灰白質脳炎（ウマ），肺浮腫（ブタ）
麦角アルカロイド	*C. purpurea* *C. fusiformis*	けいれん，運動失調，虚血性壊死

＊　*A*：*Aspergillus*　*C*：*Claviceps*　*F*：*Fusarium*　*P*：*Penicillium*　*S*：*Stachybotrys*

ミクロフローラとは，土壌，水などの自然環境，ヒト，動物の体表や消化管などに生息している微生物の種類，量，混合比などをいう。食品のミクロフローラは食品の原材料や製造環境などと密接な関係があり，さらに加工処理方法や流通条件によって変化し，最終的に製品固有のミクロフローラが形成される。原材料や食品のミクロフローラを調べることによって，殺菌後の二次汚染の有無，汚染源の追求，さらには微生物制御の是非の評価，保存性の予測が可能になる（Q 2～Q 6 を参照）。

　ミクロフローラの解析には，次の二つの手法がある。

① 標準寒天培地などの非選択培地による生菌数測定後の寒天平板からできるだけ多数の集落を無差別に分離して，それらの菌種を同定する。この手法では菌数が少ないミクロフローラは検出できない。

② 複数の選択寒天培地による菌数測定を行い，それらの菌数を組み合わせる。

　食品衛生検査では，図Ⅶ-2 に示したような Vanderzant & Nickelson の同定手順による属レベルまでの同定で十分であるが，種レベルまで同定する必要がある場合は市販キットを利用すれば生産現場でもある程度実施できる。しかし，日常検査では集落形態，グラム陽性か陰性か，桿菌か球菌か，芽胞があるかないかなどを知るだけでも微生物管理に必要な情報を得ることができる。たとえば，加熱済み食品でグラム陰性細菌が優勢ならば，殺菌後の二次汚染があったと判断できる。

　同定するコロニーが多い場合は，レプリカプレート法により属レベルの同定を行う。この手法では，寒天平板に発育した集落を分離し非選択培地に穿刺培養する。発育した菌体を数種類の選択・鑑別培地にプリントして培養後，その発育性状やコロニー性状のパターンから属レベルの同定を行う。

参考文献

1　C. Vanderzant and R. Nickelson：A microbiological examination of muscle tissue of beef, pork, and lamb carcasses, J. Milk and Food Tech., 32, 357, 1969.
2　日本食品分析センター編：ビジュアル版 食品衛生検査法 手順とポイント，p.81，中央法規出版，2013.

図Ⅶ-2　Vanderzant & Nickelson の同定図式　（文献２より引用）

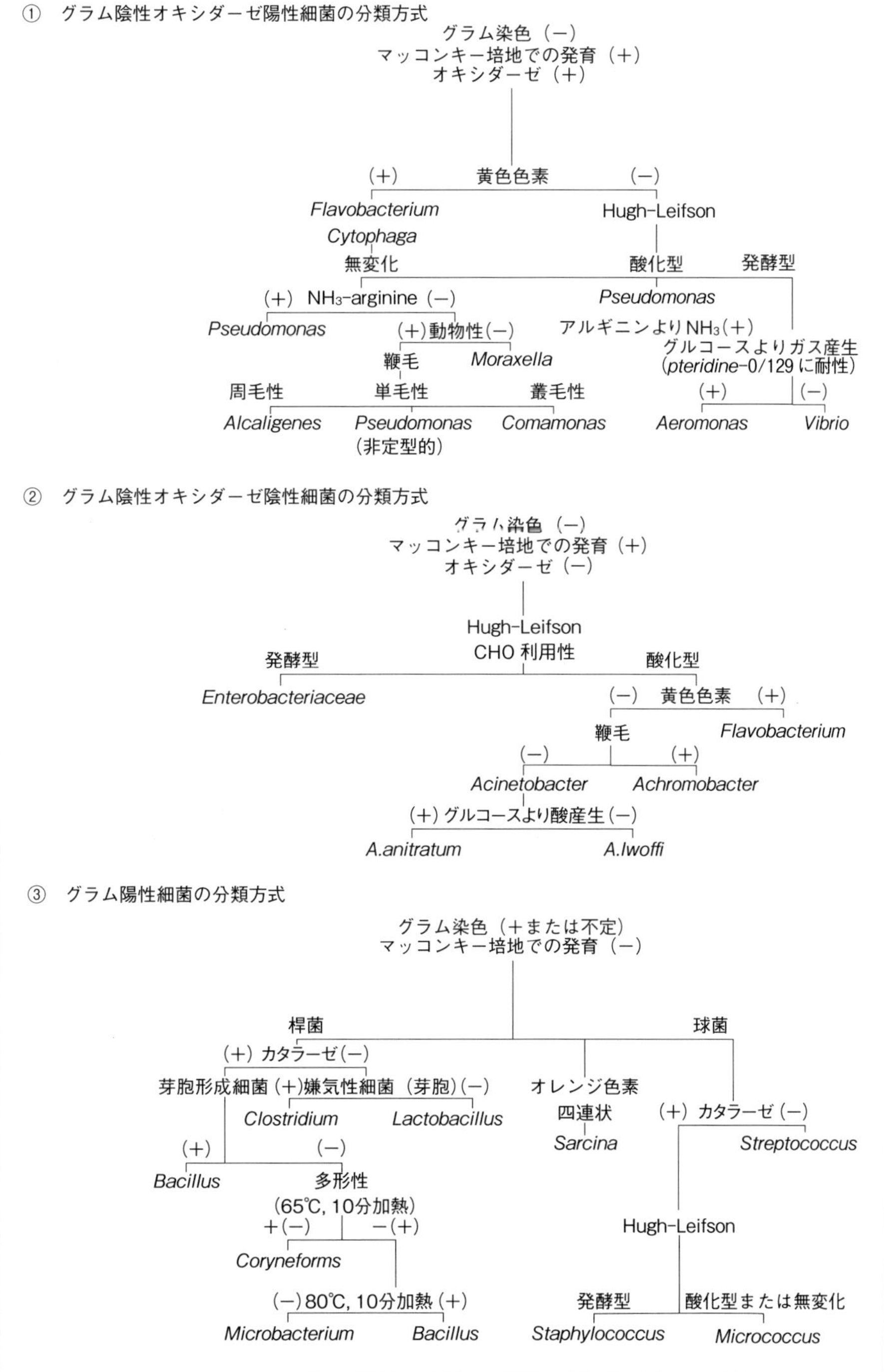

① グラム陰性オキシダーゼ陽性細菌の分類方式

グラム染色（−）
マッコンキー培地での発育（＋）
オキシダーゼ（＋）

（＋）　　黄色色素　　（−）

Flavobacterium　　　　　　　Hugh-Leifson
Cytophaga

無変化　　　　　　　　酸化型　　　発酵型

（＋）NH₃-arginine（−）　　　　*Pseudomonas*

Pseudomonas　　（＋）動物性（−）　アルギニンよりNH₃（＋）
　　　　　　鞭毛　　　*Moraxella*　　グルコースよりガス産生
　　　　　　　　　　　　　　　　　（*pteridine*-0/129 に耐性）

周毛性　　　単毛性　　　叢毛性　　　　　　　　（−）

Alcaligenes　*Pseudomonas*　*Comamonas*　*Aeromonas*　*Vibrio*
　　　　　　（非定型的）

② グラム陰性オキシダーゼ陰性細菌の分類方式

グラム染色（−）
マッコンキー培地での発育（＋）
オキシダーゼ（−）

Hugh-Leifson
CHO 利用性

発酵型　　　　　　　　　　　　　　酸化型

Enterobacteriaceae　　　　　　（−）黄色色素（＋）

　　　　　　　　　　　　鞭毛　　　　*Flavobacterium*

　　　　　　　（−）　　　　　（＋）

　　　　Acinetobacter　　*Achromobacter*

（＋）グルコースより酸産生（−）

A.anitratum　　　　　　*A.lwoffi*

③ グラム陽性細菌の分類方式

グラム染色（＋または不定）
マッコンキー培地での発育（−）

桿菌　　　　　　　　　　　　　　　　球菌

（＋）カタラーゼ（−）

芽胞形成細菌（＋）嫌気性細菌（芽胞）（−）　　オレンジ色素
　　　　　　　　　　　　　　　　　　四連状　　（＋）カタラーゼ（−）
　　　Clostridium　　*Lactobacillus*　　*Sarcina*　　　　　*Streptococcus*

（＋）　　　　（−）

Bacillus　　多形性
　　　　（65℃, 10分加熱）　　　　　　　　　　Hugh-Leifson
　　　＋（−）　−（＋）

　　　Coryneforms　　　　　　　　発酵型　　酸化型または無変化

（−）80℃, 10分加熱（＋）　　*Staphylococcus*　　*Micrococcus*

Microbacterium　　*Bacillus*

Q56 D値，Z値，F値とは？

　微生物を発育限界温度以上の高い温度で加熱すると，時間の経過とともに生菌数の対数が直線的に低下する現象が観察され，このようなグラフを生残曲線（survivor curve または survival curve）と呼んでいる（図Ⅶ-3）。生残曲線の勾配は微生物の死滅速度を示しており，勾配が急であれば迅速に，勾配が緩やかであれば緩慢に死滅することを意味している。一般的に生残曲線の勾配は死滅速度の負の逆数で表され，これを「D値」（decimal reduction time）と呼んでいる。すなわち，D値とは「一定温度で微生物を加熱したときに，生菌数が1／10に減少するのに要する時間」のことで，表Ⅶ-2に種々の微生物のD値を示した。ある温度におけるD値が大きいほど耐熱性が高い（Q24参照）。

　種々の加熱温度におけるD値を測定し，D値の対数を縦軸に，加熱温度を横軸にプロットすると直線関係が得られる。この直線を加熱致死時間曲線（thermal death time curve）と呼び，傾きの負の逆数を「Z値」と呼んでいる。すなわち，D値を90％減少（1／10に減少）させるための温度である。Z値は微生物の熱に対する抵抗力の強さを表す値で，Z値が大きいほど温度を上げることによる殺菌効果の向上は小さく，ある微生物のZ値が他の微生物のそれよりも大きいということは，より高い温度に上げなければ，その微生物を死滅

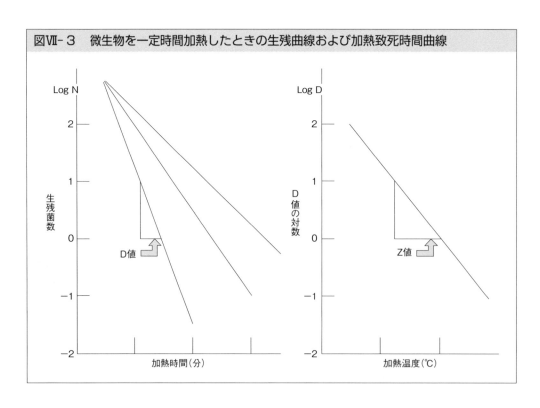

図Ⅶ-3　微生物を一定時間加熱したときの生残曲線および加熱致死時間曲線

表Ⅶ-2　種々の微生物の耐熱性　（文献2より引用）

微　生　物	加熱培地	温度(℃)	D値(分)	Z値(℃)
細菌（芽胞）				
Bacillus stearothermophilus	水	115	22.6	7.1
Bacillus megaterium	水	100	1	8.8
Clostridium thermosaccharolyticum	水（pH6.8）	132	4.4	6.7
Clostridium botulinum type E	水	80	0.6〜3.3	―
細菌（栄養細胞）				
Lactobacillus sp.	トマト汁	62.8	3.12	―
Enterococcus faecalis	リン酸緩衝液（pH7.0）	60	13	―
Staphylococcus aureus	リン酸緩衝液（pH7.0）	58	1.8	―
Pseudomonas fluorescens	リン酸緩衝液（pH7.0）	53	4	―
Salmonella Typhimurium	リン酸緩衝液（pH7.0）	55	3	―
Escherichia coli	生理食塩水（pH7.0）	55	4	―
酵母				
Saccharomyces cerevisiae	リン酸緩衝液（pH7.0）	55	0.9	―
糸状菌（胞子）				
Aspergillus chevalieri	プラム（A_w0.08）	65	50	12.8
Penicillium sp.	ブルーベリージュース	74〜100	―	5.7

させられないことを意味する。Z値がわかれば他の温度におけるD値を算出することができる。

　一方，F値は缶詰やレトルト食品の殺菌の工程管理に使用されている。F値は大きく二つの意味があり，一つは一定温度における特定の微生物の殺菌に必要な加熱時間のことで，ある加熱温度でのD値と目標とする殺菌レベル⌇殺菌前後の生菌数（対数値）の差⌇の積で表される。

　　F ＝ n × D

　二つ目は，食品が基準温度において加熱された時間の総和である。この時のF値は，温度T（℃）における加熱致死時間 τ（分），およびZ値により次式で表される。

　　F ＝ τ × $10^{(T-121.1)/Z}$

　特に，121.1℃（250°F）において，Z ＝ 10℃としたときのF値をF_0と呼ぶ。この式は，ある加熱殺菌条件と等価になる任意の加熱殺菌条件を求めるときに利用できる。

参考文献

1　松田典彦，藤原　忠：容器詰食品の加熱殺菌（理論および応用）第3版，p.5，日本缶詰協会，1993.
2　芝崎　勲：加熱殺菌における基礎的諸問題，食品工業，17（10），p.65，1974.
3　山本茂貴：現場必携・微生物殺菌実用データ集，p.35，サイエンスフォーラム，2005.

Q57 バイオフィルムとは？

　バイオフィルムは固体表面に付着した微生物の集合体で，微生物が増殖してポリサッカライドやポリペプチドなどを分泌し，それらが膜状物となったものである。自然環境，食品原料，ステンレス，プラスチックなどの食品製造加工設備表面に形成される。バイオフィルムの形成される過程は，最初に有機物が基質表面に吸着し，その上に微生物が付着する。菌体の付着には，固体表面との疎水性相互作用，ファンデルワールス力，静電作用のほかに微生物の細胞表面の特性や運動性，媒質などの種々の要因が影響する。菌体付着後，微生物は徐々に増殖し，バイオフィルムの重要な構成成分である多糖質ポリマー（extra-cellular polysaccharides：EPS）を細胞外に産生してフィルム状となる。

　バイオフィルムを構成する菌種は，食品原材料や環境中のミクロフローラと関係が深く，フィルムが形成される環境（温度，水分活性，pH など）に適応する菌種のみが発育してフィルムを構成し，複数の菌種が認められることが多い。

　身近なバイオフィルムの例として，口腔内の歯垢（プラーク）がある。また，浴室や洗面台のピンク色のぬめり（*Methylobacterium* 属）が典型的な例である。この菌は工場の水供給ラインでバイオフィルムを形成するスライム形成菌として十分注意すべきである。食品工場では，ステンレス配管内の液だまり部分や，貯液タンク内の液面から上の壁面部分に原材料由来の一次汚染細菌や環境からの二次汚染細菌がバイオフィルムを形成し食品に汚染する。このような箇所は洗浄しにくいため，定期的に分解洗浄を行うことが重要である。設備の分解洗浄をせずに定置洗浄（CIP）を行うと，バイオフィルム中の細菌が有機物質によって囲まれ，浮遊菌と比べて熱や薬剤に対する抵抗性が高くなることに留意する必要がある。バイオフィルムが食品原材料表面の微細な溝の中に存在する場合は，薬剤による除菌はさらに難しくなる。バイオフィルムを除去するうえで重要なポイントは，最初に適当な洗剤を使用して物理的な手段によって表面を覆っている有機物を除去してから殺菌を行うことである（図Ⅶ-4）。また，バイオフィルムの形成を防止するために，微生物が付着しにくい材料の開発や新しい殺菌剤の開発などが行われている（Q35 参照）。

参考文献

1　森崎久雄ほか編：バイオフィルム　その生成メカニズムと防止のサイエンス，p.2，サイエンスフォーラム，1998.
2　Zottola, E. A. et al：Microbial biofilms in the food processing industry-Should they be a concern？, Int. Food Microbiol., 23, p.125, 1994.

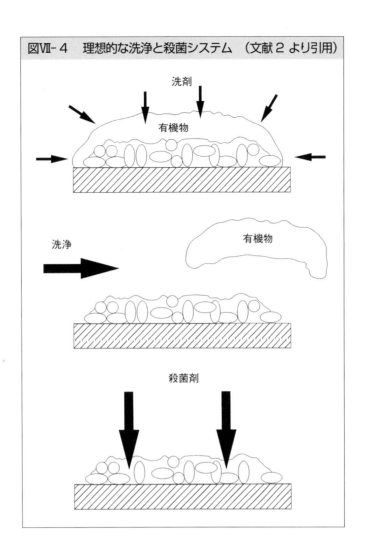

図VII-4　理想的な洗浄と殺菌システム　（文献2より引用）

洗剤

有機物

洗浄

有機物

殺菌剤

Q58 新興・再興感染症とは？

　新興・再興感染症とは WHO や米国の CDC（Centers for Disease Control）が提唱した "emerging infectious diseases, reemerging infectious diseases" の邦訳である。

　このうち，新興感染症とは，過去約 20 年間にそれまで明らかにされていなかった病原微生物に起因する公衆衛生上問題となってきた新たな感染症である。現在までに約 30 種類以上の病原微生物による感染症が報告されている。このうち食品媒介感染症の原因となる病原微生物には，細菌のカンピロバクター，腸管出血性大腸菌 O157：H7，コレラ O139，原虫のクリプトスポリジウム，サイクロスポーラ，ウイルスのロタウイルスなどがある。

　一方，再興感染症とは，過去に存在したとはいえ，その発生数が著しく減少したために公衆衛生上ほとんど問題になっていなかったが，近年再び増加してきた感染症あるいは将来的に再び問題になる可能性がある感染症である。病原微生物としてはコレラ菌，*S. Enteritidis* などがある。

　これらの感染症が問題になった原因として，近年の爆発的な人口の増加とそれに伴うヒトの移動，大規模な森林開発などによるヒトと動物の生態系の変化が考えられる。自然破壊は，それまで密林の奥深く潜んでいた未知の病原微生物や保菌動物あるいは昆虫などにヒトが接触する機会を生じさせる結果となり，新興感染症に結びついたと考えられている。また，コレラなど一部の地域に古くからみられた感染症が，国際交流の活発化に伴って広く流行するようになったと思われる。一方，地球の温暖化も感染症の媒介物質を全世界に広げるのではないかと危惧されている。

参考文献

1　山口恵三編：新興再興感染症，日本医事新報社，1997.

Q59 予測微生物学(Predictive Microbiology)とは？

　予測微生物学とは，さまざまな環境条件下において，微生物の増殖，生残あるいは死滅などのデータに基づいて挙動の数式モデルを作成し，そのモデルから，ある環境下における挙動を推定しようとする研究分野である。食中毒の多発とそれら病原微生物の制御を目的とした HACCP システムの普及により，微生物危害を客観的かつ定量的に評価することが強く求められ，コンピュータのめざましい発達および普及が助けとなって急速に発展した。特に，膨大な時間，労力，費用を要する微生物接種試験や保存試験を行うことなしに，食品中の微生物の挙動を客観的に予測し，食品の原材料から製造加工を経て販売，消費に至るすべての過程で問題となる病原微生物および腐敗微生物を制御することに応用できる。すなわち，このモデルは，食品に汚染した病原微生物がどの程度の発症確率を有しているかを推測するために，それを定量的にリスク評価を行う有効な手法となる。微生物の増殖を予測するために，三つの数式モデルが使用される。

1)基本的増殖モデル
　菌数の経時的変化を直接的に示す数式モデルで，一定温度および変動温度に対して増殖予測可能な新ロジスティックモデルが開発されている。

2)環境要因モデル
　基本モデルの各パラメータの環境要因（温度，pH，水分活性など）による変化を示すモデルで，多項式モデルおよび平方根モデルがある。

3)エキスパートモデル
　上記1)と2)を統合したモデルで,食品に関する各種の環境条件をコンピュータ入力して計算させ,その結果をグラフ化して予測し比較する。この例として,米国農務省の Pathogen Modeling Program，英国，米国および豪州の研究機関によって共同運営されている ComBase がよく知られている。また，ComBase 中のデータから細菌の増殖／非増殖データを抽出し，環境要因の組み合わせにより増殖／非増殖条件の検索などを可能とするデータベース MRV（Microbial Responses Viewer）がある。

　また，増殖のみでなく，加熱や有機酸などにより死滅していくときの生残挙動を予測するためにゴンペルツモデルなどの数式モデルが適用されている。

参考文献

1　藤川 浩：予測微生物学とその現状，防菌防黴，26 (8)，423，1998.
2　清水 潮：予測微生物学，食品衛生学雑誌，42 (6)，J317，2001.
3　小関成樹：予測微生物学の最新の展開，日本食品微生物学会雑誌，26(1)，1，2009.

Q60 ハードル理論とは？

　当初，ドイツの Leistner 博士により食肉製品を汚染する微生物の制御を目的に示された理論であるが，現在ではあらゆる食品に応用でき，特に HACCP システムの効果的な適用を検討する際に有効な理論であるといわれている。

　この理論では，食品を汚染している微生物の生残や発育に影響する水分活性，pH，酸化還元電位，栄養，各種の発育抑制化学物質，加熱や冷却の温度条件，競合微生物等の要因をそれぞれハードルにたとえて，食品の製造加工工程におけるこれらのハードルをうまく組み合わせることにより，その生残や発育を効果的に抑制できるという理論である。すなわち，食品の安全性や保存性において，その食品の製造加工工程の取扱いには，微生物抑制要因となる一つないし二つの主な要因（ハードル）と複数の補助的要因（ハードル）が存在し，これらの複合的相互作用により左右されるという。たとえば，食肉製品における乾燥，塩漬，凍結などの処理工程では水分活性が微生物の主な抑制要因になるが，冷却，燻煙，加熱では水分活性は補助的要因であるとしている。

　さらに，この考え方を発展させた「マジック・スクエア」ならびに「バランス」と称する理論では，いくつかの要因の組み合わせやバランスをとることにより，緩やかな熱処理でも冷蔵することなしに微生物学的安定性の確保に有効であるとして，特にコールドチェーンが未発達の地域での使用を推奨している。

　本理論を実際の食品の微生物管理に役立たせるためには三つのステップが必要である。

① 各種微生物について水分活性，pH，温度などの各要因の影響を最適条件下で明らかにする。

② 各要因の相互作用を明らかにする。

③ 食品別に各要因に関する定量的データを明らかにする。

　これらのステップがすべて満たされ，それぞれのデータを総合的にコンピュータ処理することにより，いかなる微生物がどの程度に発育可能であるかが容易に予知できるようになる。これらのデータは食品自体の特性および取扱いが微生物に与える影響を総合的かつ客観的に示すため，食品の安全性および品質確保という立場から極めて有益な資料となり，予測微生物学との併用により，さらにその有益性は増加すると考えられている。

参考文献

1　Lothar Leistner, L. : Water activity : theory and applications to food, L. B. Rockland & L. R. Beuchat (Eds.), Marcel Dekker, Inc., New York., 1987.

Q61 コーデックス規格（国際食品規格）とは？

　コーデックス（Codex）とは，ラテン語の一般名詞で"法律"の意味であり，コーデックス規格とは，国際食品規格委員会（Codex Alimentarius Commission：コーデックス委員会）が作成した国際的に適用される食品規格のことである。また，Codex Alimentarius とは"食品法"を意味する。この委員会は，1962年にFAO/WHO合同食品規格計画を遂行するために設立されたFAOとWHOの下部組織である政府間機関で，日本も加盟国である。

　コーデックス委員会の主な任務は，国際貿易における食品の規格または衛生規範，ガイドラインの作成で，主目的は消費者の健康を守り，食品貿易の公正を保障することおよび国際政府機関および非政府機関により行われるすべての食品規格業務の調整を促進することである。委員会における決定事項は，我が国の衛生行政の施策にも影響してくる。

　1994年にモロッコのマラケシュで「衛生と植物検疫（防疫）措置の適用に関する協定（Agreement on the Application of Sanitary and Phytosanitary Measures：SPS協定）」が調印され，この協定ではヒト，動物および植物の生命と健康について規定し，食品に関しては残留農薬／動物薬，食品添加物，汚染物質，食品衛生およびこれらに関する食品表示や分析法を規定している。

　1995年にWTO（World Trade Organization：世界貿易機関）が設立され，SPS協定の規定により，WTO加盟国の衛生と動植物貿易措置は国際規格が存在するならば，その規格に基づかなければならないとしているが，これらの使用は義務または強制ではない。

　コーデックス委員会では，規格，規範，ガイドラインを作成するにあたって八つのステップがあり，コーデックス総会で採択して，はじめて法的効力をもつ。現在，食品衛生に関する一般的な基本文書として，「食品衛生の一般原則」，「食品の微生物学的基準の設定と適用の原則」，「微生物学的リスクアセスメントを実施するための原則およびガイドライン」，「微生物学的リスク管理の実施のための原則およびガイドライン」，「食品安全管理手段のバリデーションのガイドライン」などがあり，乳・乳製品，卵製品，新鮮果実野菜などの個別食品についても，これらの基本文書に基づいたガイドラインが作成されている。これらの文書は，食品安全に対する社会の動きや科学的進歩に伴って順次改訂されている。

VII　その他の知っておきたい用語等

参考文献

1　山田友紀子：国際食品規格（1）国際食品規格委員会（Codex Alimentarius Commission）とはなにか?，食品衛生学雑誌，43（3），J217，2002.

Q62　食品安全管理のための微生物学的リスク管理メトリクスとは？

　メトリクス（Metrics）とは，さまざまな活動を定量化して，その定量化したデータを管理に使用できるように計算や分析を行ってわかりやすい数値に変換した指標のことで，「数的指標」と邦訳されている。

　コーデックス委員会では，微生物学的食品安全リスク管理を実施するための一連のガイドラインや規範を示しているが，2007年に「微生物学的リスク管理（MRM）の実施のための原則およびガイドライン」，2008年にその付属書Ⅱとして「微生物学的リスク管理メトリクスのガイダンス」を公表している。このガイダンスでは，これまで食品安全管理に伝統的に使用されてきたメトリクスの微生物学的基準（MC：Microbiological Criterion）およびこれを満たすための加工基準（PcC：Process Criterion）あるいは製品基準（PdC：Product Criterion）について考察し，新たなメトリクスとして摂食時安全目標値（FSO：Food Safety Objective），達成目標値（PO：Performance Objective），達成基準（PC：Performance Criterion）を提示している。

　食品安全システムの管理レベルは，公衆衛生に対するリスクを定量的レベルで管理することが必要であるが，伝統的なメトリクスは危害要因の定性的レベルに基づいており，公衆衛生保護に特定されるレベルとは一般的に直接結びつかない。新たなメトリクスは，公衆衛生保護のレベルを明確に示し，管理レベルが達成されていることを検証する手段として伝統的なメトリクスとの橋渡しになることを意図している。

　これらの新たなメトリクスと伝統的なメトリクスのそれぞれの役割および設定機関の概要について表Ⅶ-3に示した。すなわち，まず公衆衛生保護のためのフードチェーンの最終である消費者の安全を確保するための目標として適切な衛生健康保護の水準（ALOP：Appropriate Level of Protection）を設定する。ALOPは疾病に罹患する確率，すなわち年間の人口当たりの患者数を意味する。この数値は，HACCPシステムなどによる食品安全管理を実施する際の食品中の有害微生物の規制値とは直接的に結びつかないため，その管理状況を検査によって検証することは困難である。したがって，その橋渡しとなる数値が必要であり，それがFSOである。FSOは摂食時の許容菌数（菌数/g）を意味し，この菌数値を満たすことによりALOPを満たすことができる。ALOPとFSOは監督官庁である政府がリスク評価をふまえて設定する。

　POはFSOに対応するフードチェーンの各段階の菌数を意味し，フードチェーンの前後の段階の影響を考慮して設定される。フードチェーンにおけるPOの設定段階と消費者の摂食までの間に微生物の増殖や二次汚染があれば，

PO は必然的に FSO よりも厳しくなり，このようなことがなければ PO ＝ FSO となる。PO は政府または各食品企業が設定する。

　PC はフードチェーンの設定箇所で PO を達成するための加工条件に対応する菌数を示し，管理措置が殺菌の場合は意図する菌数の減少を意味する。生原材料の菌数や加工処理技術と結びついた菌数の変動要因を考慮して，一般的に各食品企業が設定する。また，PC は PcC または PdC に置き換えることができ，たとえば加熱殺菌処理が PC の減少菌数を達成するために必要な温度と時間の組み合わせを PcC として規定し，PC を達成するために必要な酸濃度および

表Ⅶ-3　微生物学的リスク管理目標（メトリクス：数的指標）

ALOP：Appropriate Level of Protection ＜適切な衛生健康保護の水準＞
公衆衛生上の目標値（患者数／人口／年間）

FSO：Food Safety Objective ＜摂食時安全目標値＞
ALOP に対応する摂食時の許容菌数（菌数/g）

｝行政機関が設定

PO：Performance Objective ＜達成目標値＞
FSO に対応するフードチェーンの各段階の菌数（摂食時の PO ＝ FSO）

PC：Performance Criterion ＜達成基準＞
PO を達成するための加工条件に対応する菌数（減少菌数/g）

PcC：Process Criterion ＜加工基準＞
PC に対応する製造加工処理条件（例：温度／時間）

PdC：Product Criterion ＜製品基準＞
PC に対応する製品の化学的，物理的特性（例：Aw，pH）

｝原則として各企業が設定

MC：Microbiological Criterion ＜微生物学的基準＞
PO を満たすための微生物学的基準値（菌数/g）

行政機関と各企業が設定

図Ⅶ-5　乳・乳製品のフードチェーンにおける各メトリクスの適応例

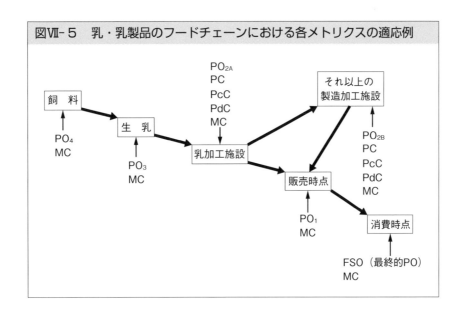

pH を PdC として規定する。

　MC は，食品中の有害微生物の分布あるいはレベルがあらかじめ設定された限度を満たしているかを判断するためにフードチェーンの各箇所に設定され，HACCP システムなどの食品安全管理システムが意図されたように機能しているかを検証する手段として使用され，サンプリングプランによる食品検査に基づく必要がある。

　以上のメトリクスのフードチェーンにおける一連の設定を，原料乳から最終製品に至る乳・乳製品の各段階に適応した例が図Ⅶ-5である。フードチェーンの最も川上である原料乳の PO は，最も川下の製品の PO に向かって順次リスクが減少し，それに伴い汚染菌数が低下して通常は最終的に PO = FSO となる。その間，加工施設では，規定された PO，PC，PcC または PdC で管理して，規定された MC を検証する。このようなフードチェーンにおける一連のメトリクスの設定により，公衆衛生上の微生物学的リスク管理が科学的かつ定量的に可能になる。

参考文献

1　Codex Alimentarius Commission：Principles and guidelines for the conduct of microbiological risk management (MRM), CAC/GL 63-2007, Annex Ⅱ：Guidance on microbiological risk management metrics, 2008.

資　　料

主要病原細菌の選択寒天培地上の集落写真など

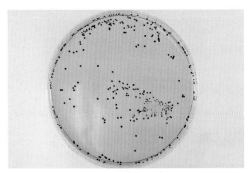

1　サルモネラ　DHL 培地→Q10 参照

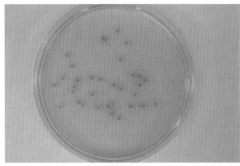

2　CHROMagar Salmonella →Q10 参照

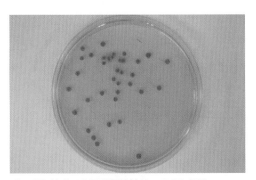

3　ES サルモネラ寒天培地Ⅱ→Q10 参照

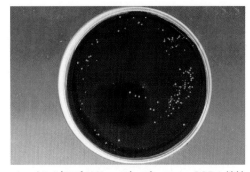

4　カンピロバクター・ジェジュニ　mCCDA 培地
　　→Q12 参照

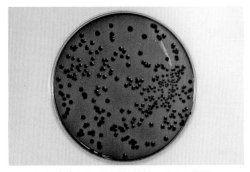

5　腸炎ビブリオ　TCBS 培地→Q12 参照

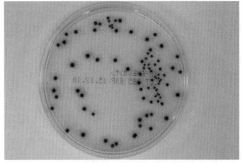

6　腸管出血性大腸菌 O157：H7　XM-EHEC 寒
　　天培地→Q11 参照

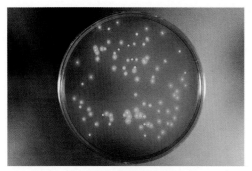

7　黄色ブドウ球菌　卵黄加 MSEY 培地→Q14
　　参照

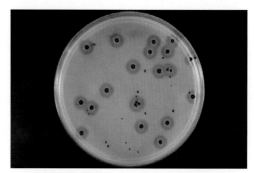

8　黄色ブドウ球菌　BP 培地→Q14 参照

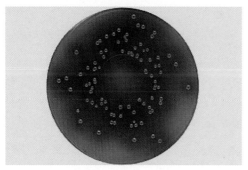

9　リステリア・モノサイトゲネス　PALCAM 培
　　地→Q15 参照

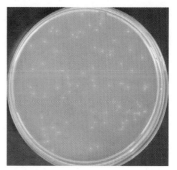

10　リステリア・モノサイトゲネス　ALOA 培地
　　→Q15 参照

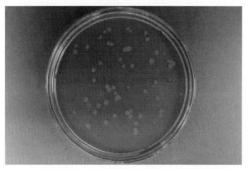

11　エルシニア・エンテロコリチカ　CIN 寒天培地
　　→Q16 参照

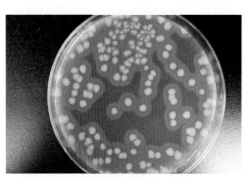

12　セレウス菌　NGKG 培地→Q17 参照

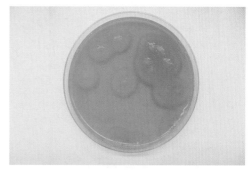

13　セレウス菌　MYP 培地→Q17 参照

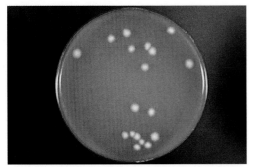

14 ウエルシュ菌 卵黄加CW寒天培地→Q18参照

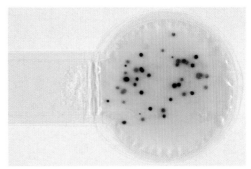

15 ウエルシュ菌 PTパウチ→Q18参照

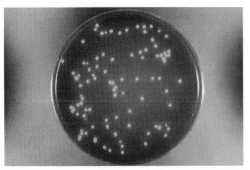

16 ボツリヌス菌 卵黄加CW寒天培地→Q19参照

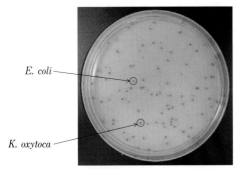

17 大腸菌（群）の酵素基質培地（XM-G培地）の*E. coli*と*K. oxytoca*の混合培養→Q47参照

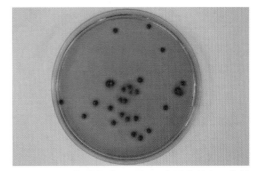

18 腸内細菌科菌群のVRBG寒天培地上の集落→Q47参照

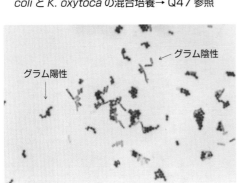

19 グラム染色（黄色ブドウ球菌と大腸菌）→Q49参照

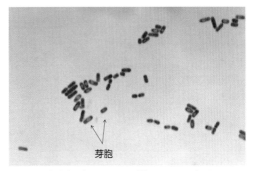

20 芽胞染色（ウエルシュ菌）→Q50参照

食品微生物に関する参考図書

【全般】
- 春田三佐夫ほか編：最新食品微生物制御システムデータ集，サイエンスフォーラム，1983.
- 柳田友道：微生物科学 4. 生態，学会出版センター，1984.
- 相磯和嘉監修：食品微生物学　食品衛生の立場から，医歯薬出版，1984.
- 好井久雄ほか編：食品微生物学ハンドブック，技報堂出版，1995.
- 川端俊治編：新訂　加工食品と食品衛生，新思潮社，1984.
- ICMSF：Microorganisms in Foods, 5. Microbiological specifications of food pathogens, Blackie Academic Professional, 1996.
- 藤井建夫編：微生物制御の基礎知識，中央法規出版，1997.
- 細野明義編：畜産食品微生物学，朝倉書店，2000.
- 芝崎勲監修：環境衛生管理技術大系：有害微生物管理技術Ⅰ・Ⅱ，フジ・テクノシステム，2000.
- 田中芳一ほか編：食品の低温流通ハンドブック，サイエンスフォーラム，2001.
- 藤井建夫編：食品微生物Ⅱ. 制御編（食品の保全と微生物），幸書房，2001.
- 村尾澤夫ほか：くらしと微生物　改訂版，培風館，2001.
- Michael P. Doyle, edit.:Food Microbiology: Fundamentals and Frontiers, AMS Press, 2001.
- ICMSF：Microorganisms in Foods, 6. Microbial Ecology of Food Commodities, Kluwer Academic/ Plenum Publishers, 2003.（＝食品微生物の生態−微生物制御の全貌，中央法規出版，2011.）
- James M. Jay, Martin J. Loessner, David A. Golden：Modern food microbiology. 7th ed. Springer Science + Business Media, Inc., 2005.
- 日本微生物生態学会教育研究部会編：微生物ってなに？−もっと知ろう！身近な生命，日科技連出版社，2006.
- 藤井建夫編：よくわかる食品有害微生物問題集，幸書房，2010.
- 藤井建夫編：食品微生物学の基礎，講談社，2013.
- 渡辺一仁ほか編：微生物胞子−制御と対策−，サイエンスフォーラム，2011.
- 清水潮：食品微生物Ⅰ−基礎編　食品微生物の科学（第3版），幸書房，2012.
- 村田容常，渋井達郎編：新スタンダード栄養・食物シリーズ16 食品微生物学　東京化学同人，2015.
- 藤井建夫編：食品の腐敗と微生物，幸書房，2012.

【食中毒予防，洗浄・殺菌技術，特定食品，その他】
- 厚生省生活衛生局食品保健課監修：食中毒菌の制御 データと文献抄録，中央法規出版，1988.
- 倉田浩ほか：食品衛生における微生物制御の基本的考え方　改訂，日本食品衛生協会，1994.
- 横山理雄ほか編：殺菌・除菌実用便覧，サイエンスフォーラム，1996.
- 藤田紘一郎ほか編：食品寄生虫ハンドブック，サイエンスフォーラム，1997.
- 芝崎勲：改訂新版　新・食品殺菌工学，光琳，1998.

食品微生物に関する参考図書

- 高野光男ほか：食品の殺菌　その科学と技術，幸書房，1998.
- 坂崎利一編：新訂　食水系感染症と細菌性食中毒，中央法規出版，2000.
- Bergey's Manual of Systematic Bacteriology, Springer, 2001.
- 熊谷進・山本茂貴編：食の安全とリスクアセスメント，中央法規出版，2004.
- 伊藤武・森地敏樹：食品のストレス環境と微生物　その挙動・制御と検出，サイエンスフォーラム，2004.
- 山崎修道ほか編：感染症予防必携第 2 版，日本公衆衛生協会，2005.
- 山本茂貴監修：現場必携微生物殺菌実用データ集，サイエンスフォーラム，2005.
- Marriott, N. G, Gravani, R. B.：Principles of food sanitation, 5th ed., Springer-Verlag, 2006.
- 五十部誠一郎ほか編：フレッシュ食品の高品質殺菌技術，サイエンスフォーラム，2008.
- 仲西寿男・丸山務監修：食品由来感染症と食品微生物，中央法規出版，2009.
- 食中毒予防必携，日本食品衛生協会，2013.

【HACCP システム関係】

- ICMSF：Microorganisms in Foods, 4. Application of the HACCP system to ensure microbiological safety and quality, Blackwell Scientific Publications, 1988.（＝食品の安全・品質確保のための HACCP，中央法規出版，1993.）
- 河端俊治ほか編：HACCP　これからの食品工場の自主衛生管理，中央法規出版，1992.
- Snyder, O.P., Jr.：HACCP-based safety and quality assured pasteurized-chilled food systems(FDSV 2902.21)：Hospitality Inst. Tech. & Management, 1994.
- 河端俊治・春田三佐夫監修：食品保全研究シリーズ 1　HACCP の基礎と実際，中央法規出版，1997.
- 動物性食品の HACCP 研究班編（厚生省生活衛生局乳肉衛生課監修）：HACCP：衛生管理計画の作成と実践　総論編，中央法規出版，1997.
- 熊谷進監修：HACCP 管理実用マニュアル，サイエンスフォーラム，1998.
- 春田三佐夫監修：食品保全研究シリーズ 5　HACCP における微生物危害と対策，中央法規出版，2000.
- 熊谷進ほか編：HACCP：衛生管理計画の作成と実践　改訂データ編，中央法規出版，2003.
- 小久保彌太郎編：HACCP システム実施のための資料集［平成 19 年改訂版］日本食品衛生協会，2007.
- 小久保彌太郎ほか：改訂　食品の安全を創る HACCP，日本食品衛生協会，2008.
- ICMSF：Microorganisms in Foods, 8. Use of data for assessing process control and product acceptance, 2011.（＝食品微生物の検査データと活用法－工程管理と製品評価のために，中央法規出版，2015.）

【検査関係】
・宇田川俊一ほか監訳：食品菌類ハンドブック，医歯薬出版，1984.
・坂崎利一ほか：新細菌培地学講座第2版，近代出版，1986.
・ICMSF：Microorganisms in Foods, 2. Sampling for microbiological analysis:principles and specific applications, 2nd edition, University of Tronto Press, 1986.
・坂崎利一監訳：Cowan and Steel's 医学細菌同定の手引き　第3版，近代出版，1993.
・三瀬勝利ほか編：食品中の微生物検査法解説書，講談社，1996.
・厚生省生活衛生局食品保健課監修：食品検査施設の業務管理ハンドブック，中央法規出版，1997.
・Frances P. D., et al：Compendium of methods for the microbiological examination of foods 4th ed., AOAC international, 2001.
・高鳥浩介監修：かび検査マニュアルカラー図譜，テクノシステム，2002.
・伊藤武監修：食品微生物の簡易迅速測定法はここまで変わった！，サイエンスフォーラム，2002.
・ICMSF：Microorganisms in Foods, 7. Microbiological testing in food safety management, Kluwer Academic/Plenum Publishers, 2002.（＝食品安全管理における微生物学的検査－基準の設定と検査の考え方，中央法規出版，2013.）
・宇田川俊一編：微生物汚染事例・現場検査法 Q&A 集，サイエンスフォーラム，2003.
・森地敏樹監修：食品微生物検査マニュアル＜改訂第2版＞，栄研化学，2009.
・日本食品分析センター編集：ビジュアル版 食品衛生検査法 手順とポイント，中央法規出版，2013.
・五十君靜信ほか監修：微生物の簡易迅速検査法，テクノシステム，2013.
・戸ヶ崎惠一編：自社でもできる食品微生物の検査，幸書房，2014.
・伊藤武監修：微生物試験のデータ考察力トレーニングブック，サイエンスフォーラム，2015.
・食品衛生検査指針　微生物編，日本食品衛生協会，2018.

【辞典・事典】
・日本微生物学協会編：微生物学辞典，技報堂出版，1989.
・石井泰造監修：微生物制御実用事典，フジ・テクノシステム，1993.
・粟飯原景昭ほか監修：総合食品安全事典，産業調査会事典出版センター，1994.
・小野宏ほか監修：食品安全性辞典，共立出版，1998.
・(独) 食品総合研究所編：食品大百科事典，朝倉書店，2001.
・日本食品衛生学会編集：食品安全の事典，朝倉書店，2009.
・日本食品微生物学会監修：食品微生物学辞典，中央法規出版，2010.
・藤井建夫編：実用ポケット 食品衛生微生物辞典，幸書房，2018.

index

索 引

索 引

索引

す

せ

索引

267

執筆者

小久保彌太郎（こくぼ・やたろう）

公益社団法人日本食品衛生協会技術参与

大山孝治（おおやま・こうじ）

株式会社明治研究本部品質科学研究所分析研究部長

荻島太一（おぎしま・たいち）

一般社団法人乾めん・手延べ経営技術センター

上門英明（かみかど・ひであき）

株式会社明治研究本部品質科学研究所長

鮫島　隆（さめしま・たかし）

元プリマハム株式会社執行役員基礎研究所長

辻本義憲（つじもと・よしのり）

株式会社明治研究本部品質科学研究所食品衛生検査部長

山中洋之（やまなか・ひろゆき）

元プリマハム株式会社基礎研究所課長

亀井俊郎（かめい・としろう）

食品安全コンサルタント

写真提供

柳川義勢（やながわ・よしとき）

元東京都健康安全研究センター微生物部病原細菌研究科長

水落慎吾（みずおち・しんご）

日水製薬株式会社研究部技術開発課

編者紹介

小久保彌太郎（こくぼ・やたろう）

日本大学農獣医学部獣医学科卒業後，東京都立衛生研究所に入所。生活科学部乳肉衛生研究科長，微生物部長などを歴任。前茨城大学，東京理科大学非常勤講師。現在，公益社団法人日本食品衛生協会技術参与，イカリ消毒技術顧問，ハウス食品顧問，獣医学博士。

主な著書

[編集・共著]

『HACCPシステム実施のための資料集』（日本食品衛生協会）
『食品衛生検査指針　微生物編』（日本食品衛生協会）
『改訂　食水系感染症と細菌性食中毒』（中央法規出版）
『HACCP：衛生管理計画の作成と実践　総論編』（中央法規出版）
『HACCP：衛生管理計画の作成と実践　改訂データ編』（中央法規出版）
『改訂　食品の安全を創るHACCP』（日本食品衛生協会）
『畜産食品微生物学』（朝倉書店）
『食品保全研究シリーズ』（中央法規出版）
『食品の低温流通ハンドブック』（サイエンスフォーラム）
『ICMSF：Microorganisms in Foods 6〜8』　監訳（中央法規出版）
他多数

現場で役立つ 食品微生物 Q&A

2005年7月1日	初版発行
2007年6月1日	第2版発行
2011年4月1日	第3版発行
2016年4月10日	第4版発行
2021年7月1日	第5版発行

編　著 ……………… 小久保彌太郎
発行者 ……………… 荘村明彦
発行所 ……………… 中央法規出版株式会社
〒110-0016　東京都台東区台東 3-29-1 中央法規ビル
営　　業　TEL　03-3834-5817 ／ FAX　03-3837-8037
取次・書店担当　TEL　03-3834-5815 ／ FAX　03-3837-8035
https://www.chuohoki.co.jp/
デザイン・装幀 ………… ケイ・アイ・エス 有限会社
印刷・製本 ……………… 株式会社 アルキャスト

ISBN978-4-8058-8337-2

定価はカバーに表示してあります。